CAUSES ET TRAITEMENT

DE

LA STÉRILITÉ

CHEZ LA FEMME

PAR

Le Docteur Henri KISCH

PROFESSEUR A L'UNIVERSITÉ DE PRAGUE

MÉDECIN-DIRECTEUR DE L'HOPITAL ET DES BAINS DE MARIENBAD

TRADUCTION

PAR

Le Docteur Frédéric WEISS (de Cousances-aux-Forges)

LAURÉAT DE LA FACULTÉ DE MÉDECINE DE NANCY

PARIS

G. STEINHEIL, LIBRAIRE-ÉDITEUR

2, RUE CASIMIR-DELAVIGNE, 2

1888

CAUSES ET TRAITEMENT

DE

LA STÉRILITÉ

CHEZ LA FEMME

CAUSES ET TRAITEMENT

DE

LA STÉRILITÉ

CHEZ LA FEMME

PAR

LE DOCTEUR HENRI KISCH

PROFESSEUR A L'UNIVERSITÉ DE PRAGUE

MÉDECIN-DIRECTEUR DE L'HOPITAL ET DES BAINS DE MARIENBAD

TRADUCTION

PAR

LE DOCTEUR FRÉDÉRIC WEISS (DE COUSANCES-AUX-FORGES)

LAURÉAT DE LA FACULTÉ DE MÉDECINE DE NANCY

PARIS

G. STEINHEIL, LIBRAIRE-ÉDITEUR

2, RUE CASIMIR-DELAVIGNE, 2

1888

TABLE DES MATIÈRES

PRÉFACE

L'état pathologique qui sèvre la femme des joies de
la maternité, la *stérilité*, n'est pas une maladie à cadre
défini, mais seulement un symptôme d'affections sexuelles multiples et de désordres généraux de l'organisme qui empêchent d'atteindre le but final de l'union
des sexes. La difficulté est grande de pénétrer les mystères intimes du processus physiologique de la fécondation ; de même, en ce qui concerne la pathologie de
cet acte, il est un nombre considérable de problè-
mes qui attendent encore une solution entière et complète.

Nous allons exposer dans cette monographie, en
nous basant sur notre longue expérience personnelle,
tout ce que l'observation clinique, les travaux anatomiques et les recherches expérimentales ont pu nous
apprendre sur l'étiologie et les signes de la stérilité. Et
cette expérience propre nous permettra de nous étendre
sur cette question plus longuement que nous ne l'avons
fait dans un article sur la *Stérilité chez la femme* paru

en 1882 dans la *Realencyclopedie der gesammten Heilkunde*.

Ce sujet est digne incontestablement d'une étude des plus approfondies, par cela même qu'il a un intérêt à la fois scientifique et pratique. Il mérite d'attirer à un haut degré l'attention du médecin, car à la solution du problème de la stérilité chez la femme se rattachent une foule de questions aussi bien d'ordre moral qu'économiques et sociales.

Celui qui, comme l'auteur, a de par sa profession des occasions répétées d'être en rapport avec des femmes stériles de toutes les classes de la société et de toutes les nationalités, celui qui est à même de toucher du doigt la plaie qui saigne dans le cœur de la princesse aussi bien que dans celui de la femme du peuple, lorsqu'elles se sentent infécondes, celui enfin qui a pu se rendre compte de la violence de l'instinct procréateur dans l'espèce humaine, celui-là comprendra bien l'utilité de l'étude de la stérilité chez la femme, au point de vue de l'intervention de l'art.

Les pages qui vont suivre n'ont d'autre but que de répondre aux besoins du médecin en lui servant de guide scientifique et pratique sur ce terrain de gynécologie spéciale qui, à mon avis, n'a pas encore été suffisamment exploré.

CHAPITRE I

Si l'on jette un coup d'œil sur les époques même les plus reculées de l'histoire de l'humanité, de toutes parts on se trouve en face de ce fait que la stérilité, regardée déjà comme un malheur, devient encore une source de malédictions à l'adresse de la femme qu'elle frappe. Chez les peuplades sauvages comme chez les Orientaux, où la position sociale de la femme est très inférieure, celle-ci n'acquiert un certain degré de considération qu'au moment où elle devient *mère*. « Donne-moi des enfants ou je meurs ! » s'écrie l'inféconde Rachel en se jetant aux pieds de Jacob, pendant que sa sœur Léa, riche d'enfants, se glorifie de la grâce incomparable que Dieu lui a accordée en la rendant féconde.

Les nobles Circassiens ne donnent de dot à leurs filles que le jour où elles ont enfanté. (PALLAS, *Voyage en Crimée*).

Les femmes des îles d'Andaman (1) sont fières de montrer la proéminence de leur ventre aux étrangers qui visitent leur village.

Livingstone rapporte qu'à Angola (2) les femmes stériles sont en butte à la raillerie publique ; il en est qui s'en affectent à un tel point qu'elles en arrivent au suicide.

Chez les Juifs comme chez les Turcs, la stérilité de l'épouse confère au mari le droit de demander le divorce ; c'est avec peine que la femme répudiée pour ce motif retrouve un mari ; car elle est regardée comme un être dont le développement est demeuré incomplet.

Enfin, il n'était pas rare de voir, en Grèce, des divorces provoqués par l'infécondité de la femme.

De nos jours, Carmen Sylva (3), qui porte à la fois la couronne de la reine et celle du poète a dit très justement : « Il est trois choses que l'on demande à une reine : la beauté, la sagesse et la *fécondité* ».

On comprend donc aisément que même dans les ouvrages médicaux les plus anciens, la stérilité de la femme soit l'objet de sérieuses méditations. Dans les écrits des médecins de l'Inde, on trouve mainte allusion, mainte considération sur ce sujet. Susruta par exemple enseigne que la conception se produit plus facilement pendant la menstruation. « A ce moment, dit-il, le col s'entrouve comme le lis d'eau sous les rayons du soleil. »

(1) Dans le golfe du Bengale. (Note du Tr.)
(2) Contrée de la côte d'Afrique. (Note du Tr.)
(3) Pseudonyme sous lequel écrit la reine de Roumanie.

L'*Ancien Testament* parle fréquemment de la stérilité féminine comme d'un motif d'infortune et de déshonneur même pour celle qui en est frappée ; il recommande comme traitement l'administration de plantes spéciales.

Le *Talmud* traite à plusieurs reprises des causes et du traitement de la stérilité.

Dans les ouvrages d'HIPPOCRATE, il est souvent question des états pathologiques qui produisent l'infécondité et des remèdes employés pour la combattre. Nous aurons occasion d'y revenir.

PLINE et ARISTOTE parlent de la stérilité, alors que CELSE s'engage à peine sur ce terrain.

SORANUS est le premier des auteurs du 1er siècle de notre ère qui se soit occupé sérieusement de l'aptitude à la conception et de la sterilité. C'est lui qui énonce la proposition suivante, fort juste assurément : « Comme la plupart des mariages ne se contractent pas en raison d'une affection réciproque, mais dans le but seul d'avoir des enfants, il est incompréhensible qu'on tienne compte, dans ces circonstances, non des *probabilités de fécondité* de la femme, mais de la position et de la fortune des parents. »

Au moyen-âge c'est PAUL D'EGINE qui s'occupe surtout des maladies des femmes et spécialement de la stérilité.

Quant aux écrits de MAIMONIDES, ils mettent hors de doute les discussions fréquentes des médecins arabes sur ce sujet si plein d'intérêt.

Par *stérilité chez la femme* on entend cet état pathologique qui fait que la femme pubère n'est pas fécondée malgré des rapports sexuels répétés et pratiqués d'une façon normale.

La stérilité est *congénitale* ou *absolue*, lorsque malgré une cohabitation d'une certaine durée (trois ans au minimum) il n'est point survenu de grossesse ; elle est *acquise* ou *relative*, quand des femmes, enceintes une ou plusieurs fois précédemment, n'ont plus conçu depuis un certain temps (trois ans au minimum), malgré des relations sexuelles normales, et alors qu'elles sont encore en pleine puberté. Par extension, on appelle encore femme stérile une femme qui ne peut mettre au monde un enfant *vivant* ou *viable*, malgré des circonstances normales et favorables à la génération.

Les auteurs anglais distinguent une forme particulière de stérilité acquise, forme qui, du reste, n'est *pas rare*, qui consiste en ce que la femme n'enfante qu'*une seule fois* (an only-child-sterility, ein-kind-sterilitæt).

J'ai fixé à *trois ans au minimum*, le laps de temps au bout duquel la femme non fécondée peut être considérée comme stérile ; je m'appuie pour le faire sur une statistique comprenant 556 mariages. Chez ces femmes, le premier accouchement eut lieu :

Au bout de 10 mois de mariage dans　156 cas
» 11-15 » » » » 199 cas
» 16 mois à 2 ans » » 115 »
» 2-3 ans » » 60 »
Après 3 » » » » 26 »

DUNCAN, se basant sur les registres de l'état civil d'Édimbourg et de Glasgow, donne comme moyenne entre l'époque du mariage et celle de la naissance d'un enfant vivant un intervalle de 17 mois. Ses tableaux statistiques montrent que dans la plupart des cas ce n'est qu'après un an de vie commune qu'il naît un enfant vivant; presque dans les 2/3 des cas, les naissances ne commencent que dans le courant de la deuxième année.

ANSELL indique comme moyenne une période de 16 mois. Le plus grand nombre des femmes qui font l'objet de sa statistique, mirent au monde leur premier enfant avant la fin de la première année de mariage; environ 7/8 d'entre elles avant la fin de la seconde. Au contraire, dans 1/21 des cas, les femmes ne devinrent mères pour la première fois qu'au bout de trois ans; dans 1/39 des cas seulement, l'accouchement n'eut lieu qu'au bout de quatre ans.

D'après PUECH, sur 10 unions fécondes, 5 seulement sont gratifiées d'un enfant au bout de la première année de mariage; dans 4 cas, l'accouchement a lieu à la fin de la seconde, dans un cas à la fin de la troisième année.

D'après SPENCER WELLS sur sept mariages heureux, quatre seulement ont un enfant avant le courant du dix-huitième mois.

En tenant compte de statistiques plus importantes encore, il ne peut donc être question de stérilité réelle qu'après trois ans de mariage infécond. En revanche, il est permis de regarder comme presque infailliblement stériles des femmes chez qui la conception se fait attendre plus de 16 mois.

La fécondation *immédiate* après le premier coït, qui est considérée comme la règle chez les animaux, ne se voit qu'exceptionnellement chez l'homme.

. Chez la femme, la stérilité est un des désordres fonctionnels les plus fréquents et qui réclame le plus souvent le secours de l'homme de l'art.

J'ai établi, à l'aide d'almanachs généalogiques, une statistique portant sur les maisons régnantes, les familles princières et la haute aristocratie européenne, et j'ai trouvé 70 unions stériles sur un total de 626 mariages, c'est-à-dire une proportion de 1/9 environ.

Dans les autres classes de la société, cette proportion est moindre ; elle donne, en général, 1 mariage stérile sur 10. J'ajoute cependant que cette statistique a un défaut qui lui est commun avec toutes ses congénères et qui tient aux avortements qui se produisent et dont il nous est impossible de contrôler la quantité.

SIMPSON, dans ses recherches sur la fréquence de la stérilité, a constaté 146 unions infécondes sur 1252 mariages, c'est-à-dire l'absence d'enfants dans un cas sur 8,5. Dans l'aristocratie anglaise, où l'on se marie entre soi dans les familles d'un rang élevé, il y eut 81 cas de stérilité sur un total de 495 unions, donc un mariage stérile sur 6 1/9 ; au contraire, dans la population de Grangemouth et de Bathgate, composée presque exclusivement de matelots et de cultivateurs, la proportion des unions stériles est de 1 sur 10,5.

SPENCER WELLS et M. SIMS ont donné pour les

femmes mariées et stériles une proportion de 1 sur 8.

La statistique de M. DUNCAN indique 15 o/o de femmes mariées, stériles, de l'âge de 15 à 44 ans.

D'après FRANK et BURDACH, qui cependant ne fournissent pas de chiffres, il n'y aurait qu'un seul mariage stérile sur 50.

De même, LEVER prétend, toujours sans s'appuyer sur des chiffres, que 5 o/o des femmes mariées sont infécondes.

A Schweden, commune de 800 âmes, HEDIN a rencontré à peine une femme stérile sur 10.

ANSELL rapporte que sur 1919 mariages dans les classes élevées et pendant une période de 25 ans, il y en eut 152 sans descendants, c'est-à-dire près de 1 sur 12 (8 o/o).

DUNCAN donne à ce sujet des renseignements très intéressants. En 1855, il y eut à Édimbourg et à Glasgow 4447 mariages, dont 725 restèrent stériles, soit 1 sur 6,1. En excluant de ce nombre 75 unions qui furent contractées alors que les femmes avaient déjà atteint 45 ans, la proportion des épouses stériles n'en reste pas moins assez forte ; car, dans les 4372 femmes se trouvant entre 15 et 44 ans, 662 demeurèrent sans enfants, soit 1 sur 6,6. En d'autres termes, 15 o/o des femmes ayant convolé entre 15 et 44 ans restèrent infécondes.

En Angleterre on possède plusieurs bonnes statistiques sur la fréquence de la stérilité chez la femme mariée. Elles se résument à peu près dans les proportions suivantes :

Malades de l'hospice St-Barthelemy   I sur 8
Habitants de Grangemouth   I » 10
  dǙ   de Bathgate   I » 10
Pairs anglais   I » 6
Classes élevées   I » 12
Habitants d'Edimbourg et de Glasgow   I » 7

DUNCAN qui a réuni dans sa pratique 504 cas de sté-rilité chez la femme, a établi le tableau suivant :

AGE AU MOMENT du mariage	ANNÉES DE MARIAGE.						
	moins de 3	4-8	9-13	14-18	19-23	21-28	29	TOTAL
15-19	12	19	15	4	7	2	I	60
20-24	70	66	37	24	13	9	—	219
25-29	47	51	20	8	8	—	—	134
30-34	26	20	8	4	I	—	—	59
35-39	6	13	4	—	—	—	—	23
40-45	6	3	—	—	—	—	—	9
Total	167	179	84	40	29	II	I	504

ANSELL, se basant sur les chiffres que lui fournirent les 152 femmes stériles observées par lui, arrive à cette conclusion, qu'il n'y a plus de chances de grossesse chez la femme ayant

plus de 48 ans et n'ayant pas eu d'enfants depuis 2 ans

  47   «   «   3 »
  46   «   «   4 «
  45   «   «   6 «
  44   «   «   8 «
moins de 44   «   «   10 «

En comptant les cas de stérilité acquise, les proportions deviennent plus déplorables encore. Enfin, la quantité des unions stériles serait pour ainsi énorme, si l'on voulait, avec GRUNEWALDT, considérer comme infécondes les femmes qui ne continuent pas d'enfanter jusqu'à l'époque normale de l'âge critique.

GRUNEWALDT a exclu de la série de ses 1500 observations toutes les malades, filles ou veuves, ainsi que les femmes qui au moment de la constatation de la stérilité étaient âgées de plus de 35 ans. Il trouva que sur un peu plus de 900 femmes pubères, ayant des relations sexuelles et atteintes de maladies des organes génitaux, il y en avait presque 500 de stériles : stérilité congénitale chez 190, stérilité acquise chez 300 d'entre elles.

D'après lui, les affections génitales occasionneraient des désordres dans les facultés procréatrices dans plus de 50 o/o des cas : sur environ trois femmes malades il y en a une qui devient stérile ; sur cinq patientes gynécologiques, il s'en trouve une qui est frappée de stérilité congénitale.

En tous cas, il faut se méfier de la stérilité *artificielle* qui est provoquée à une certaine époque du mariage, plus tôt ou plus tard selon le degré de culture et les conditions économiques des peuples et des individus. Cette stérilité d'un genre tout particulier doit nécessairement ne pas entrer en ligne de compte.

La façon dont s'opère la *fécondation chez* l'homme est loin d'être connue dans tous ses détails ; il est donc aisé de comprendre qu'il reste bien des points encore ayant trait à *l'étiologie* de la stérilité qui demeurent entourés de mystère. On ne trouve pas toujours la cause vraie et certaine des accidents. S'il existe des cas où la fécondation a lieu malgré des obstacles jugés tout d'abord insurmontables, bien souvent aussi les recherches les plus minutieuses ne font rien découvrir qui puisse expliquer la stérilité existante.

Il est donc très difficile de classer les diverses formes de stérilité d'après les conditions étiologiques ; on risquerait de devenir exclusif.

C'est ce qui est arrivé à Sims d'abord, qui a dépassé le but en généralisant sa théorie *mécanique* de la stérilité, et à Duncan ensuite qui est allé trop loin, mais en sens opposé. Celui-ci ramène toutes les causes de stérilité à un « *manque d'énergie reproductrice* » et prétend, ce qu'il nous est impossible d'admettre, que la stérilité « en tant qu'expression de l'absence d'énergie reproductrice, est une imperfection qui n'est ni tangible ni mesurable. »

Il considère, en outre, comme probable, que les causes locales n'entrent en jeu que peu fréquemment, dussent-elles être gênantes pour la conception et défavorables à la gravidité ou à la vie intra-utérine.

Cette dernière théorie est aussi peu soutenable que celle si exclusive de Sims.

Il nous semble que pour expliquer l'existence de la stérilité, il faut partir de ce point de vue que trois conditions sont nécessaires à la fécondation. Il faut :

1° que l'ovulation s'opère selon la règle et que les ovules se forment normalement et arrivent à maturité ;

2° : qu'il y ait possibilité de contact entre l'ovule et les spermatozoaires sains ;

3° : que l'utérus soit apte à l'incubation de l'œuf fécondé.

A ces trois conditions essentielles correspondent trois formes de stérilité :

1° Stérilité par *inaptitude à l'ovulation* ;

2°   —   par *obstacle ou contact de l'ovule et du sperme normal* ;

3°   —   par *inaptitude à l'incubation de l'œuf.*

Nous ne voulons pas dire par là qu'il n'y ait pas d'autres causes de stérilité, difficiles, il est vrai, à reconnaître ; bien au contraire, nous ajouterons même que dans le plus grand nombre des cas, ce n'est pas une cause *unique* qui agit, mais une réunion de conditions étiologiques simultanées.

BIBLIOGRAPHIE

Outre les traités de C. v. Braun, Schrœder, V. Scanzoni, Beigel, Courty, Gaillard Thomas, Gr. Hewitt etc. consultez :

Andrieux, *Traité complet de l'impuissance et de la stérilité.* Brioude. 1849.

Beigel, *Patholog. Anatomie der weiblichen Unfruchtbarkeit, deren Mechanik und Behandlung.* 1878.

Capellmann, *Facultative Sterilitæt ohne Verletzung der Sittengesetze.* Aachen, 1883.

Chrobak, Ueber weibliche Sterilitæt und deren Behandlung. *Wiener Med. Presse.* 1876.

CLOSIER H., *De la stérilité*. 1880.

COHNSTEIN, Gynækologische Studien. *Wiener med. Wochenschrift*. 1878.

DECHAUX, *La femme stérile*, Paris 1882.

DUNCAN MATHEWS J., *Sterilitæt bei Frauen*. Uebersetz von S. HAHN. 1884.

DUNCAN, M., *Fecondity, Fertility, Sterility* etc. 1871.

EDIS ARTHUR, *Lancet*. 1877.

EUSTACHE, Contributions à l'étude et au traitement de la stérilité chez la femme. *Annales de Gynécologie*. T. III. Paris, 1875.

FEHLING, Casuistischer Beitrag zur Mechanik der Conception. *Archiv. für Gynækologie*. Bd. V. 1873.

GARDNER, *On the causes and curative treatment of sterility*. New-York 1884.

GRUNEWALDT, Ueber die Sterilitæt geschlechtskranker Frauen *Archiv. für Gynækologie*. Bd. VIII. 1875.

HARTVIGSOHN, *Historisch-kritischer Beitrag zur Sterilitætsfrage*. Gynaecolog Meddelser udg. of Prof. HOWITZ. 1879.

HASSE, *Ueber facultative Sterilitæt*. Neuwied und Leipzig 1883.

KEHRER, *Beitræge zur klin. und experimentellen Geburtshilfe u. Gynækologie*. 1879.

KISCH, Ueber Sterilitas matrimonii. *Wiener med. Wochenschrift*, 1880.

KISCH, Ueber Steritilitæt des Weibes. *Wiener med. Presse*. 1873.

KLEBS, *Handbuch der pathol. Anatomie*. Geschlechtsorgane. 1873.

KOCKS, *Ueber eine neue Methode der Sterilisation der Frauen*. Niederrhein. Gesellsch. für Natur-und Heilkunde in Bonn. 1878.

KRISTELLER, Beitræge zu den Bedingungen der Conception. *Berl. klin. Wochenschr.* 1871.

LEBLOND, *Traité élémentaire de chirurgie gynécologique*. Paris 1878.

LEOPOLD, Untersuchungen über Menstruation und Ovulation *Archiv. für Gynækologie*. Bd. XXI. 1883.

Leukart R., Zeugung in R. Wagner's *Handwörterbuch der Physiologie*. Bd. III. 1846.

Levy, Mikroskop und Sterilitæt. *Bayer. arztl. Intelligenzbl.* 1879.

Martin, A., *Pathologie und Therapie der Frauenkrankheiten*. Wien 1885.

Mayer A., *Des rapports conjugaux considérés sous le triple point de vue de la population, de la santé et de la morale publique*. Paris 1874.

Mayer C., Einige Worte über Sterilitæt. *Virchow's Archiv für pathologische Anatomie*. Bd. X. 1856.

Meissner A., Die Haufigkeit der Conceptionem bei Anæmie und einigen anderen constitutionellen Krankheiten der Frauen *Monatsschrift für Geburtskunde und Frauenkrankheiten*. Bd. XVI. 1860.

Meyer L., *Die Krankheiten des Uterus als Ursache der Sterilitæt*. Kopenhagen. 1880.

Meyrhofer C., *Sterilitæt*, in Handbuch der allgemeinen und spec. Chirurgie von Pitha und Billroth. 1878.

Mondat, *De la stérilité de l'homme et de la femme*. Paris 1840.

Mondat L., *De la stérilité chez la femme*. Paris 1880.

Müller P., *Sterilitæt der Ehe* im Handbuch der Frauenkrankheiten von Billroth und Luecke. 2. Auflage. Stuttgart 1885.

Oesterlen, *Die Unfækigheit zur Fortpflanzung*. In Maschka's Handbuch der gerichtlichen Medicin. 1882.

Pajot, *La question de la stérilité*. 1877.

Pfankuch, Statistisches über den Einfluss des Puerperiums auf Conceptionsfæhigkeit. *Archiv. für Gynækologie.* 1877.

Piquantin, *Contribution à l'étude de la stérilité*. 1873.

Rheinstædter, Ueber Sterilitæt. *Deutsche med. Wochenschrift.* 1879.

Rohrig A. Die Sterilitæt des Weibes und ihre Behandlung. *Virchow's Archiv.* 1884, 96. Band.

Sims, *Klinik der Gebærmutterchirurgie*. Deutsch von Beigel. 2. Aufl. 1870.

Siredey F. und Danlos H. Article *Stérilité* in Nouveau dictionnaire de Médecine et Chirurgie. Tome XXXIII. 1882.

Stadfeld, Bemerkungen über Sterilitæt und Vaginismus, *Schmidt's Jahrbuch*. 155.

Winckel, *Deutsche Zeitschrift für klin. Medicin*. 1877.

CHAPITRE II

STÉRILITÉ PAR INAPTITUDE A L'OVULATION

L'organe germinatif, *l'ovaire*, possède à l'état normal, une surface lisse et unie qui demeure telle, tant
que n'apparaît pas la puberté (fig. 1).

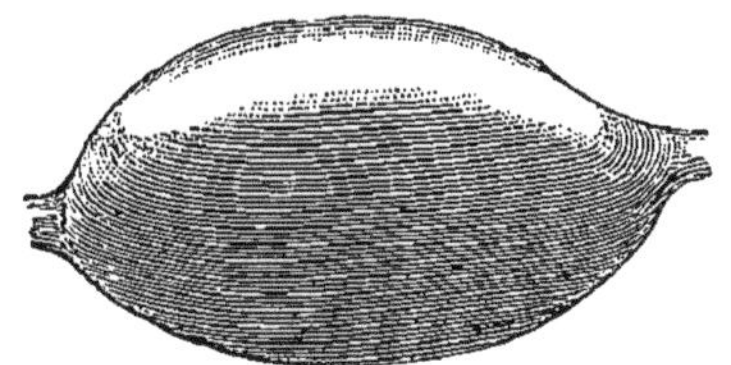

Figure 1. — Ovaire d'une jeune fille de 19 ans.

Celle-ci une fois développée, il prend un aspect fen-
dillé, bosselé par places, grâce à la saillie des vésicules
devenues mûres, et à la rétraction cicatricielle de celles
qui se sont rompues.

La partie vraiment germinative de l'ovaire est la
substance corticale qui contient deux sortes d'éléments : les *follicules*, qui renferment le produit de
secrétions de l'ovaire, éliminé par eux ultérieurement,

et le *stroma* conjonctif qui leur sert d'enveloppe. Les follicules primordiaux se transforment après la naissance en follicules définitifs, dans lesquels les œufs arrivent à maturité.

Ce travail, qui consiste dans la polifération des cellules épithéliales du follicule primordial et dans la production d'une cavité folliculaire, par l'addition d'une certaine sécrétion aqueuse, se continue d'une manière uniforme dans tout l'organe jusqu'à l'époque de la puberté, et amène ainsi l'augmentation de ses dimensions. Le tissu connectif se développe à son tour et forme à la surface une zône conjonctive spéciale, la tunique albuginée.

Dès lors, l'ovaire présente une coloration d'un blanc brillant et prend la forme d'un rouleau ou d'un cylindre qui se bossèlera et se sillonnera plus tard de par la rupture des vésicules et les cicatrices consécutives

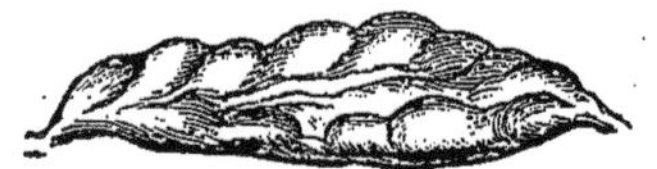

Figure 2. — Ovaire d'une femme de 72 ans.

L'aspect crevassé de l'organe s'accentuera avec l'âge grâce aux altérations qui se produiront dans les follicules au moment de la ménopause (voir plus bas). En même temps, le volume de l'ovaire diminuera sensiblement, de sorte que chez les vieilles femmes, la glande n'apparaît plus que, tantôt comme un assemblage de bandes fibreuses à déchiquetures multiples, tantôt comme une condensation fibro-vasculaire à surface lisse. (fig. 2)

Nous savons que l'ovule s'échappe grâce à la rupture du follicule arrivé à maturité. Ce travail peut être occasionné directement ou indirectement par des causes physiologiques diverses. La cause immédiate est la turgescence et l'augmentation du contenu du follicule.

Sans insister longuement sur les différentes théories de la *menstruation*, nous poserons cependant en principe qu'il y a un rapport défini entre l'ovulation, la menstruation et le développement de l'œuf. Tout

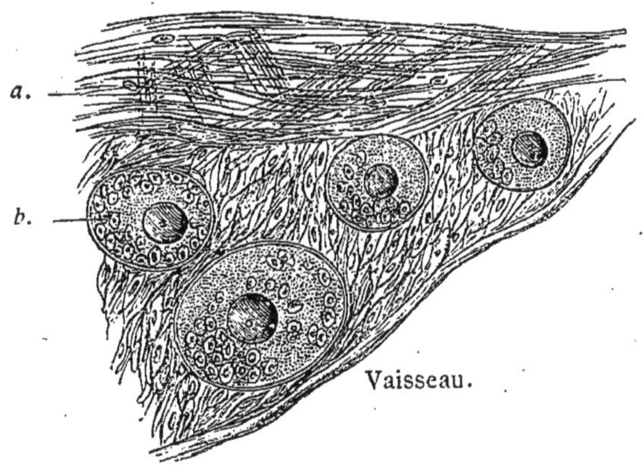

Figure 3. — Coupe médiane d'un ovaire d'une jeune fille de 19 ans.

a. — Zone fibreuse de la substance corticale.
b. — Couche cellulaire avec follicules.

le monde est d'accord pour reconnaître que *l'utérus subit une préparation spéciale pour la réception de l'ovule*. Toutefois, les uns pensent que c'est peu de temps après les règles que cette préparation est la plus complète ; les autres ne considèrent la caduque que comme un nid destiné à l'œuf, et avancent l'époque de l'ovulation de telle sorte que l'œuf en voie de développement

puisse encore être un obstacle à l'écoulement menstruel.

Les premiers ont, pour défendre leur opinion, les
résultats des recherches anatomiques, l'analogie avec
ce qui se passe chez les animaux, et enfin ce fait que
les chiffres de Nægele, qui donne comme époque de la
naissance la 40ᵉ semaine après la dernière menstruation
sont exacts la plupart du temps, sinon toujours. En

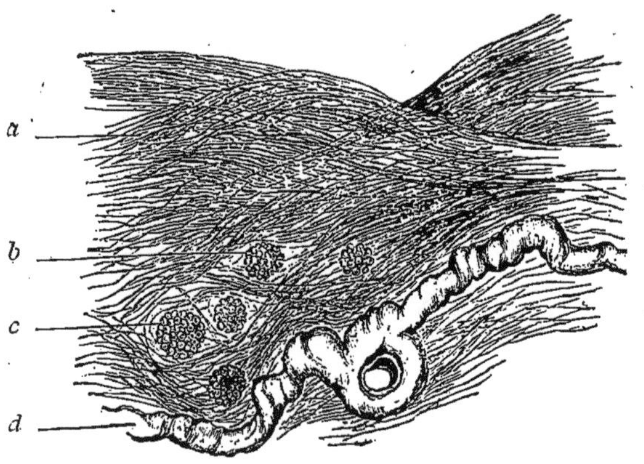

Figure 4. — Coupe médiane d'un ovaire d'une femme de 72 ans.

a. Couche compacte de tissu connectif.
b. Cellules granuleuses.
c. Cellules granuleuses.
d. Vaisseau dilaté en tire-bouchon.

outre, il faut tenir compte de cette circonstance,
qu'*après les règles*, il survient chez la femme un état
de surexcitation génésique qu'ont déjà mis en lumière
Halle, Bischoff, Litzmann et d'autres.

Nægele prétend que, la femme devenant apte à l'en-
fantement aussitôt après l'apparition de la première
hémorrhagie cataméniale, on doit regarder *chaque*

processus menstruel comme un renouvellement de l'aptitude à la conception antérieurement épuisée.

PFLUGER explique la périodicité par l'irritation nerveuse centrale produite par la turgescence progressive de l'ovaire, turgescence dûe elle-même à la maturation d'un follicule. L'accentuation et la continuité de cette irritation amènerait finalement par effet réflexe l'hyperhémie de l'utérus et des ovaires, hyperhémie qui provoquerait du côté de la matrice un écoulement sanguin, et du côté des glandes ovariques un développement plus rapide du follicule suivi de sa rupture.

Plus récemment on a mis en cours une autre théorie de la menstruation. Cette théorie s'appuie sur les expériences anatomiques de KUNDRAT, ENGELMANN et WILLIAM, d'après lesquels l'écoulement menstruel ne serait pas le signe d'une excitation sexuelle portée à son maximum, mais un symptôme déjà de sa chute (processus régressif, dégénérescence adipeuse des couches superficielles de la muqueuse utérine, et par suite ulcération de cette muqueuse et de ses vaisseaux) et pour qui l'existence de l'ovule en voie de migration est incompatible avec l'état spécial de la muqueuse utérine. Pour y vivre, l'ovule demande une muqueuse normale. D'après ces principes, le flux cataménial manquerait lorsque la conception a lieu.

Le coït a-t-il été accompli quelques jours après la dernière époque menstruelle, le sperme, après avoir traversé lentement l'utérus et les trompes, arrive dans les ampoules qui représentent, pour ainsi dire, le réceptacle séminal. Là, il séjourne jusqu'à ce qu'à la prochaine ovulation, il féconde le produit ovarique.

Dans cette hypothèse, il faudrait considérer comme fécondé l'œuf échappé après la dernière période menstruelle. La conception empêcherait donc la métamorphose régressive habituelle de la muqueuse utérine, c'est-à-dire le flux cataménial.

Les partisans de cette manière de voir, LŒWENHARDT, REICHERT, GUSSEROW et HIS donnent comme but au développement de la caduque avant la menstruation la formation d'un nid pour l'ovule, parce que les plus jeunes des œufs humains connus ont un substratum de nature absolument identique.

La théorie qui diffère le plus des anciennes est celle émise récemment par W. LŒWENTHAL, dont voici les traits principaux:

Les règles ne sont pas la conséquence de la rupture (le plus souvent simultanée) du follicule, mais celle de la destruction de la muqueuse utérine hypertrophiée, destruction indépendante de cette rupture et qui lui est antérieure. La caduque, résultant de cette hypertrophie, prend naissance de par la nécessité de l'emprisonnement du dernier œuf non fécondé fourni par les ovaires. Elle devient caduque sérotine, lorsque l'œuf englobé est fécondé, et elle meurt avec celui-ci, lorsqu'il reste stérile. Au moment de la menstruation, à peine y a-t-il un rapport entre l'écoulement sanguin et la rupture des follicules. C'est tout au plus si les causes de l'hémorrhagie sont en même temps une condition efficace de cette rupture. Celle-ci n'est donc pas nécessairement accompagnée de flux cataménial, et réciproquement. Au contraire, les deux phénomènes peuvent se produire séparément.

Quant à la périodicité des règles, elle dépend de la durée de la viabilité extrafolliculaire de l'œuf englobé et non fécondé. Les anomalies de la périodicité tiennent aux influences idiopathiques ou accidentelles qui abrègent cette viabilité ou la détruisent. Un œuf, échappé de l'ovisac, généralement à l'occasion de la dernière menstruation, et qui a pénétré dans l'utérus ou séjourné en dehors de cet organe, dans certains cas anormaux, arrive toujours à la fécondation.

D'après HENSEN, les faits jusqu'ici connus plaideraient en faveur de l'ancienne théorie, qui prétend que les vésicules de Graaf se rompent *régulièrement* vers la fin de l'époque menstruelle. Selon le moment des relations sexuelles, il pourrait y avoir de l'avance ou du retard dans la rupture (conception avant ou après la menstruation).

Les diverses statistiques concernant la durée moyenne de la grossesse, montrent qu'en général celle-ci est d'environ 280 jours à partir du dernier flux menstruel, et de 272 environ, en prenant pour point de départ le moment du coït fécondant.

L'époque la plus favorable à la fécondation paraît être les 8ᵉ, 9ᵉ *et* 10ᵉ *jours après l'établissement de la menstruation*. HASLER a trouvé, dans 248 cas, où le jour de la cohabitation était connu, 82 1/2 o/o de cas de conception dans les quinze jours et 86 o/o de cas de conception dans les dix jours qui avaient suivi les règles. Le rite israélite ne permet les relations sexuelles à ses adeptes, qui sont connus pour leur grande fécondité, que 7 (et parfois même 12) jours après le début de la menstruation.

Capellmann conseille, pour l'obtention de la *stérilité facultative*, l'abstention du coït pendant 3 à 4 jours avant et 15 jours après. Il est possible que ce procédé diminue les chances de conception ; mais il ne peut complètement les exclure, car le coït peut être fécond à n'importe quel moment.

On pense généralement que l'aptitude à l'ovulation *commence* avec l'établissement de la menstruation pour *disparaître* à l'époque de la ménopause. Cette appréciation n'est pas rigoureusement exacte.

Au temps de la *puberté*, il se produit dans l'organisme tout entier des transformations bien évidentes. L'utérus et le vagin augmentent en dimensions, les grandes lèvres oblitèrent plus complètement la fente vulvaire et se couvrent de poils, ainsi que le mont de Vénus. Les seins se développent, la saillie des mamelons s'accuse davantage ; le bassin s'élargit ; les hanches, les cuisses et les mollets se garnissent de tissu adipeux et s'arrondissent. Les facultés psychiques deviennent les humbles sujettes de l'impulsion sexuelle.

L'époque de la *puberté* chez la femme varie avec la race, le climat, l'alimentation, les conditions individuelles et les influences morales.

En Perse, la menstruation apparaît dès l'âge de 9 ou 10 ans ; à Eboë (côte de la Guinée) entre la 8e et la

9e année; à Smyrne, on rencontre des mères de 11 ans. Molitor rapporte l'histoire d'une jeune fille qui fut réglée à 4 ans et qui conçut à l'âge de 9 ans et 5 mois. Ruttel a vu en état de grossesse une fillette de 9 ans.

Kussmaul parle d'une jeune fille qui devint enceinte à l'âge de 8 ans et mère au bout de 9 mois de grossesse. Cortis a accouché à Boston une fillette de 10 ans et 8 mois, dont l'enfant pesait 8 livres. Casper de Berlin raconte qu'une fille, devenue grosse sur la fin de sa 12e année, accoucha d'un enfant vivant. Taylor a observé une jeune fille qui à 12 ans 1/2 se trouvait au dernier mois de sa grossesse; enfin Koblank vit une fille de 14 ans accoucher d'un enfant de 4 livres 1/2.

Ainsi que nous le verrons en étudiant la stérilité sénile, il n'existe pas de moment fixe et déterminé pour la *disparition* de l'aptitude germinative à l'époque de la ménopause, quoique ce phénomène se produise en moyenne entre la 46e et la 50e année. Avec l'âge critique et la cessation des règles se termine l'émigration périodique des ovules, et cependant il reste dans l'ovaire pas mal d'œufs non encore parvenus à maturité. L'habitus extérieur de la femme qui a perdu l'aptitude à l'ovulation se rapproche sinon toujours, du moins le plus souvent de celui de l'homme : la lèvre supérieure et le menton se garnissent de poils, la voix prend un timbre plus rauque, etc.

L'inaptitude à l'ovulation peut être absolue et irrévocable, ou relative et passagère. Elle est absolue quand les organes germinatifs, c'est-à-dire les ovaires, manquent totalement ou ont éprouvé des modifications organiques telles qu'ils ont perdu leur activité fonctionnelle ; elle est passagère, au contraire, quand l'ovulation subit les influences d'états pathologiques de l'ovaire et des organes voisins, quand il existe des troubles de l'innervation ou des anomalies constitutionnelles.

En raison d'un arrêt de développement au temps de la vie intra-utérine, il peut y avoir absence complète de l'ovaire, la glande germinative de la femme ; parfois cet arrêt n'a atteint qu'une partie des tissus constituants, particulièrement les épithéliums. Dans le premier cas, il y a privation congénitale complète, uni ou bi-latérale des ovaires, priva- tion accompagnée généralement de manque ou de développement imparfait d'autres organes sexuels ; dans le second, il y a atrophie congénitale des glandes ovariques.

MORGAGNI relate l'observation d'une femme de 66 ans, chez laquelle les organes génitaux externes, le vagin et l'utérus étaient incomplètement développés ; les trompes étaient normales, mais l'examen le plus minutieux des ailerons postérieurs des ligaments larges ne décela pas la moindre trace d'ovaires.

QUAIN trouva chez une fille de 33 ans un vagin rudimentaire avec une muqueuse à peine plissée, au fond duquel un repli en forme de croissant paraissait figurer une ébauche de matrice. Les ovaires manquaient ; peut-être étaient-ils représentés par un petit corps glandulaire, fixé dans la paroi gauche du vagin. L'aspect extérieur de cette fille était celui de la femme ; elle en avait, du reste, les penchants ; de plus, il se produisait chez elle une épistaxis mensuelle, régulière.

L'*absence des deux ovaires* est nécessairement suivie de stérilité. Il est notoire que ce défaut de développement est accompagné d'autres anomalies des organes génitaux. Il en est de même pour *l'atrophie* de ces glandes.

Lorsqu'il ne manque qu'un seul ovaire, l'ovulation est possible, elle se fait même très normalement; la fécondation a lieu, et les femmes, qui sont dans ce cas, peuvent accoucher, contrairement à ce qui a été avancé, d'enfants de l'un ou l'autre sexe.

L'atrophie des ovaires consécutive à la ménopause, et que nous aurons occasion d'étudier à propos de la *stérilité sénile*, a les mêmes conséquences que l'absence ou l'atrophie congénitale de ces organes.

La stérilité peut être due, chez les jeunes filles qui ne sont pas encore suffisamment formées, à un *développement imparfait des ovaires*, et par conséquent à une *ovulation défectueuse*. Ce fait était déjà connu d'ARISTOTE, qui dit: « Les mariages précoces engendrent une descendance imparfaite.... On le constate chez l'homme comme chez les animaux. »

D'après les statistiques, il est constant que *l'âge des conjoints au moment du mariage a une influence considérable sur la fécondation*. Chez les femmes qui se marient entre 20 et 24 ans, la stérilité est rare; elle est plus fréquente chez celles qui se marient entre 15 ans et 19 ans. A partir de 24 ans, le nombre des femmes infécondes augmente proportionnellement avec l'âge qu'elles ont au moment du mariage.

Moi-même, j'ai réuni 556 observations de femmes fécondes et j'ai trouvé que la première naissance eut lieu.

	10 mois	15 mois	2 ans	3 ans	plus de 3 ans
			APRÈS LE MARIAGE		
Chez 163 femmes qui se marièrent entre 15 et 19 ans..............	36	53	46	18	10
Chez 313 femmes qui contractèrent mariage entre 20 et 25 ans.......	98	113	56	32	14
Chez 70 femmes qui se marièrent entre 26 et 32 ans................	18	30	12	9	1
Chez 10 femmes qui se marièrent après 33 ans d'âge..............	4	3	1	1	1

Par conséquent cette première naissance eut lieu dans les proportions suivantes chez les femmes.

	10 mois	15 mois	2 ans	3 ans	plus de 3 ans
			APRÈS LE MARIAGE		
Mariées entre 15 et 19 ans..........	22,0 %	32,5 %	28,2 %	11,0 %	6,1 %
id. entre 20 et 25 ans..........	31,3 »	36,1 »	17,8 »	10,2 »	4,4 »
id. entre 26 et 32 ans..........	25,7 »	42,8 »	17,1 »	12,8 »	1,4 »
id. après l'âge de 33 ans......	40,0 »	30,0 »	10,0 »	10,0 »	10,0 »

Donc, parmi les femmes qui contractèrent mariage entre 15 à 19 ans, 54 1/2 o/o seulement eurent un enfant dans les 15 mois qui suivirent le mariage. Pour celles qui, s'étant mariées entre 20 et 25 ans, *devin-*

rent mères pour la première fois dans le même laps de temps, la proportion est de 67, 4 o/o. De plus, dans la première catégorie, il y a 28, 2 o/o de femmes ayant accouché pour la première fois dans la période comprise entre 15 mois et 2 ans de mariage ; cette proportion est de 17, 8 o/o seulement pour celles qui s'étaient mariées entre 20 et 25 ans.

Les chiffres que DUNCAN réunit en 1885 d'après les données de l'état civil d'Édimbourg et de Glasgow, et qui comprennent 4447 mariages, fournirent le tableau ci-dessous :

AGE DES FEMMES A L'ÉPOQUE DU MARIAGE	NOMBRE DES FEMMES	PROPORTION des FEMMES STÉRILES
15-19 ans	700	7,3 %
20-24 »	1,835	—
25-29 »	1,120	27,7 »
30-34 »	402	37,5 »
35-39 »	205	53,2 »
40-44 »	110	90,9 »
45-49 »	46	95,6 »
50 »	29	100,0 »

Il résulte indubitablement de ce qui précède, que les filles se mariant trop jeunes le cèdent en fécondité à celles qui ne sont mariées qu'entre 20 et 25 ans. Il faut tenir compte, à ce sujet, non-seulement du développement imparfait des ovaires, mais des dimensions à peine normales du vagin et de l'utérus ; de plus, ces organes, d'une force de résistance insuffisante encore, sont exposés pendant le coït à des accidents amenant à leur suite des états phlegmasiques.

En somme, sur toutes ces femmes, il y en eut 16,3 o/o de stériles. La première grossesse se fit attendre plus longtemps chez celles qui avaient été mariées avant 20 ans que chez celles qui se mariaient entre 20 et 24 ans. Ces dernières eurent rapidement de nombreux enfants. Chez celles dont l'union eut lieu après la 24ᵉ année, l'époque de la fécondité est retardée, et ce retard augmente avec chaque période de cinq années, à partir de l'âge de 24 ans.

Il peut exister également une atrophie des ovaires *antérieure* au mariage, et par conséquent une inaptitude complète à l'ovulation. Ce phénomène s'observe dans la scrofulose, le diabète, le rachitisme, la tuberculose, la cachexie paludéenne, chez les personnes adonnées à l'abus de l'opium et de l'alcool. L'usage longtemps prolongé de la quinine semble avoir une influence fâcheuse sur l'ovulation ; mais ce fait est loin d'être démontré.

Les affections aiguës ou chroniques produisent l'atrophie folliculaire par dégénérescence graisseuse, ainsi que l'a démontré GROHE, chez les enfants atteints d'atrophie généralisée ou de processus caséeux et purulents de l'appareil respiratoire, et SLAVJANSKY dans la pneumonie et la colite infantile chroniques et dans le typhus abdominal des adultes. La même manifestation morbide a été constatée une seule fois par le dernier de ces deux auteurs à la suite de septicémie puerpérale.

KLEBS fait remarquer que l'hyperplasie du stroma ovarique occasionne, quand elle est légère, des troubles de la menstruation de nature tantôt nerveuse, tantôt inflammatoire. Quand elle est considérable, elle produit la stérilité, en provoquant l'épaississement de l'albuginée, et, par conséquent, en créant des obstacles à la rupture des vésicules de Graaf arrivées à maturité. Il est d'avis que la cause de cette anomalie doit être rapportée à une disposition spéciale, précoce de l'organe, contemporaine même de sa formation.

Les *Kystes folliculaires*, qui naissent généralement à l'époque de la puberté sous l'influence de l'organisme menstruel et tirent leur origine de follicules voisins de la maturité, amènent la stérilité en comprimant et en atrophiant les couches ovulaires plus jeunes et sus-jacentes. Les autres néoplasies de l'ovaire les *adénomes*, les *carcinomes*, les *kystes dermoïdes*, les *tumeurs kystiques mixtes*, les *sarcomes*, les *fibromes*, agissent de même. Cependant, en présence de ces néoformations, les follicules peuvent rester longtemps intacts, et l'ovulation et la conception avoir lieu sans entraves. Même alors que les néoplasmes acquièrent un développement très considérable, il y a ovulation et conception, si un seul ovaire est atteint ou s'il subsiste quelques parties saines dans l'ovaire malade.

S'il reste une portion saine dans le tissu ovarique, elle suffit, quelque minime qu'elle soit à rendre la conception possible. SCHRŒDER a prouvé qu'il n'est besoin que d'une parcelle saine échappée à l'ablation de l'organe, pour permettre à la femme de concevoir. Tout récemment, Schatz a publié l'observation d'une jeune fille de 20 ans, devenue enceinte après avoir subi une ovariotomie double et chez laquelle il avait dû rester dans l'abdomen une partie saine.

Les *tumeurs ovariques* sont très fréquemment compliquées de stérilité. Reste à savoir si, dans la plupart des cas, la stérilité est la cause ou l'effet de ces affections. Boinet, dont l'opinion un peu aventureuse est combattue par beaucoup d'auteurs, cite 500 femmes atteintes de tumeurs de l'ovaire, dont 390 frappées de stérilité. Veit, en faisant le relevé des cas rapportés par S. Lee, Scanzoni et West, donne pour les femmes infécondes une proportion de 34 o[o. Au contraire, la statistique de Negroni qui comprend 400 individus du sexe féminin atteints de cette affection, tant filles que femmes mariées, ne mentionne que 43 femmes n'ayant pas conçu.

Scanzoni a observé 13 cas de stérilité parmi 45 femmes ayant des tumeurs ovariques, Nussbaum 1 sur 21 et Olshausen 8 sur 63. Chez 150 femmes stériles, Winckel a constaté 32 fois des néoplasmes de l'ovaire, dont 30 tumeurs unilatérales. Atlee a remarqué dans 15 cas de kystes ovariques la cessation précoce des règles, aux âges de 30, 39, 40 et 42 ans.

Il existe différents états pathologiques des ovaires qui peuvent avoir une *action nocive passagère et relative* sur l'ovulation. L'*ovarite aiguë* met généralement obstacle au travail ovulaire ; dans l'*oophorite chronique*, il n'est pas rare de voir l'ovulation compromise par les modifications profondes subies par l'organe, modifications qui, ainsi que nous le verrons plus loin, empêchent l'expulsion de l'ovule et sa réception par les trompes de Fallope. Les *violentes phlegmasies ovariques et périovariques* peuvent amener la stérilité par la résorption du contenu granuleux des follicules, surtout lorsqu'elles sont parenchymateuses (SLAVJANSKI). Dans ce cas les follicules s'affaissent et leurs parois se soudent. Quand toutes les vésicules prennent part au processus inflammatoire, l'organe se resserre, les tissus s'indurent et l'ovaire devient exactement semblable à celui des femmes qui ont dépassé l'âge critique.

La *périovarite*, par la formation d'exsudats soit ligulés, soit en plaques, donne lieu à des adhérences avec les ligaments larges, l'utérus et les replis péritonéaux environnants. Il arrive parfois que ces adhérences provoquent par compression le déplacement de l'ovaire et son atrophie.

J'ai constaté moi-même 46 cas d'ovarite et de périovarite chroniques parmi 200 femmes stériles. OLSHAUSEN trouva 5 femmes infécondes sûr 12 femmes mariées atteintes d'ovarique chronique ; sur les 7 restantes, il y en eut 3 seulement qui accouchèrent plusieurs fois.

M. DUNCAN vit la grossesse survenir même dans l'ovarite double accompagnée d'une augmentation de volume considérable des deux glandes. Quelquefois l'induration phlegmasique chronique, qui épaissit le sroma et le rend plus compact, est la conséquence d'altérations vasculaires, et est provoqué par la stase veineuse due à des lésions valvulaires du cœur. Ce qui prouve qu'une affection cardiaque peut occasionner la stérilité en détruisant l'aptitude à l'ovulation.

La *syphilis de l'ovaire* peut, elle aussi, amener des processus inflammatoires chroniques, qui généralement conduisent de bonne heure à l'atrophie des tissus et à la formation de nombreuses adhérences. Rosen, Sucha-nek, Behrend, Bock et d'autres ont déjà fait ressortir que la vérole était une des causes les plus fréquentes de la stérilité par les obstacles qu'elle oppose à l'ovulation.

D'après Parent-Duchatelet, sur une moyenne de 2625 filles syphilitiques de 18 à 25 ans et pour une période de 12 années, il n'y eut que 63 naissances par an ; d'après Marc d'Epine, un total de 2000 filles soumises ne donne que 2 à 3 enfants annuellement. (Nous verrons plus loin que la stérilité des filles publiques a d'autres motifs encore que la syphilis). Chez les animaux, la syphilis aurait également une influence nuisible sur la fécondité.

Il est difficile de démontrer comment *certaines dyscrasies du sang* (chlorose), les *névroses générales*, les *anomalies constitutionnelles*, telles que la scrofulose, produisent des effets fâcheux, passagers ou permanents sur l'ovulation : le fait existe cependant. On sait que les fièvres graves, surtout la fièvre typhoïde, suppriment la menstruation ; que dans les affections chroniques qui épuisent les forces, que dans la chlorose, l'apparition périodique des règles fait défaut; que certains désordres de nutrition enfin, comme par exemple l'obésité, ont pour conséquence la cessation du flux cataménial. On peut citer des cas très nombreux où des altérations subites du système nerveux ont enrayé tout d'un coup la fonction ovarique.

La stérilité consécutive à la fièvre typhoïde, à la fièvre récurrente, aux exanthèmes et au choléra, est provoquée généralement par une ovarite parenchymateuse, qui détruit les follicules.

Les recherches de SLAVJANSKI ont prouvé que dans les maladies fébriles aiguës, il se produit souvent une inflammation des follicules de Graaf. Cette inflammation, arrivant à un degré élevé, peut se terminer par la destruction de toutes les zones folliculaires sans exception et amener, par conséquent, la stérilité.

L'expérience a démontré que, dans le règne végétal comme dans le règne animal, la *polysarcie adipeuse excessive* nuit à la fécondité. Les éleveurs savent parfaitement que la suralimentation et l'engraissement ont une influence défavorable sur la fécondité. En gavant et en engraissant les dindons, par exemple, et toute la gent ailée en général, les femelles cessent complètement de pondre.

Cela est vrai également pour la femme. Les femmes fortement obèses sont très souvent atteintes d'aménorrhée ou ont à peine un soupçon de menstruation. Dans 215 cas observés par moi, j'ai trouvé 49 sujets aménorrhéiques et 116 individus présentant à peine un écoulement sanguin, c'est-à-dire une cessation complète ou à peu près des fonctions cataméniales chez les 3/4 d'entre elles. Là proportion des femmes obèses affectées de stérilité est étonnante. Sur mes 215 observations, il y en avait 48, ce qui donne un rapport d'environ 24 o/o.

Dans certains de ces cas, la production de la stérilité a coïncidé d'une façon frappante avec l'augmentation rapide du pannicule adipeux. En voici deux exemples :

Mme S., 28 ans, a toujours été bien portante et très régulièrement réglée. Elle est mariée depuis 6 ans, mère d'un enfant. Des circonstances spéciales lui ont imposé, il y a 4 ans, un changement de vie qui l'oblige à rester très souvent chez elle, ou, si elle sort, à n'aller qu'en voiture. Elle mange beaucoup, et principalement des plats sucrés. Son embonpoint a augmenté d'une façon notable depuis 3 ans. Elle pèse aujourd'hui 68 kilogr. Depuis cette époque, la menstruation est devenue irrégulière et moins abondante, et il y a un an, elle disparut complètement. *Elle n'a jamais conçu depuis.* L'examen des organes génitaux ne révèle, à part une légère antéversion utérine, absolument rien d'anormal.

Mme C., 32 ans, a été bien portante et bien réglée jusqu'il y a 5 ans. Elle est mère de 2 enfants. Il y a 5 ans, une entorse tibio-tarsienne l'obligea à rester alitée pendant plusieurs mois. Svelte et mince avant son accident, elle est devenue obèse et pèse actuellement 172 livres. A partir du moment où elle prit de l'embonpoint, les règles diminuèrent d'abondance et s'espacèrent ; elles manquent complètement depuis plus de 2 ans. *Il n'y a plus eu de conception depuis.* L'examen des organes sexuels ne révèle rien d'anormal.

Nous voyons ici *l'absence de menstruation* devenir le signe de l'inaptitude à la conception ; nous ferons observer cependant que la corrélation n'est pas absolue. Il est prouvé, et nous en avons vu nous-même plusieurs cas, que les femmes, même d'un âge avancé, ont pu concevoir sans *jamais* avoir été menstruées ou après avoir vu disparaître leurs règles pendant des années.

Un fait curieux de ma pratique est celui-ci :

Mme B., 26 ans, mariée depuis 6 ans ; n'a jamais été réglée ; n'a jamais remarqué d'écoulement génital d'aucune sorte. Constitution délicate ; seins assez développés ; rien d'anormal dans les organes génitaux externes. Depuis quelques semaines, cette femme, qui a des relations sexuelles normales avec son mari, s'aperçoit que son ventre augmente singulièrement de volume. Un médecin consulté à ce sujet diagnostique une tumeur de l'ovaire et propose une opération. Un examen plus minutieux de l'utérus et de ses annexes fit cependant porter le diagnostic de grossesse arrivée au 6me mois, diagnostic qui fut confirmé par la venue au monde au moment voulu d'un enfant vivant.

J'ai soigné, en outre, une femme qui se maria à l'âge de 45 ans, après qu'elle eut cessé d'être réglée depuis 1 an. Elle devint enceinte et accoucha d'un garçon sans accidents.

CLEVELAND, GODEFROY, HASCHECK, RITSCHIE, SOMMERUS, STARK, TAYLOR, YOUNG ont publié des faits semblables. SZUKITS trouva 14 aménorrhéiques, dont 4 avaient enfanté plusieurs fois, sur un total de 8,000 femmes pubères.

KRIEGER relate un cas observé par MAYER et concernant une ouvrière qui, entre l'âge de 17 à 28 ans, avait accouché cinq fois et avorté une fois. Depuis l'âge de 22 ans, elle n'avait plus vu de trace d'écoulement menstruel, et cependant elle mit encore au monde trois enfants à partir de cette époque.

KRIEGER eut lui-même sous les yeux une femme qui avait accouché du dernier de ses huit enfants 15 ans avant la disparition des règles qui eut lieu dans sa 48e année. Deux ans après l'établissement de la ménopause, des flux menstruels irréguliers survinrent puis cessèrent, la femme devint enceinte, et accoucha d'une fille au bout de 9 mois.

PUECH parle d'une femme qui cessa d'être réglée à 40 ans. L'écoulement génital reparut au bout de 6 ans pendant une année et fit place définitivement à une grossesse qui se termina par la naissance normale d'un enfant bien portant.

LOEWY a vu la menstruation s'établir pour la première fois chez une femme de 31 ans, qui, sans avoir jamais été réglée, avait déjà accouché six fois.

Enfin AHLFELD avait dans sa clientèle une femme qui, quoique mère de 8 enfants, n'avait jamais été menstruée.

De ce qui précède, il résulte qu'*aménorrhée n'est pas synonyme d'inaptitude à l'ovulation*. Cependant il faut considérer la première comme un symptôme très important de troubles de la fonction germinative. L'absence de menstruation, sans molimen hémorrhagique supplémentaire, après l'âge de 20 ans, permet en général de conclure à un manque de développement partiel ou absolu des ovaires et de l'appareil génital. Bien souvent, l'examen révèle la présence d'un utérus infantile.

Dans les cas où l'on réussit à rappeler le flux menstruel, il y a tout espoir de guérir la stérilité causée par des troubles de l'ovulation. Un traitement général tonique qui fait disparaître l'aménorrhée chlorotique est d'un grand secours pour rendre aux femmes l'aptitude à la conception ; de même, celle-ci est restituée aux obèses par l'institution d'une thérapeutique destinée à diminuer la polysarcie et les accidents aménorrhéiques qui en dépendent. Il est plus rare d'avoir un résultat chez les individus scrofuleux, parce que les ovaires ont subi dès le jeune âge des altérations pathologiques constitutionnelles difficiles, sinon impossibles à combattre.

La *scrofulose* est de toutes les diathèses celle qui a l'influence la plus considérable et la plus défavorable sur l'ovulation. Elle produit en effet dans les ovaires les mêmes désordres fonctionnels que dans les autres appareils glandulaires Dans certains cas on cherche en vain un motif de stérilité, on est mis sur la voie par l'existence de cicatrices provenant d'adénopathies anciennes, et qui indiquent que la faculté germinative a été singulièrement amoindrie ou même détruite dès l'enfance.

Parmi les conditions étiologiques de la stérilité, la

chlorose et la scrofulose jouent un rôle immense, rôle dont on ne tient pas toujours compte suffisamment. Une grande partie des résultats obtenus par les saisons thermales et les cures·minérales dans la stérilité des femmes tiennent à l'amélioration de ces affections constitutionnelles.

HOFMEIER cite un fait qui prouve que le *diabète* détruit chez la femme l'aptitude à la génération. Chez une malade de 20 ans, régulièrement réglée depuis l'âge de 14 ans, mais se plaignant d'absence de flux menstruel depuis une douzaine de mois, il trouva un utérus très atrophié, ayant à peine 5 centimètres de long ; les ovaires, atteints eux aussi d'atrophie, étaient extraordinairement petits. L'urine était très riche en sucre. Dans ce cas, l'atrophie des organes génitaux était certainement secondaire et dûe à la glycosurie.

En Angleterre, *l'alcoolisme*, qui est très répandu, est une cause fréquente de stérilité pour le sexe féminin. DUNCAN relate des cas qui témoignent de l'influence nocive de l'alcool sur la fécondité.

Outre les troubles généraux et constitutionnels qu'il provoque, l'alcoolisme amène du reste très souvent des désordres pathologiques dans la zone génitale de la femme, et produit surtout très facilement l'ovarite chronique. L'obésité due à l'usage prolongé de l'alcool constitue encore un impedimentum pour la conception.

L'influence fâcheuse des *maladies cérébrales et psychiques* sur l'ovulation n'est plus à prouver. Tout récemment, DE MONTYEL a montré que les ·familles où les affections mentales sont héréditaires, se distinguent par une fréquence plus grande de la stérilité (1 sur 7).

Il existe, du reste. une *série de causes* que nous savons *empêcher l'ovulation* ou *du moins lui être défavorable*, chez les animaux, et que nous sommes autorisés à considérer comme produisant des effets identiques dans le sexe féminin. Ce sont spécialement des *influences extérieures*, agissant défavorablement sur la nutrition et l'innervation et par conséquent sur l'ovulation, telles que la *séquestration*, le *froid*, le *surmenage, une mauvaise alimentation*, etc.

Selon DARWIN, une vie fatigante recule, chez les animaux, l'époque de la conception.

La preuve certaine, dit SPENCER (dans un ouvrage sur la nutrition et la génération), qu'une *nourriture abondante multiplie la postérité*, et réciproquement, nous est fournie par les mammifères. Nous n'avons qu'à comparer la portée du chien avec celles du loup et du renard. Tandis que chez le premier nous trouvons de 6 à 14 petits, nous n'en voyons chez ceux-ci que 5, 6, rarement 7 et quelquefois même 4 à peine. Le chat sauvage met bas 4 ou 5 petits ; le chat domestique en a 5 ou 6, deux fois ou trois fois par an. La différence la plus grande se constate chez le porc et le sanglier. En général, la laie donne le jour annuellement à 4, 8 ou 10 petits, selon son âge ; quant à la truie, elle peut avoir en une seule fois un total de 17 petits, ou bien elle mettra bas, dans l'espace de deux ans, 5 portées de 10 individus chacune. De plus, il est à remarquer que cette énorme fécondité se rencontre chez des animaux, qui, copieusement nourris, ne travaillent jamais et vivent

dans l'inactivité la plus complète. Un fait non moins
évident est que, pour les mammifères domestiques eux-
mêmes, *ce sont toujours ceux qui sont le mieux nourris qui sont les plus féconds.*

Contrairement à DOUBLEDAY qui affirme « qu'une
nourriture trop riche est un obstacle à la multiplication
et que celle-ci croît et se trouve favorisée par une alimentation restreinte et imparfaite », SPENCER prétend à
juste titre que dans le premier cas, la stérilité n'est pas
l'effet de l'état florissant de la santé générale, mais bien
la conséquence de la surcharge graisseuse anormale.

Les observations de stérilité chez les animaux *enfermés* n'offrent pas moins d'intérêt. On constate chez
eux des symptômes divers. Les uns dédaignent la copulation ou semblent avoir perdu leurs appétits sexuels;
d'autres présentent au contraire une exagération de
ces instincts et font des excès de coït, sans que fécondation s'ensuive; si celle-ci a lieu, elle n'aboutit presque jamais. D'autres encore, qui sont fécondés, avortent chaque fois, ou bien leurs petits meurent en
naissant ou viennent au monde atteints de difformités
ou de débilité extrême.

Les oiseaux enfermés pondent peu ou point; tantôt
ils négligent leur couvée, tantôt les œufs, malgré tous
les soins, ne peuvent arriver à éclosion. En France, on
a fait des essais en ce sens avec des poules communes.
En laissant à celles-ci toute liberté, 20 o/o des œufs
demeurèrent clairs ; en les maintenant enfermées plus
strictement, la proportion monta à 40 o/o ; elle attei-
gnit 60 o/o, lorsqu'on les séquestra complètement.

« Nous possédons des preuves incontestables, dit Darwin, que la perte de la liberté cause chez les bêtes un grand dommage à l'aptitude à la procréation. Il y a une foule d'animaux qui, même en captivité, s'accouplent très facilement ; mais jamais ils ne conçoivent, ou si la conception se produit, si l'expulsion des fœtus est normale, toujours les portées sont inférieures en nombre au chiffre habituel. »

Les remarques auxquelles donne lieu l'élève des pigeons sont assez intéressantes. Généralement, l'accouplement de pigeons élevés dans le même nid ne fournit qu'une descendance peu nombreuse. Si les colombiers sont exposés à la chaleur, s'ils sont par exemple contigus au mur d'un appartement chauffé, leurs habitants commencent quelquefois à pondre dès le mois de janvier et peuvent avoir des petits jusqu'à huit fois dans la même année. Si au contraire le pigeonnier est exposé au froid, le nombre des couvées est bien moins considérable.

Il est constant, d'ailleurs, que les *conditions défavorables de température*, une trop grande chaleur ou un froid trop intense, ont une influence marquée sur la fécondité des animaux. En règle générale, l'aptitude à la conception est plus développée en été qu'en hiver.

Quant à la *copulation entre individus de même race, à l'absence de croisement*, il est certain qu'elle provoque des vices de conformation et la stérilité. « Prenons le frère et la sœur, dit Darwin, tous deux de race pure mais encline à la stérilité ; accouplons-les : la race disparaîtra sûrement au bout de peu de générations. »

La copulation d'animaux ayant des liens de parenté ne
donne que des portées de nombre inférieur au chiffre
ordinaire, circonstance qui a fait supposer que l'amoin-
drissement de la fécondité était le résultat d'une diminution dans l'ovulation et que cette diminution devait
être mise sur le compte de phénomènes d'ordre nerveux amenés par une antipathie instinctive.

Nathusius parle d'une truie se trouvant dans les conditions ci-dessus qui, fécondée par son oncle (réputé
très productif avec des femelles de races étrangères)
n'eut jamais que des portées de 5 à 6 individus. Il ac-
coupla cette bête qui était une « yorkshire » avec un
mâle d'une petite race noire engendrant ordinairement
6 à 7 petits. La truie mit bas 21 pourceaux, une
première fois, et une deuxième fois 18. Ces faits sont
identiques à ceux rapportés par Crampe, au sujet
des essais d'élevage qu'il tentait avec des surmu-
lots.

Chez l'homme, les statistiques ont montré depuis
longtemps que les mariages consanguins sont les
moins féconds. Cependant Darwin a raison de dire que,
pour l'espèce humaine, on ne pourra jamais donner de
solution définitive à la question de savoir si la non-sé-
lection a des conséquences fâcheuses, parce que la
reproduction y est lente et l'expérimentation impossible. « L'aversion générale qu'éprouvent les peuples,
quels qu'ils soient, à contracter des unions entre proches parents, aversion qui a existé de tout temps, est
cependant d'un grand poids pour décider de la question. Aussi pouvons-nous, sans aller plus loin, appli-

quer à l'homme les principes observés dans les degrés supérieurs du règne animal.

L'influence de l'*alimentation* sur la fécondité féminine est plus que prouvée. Après des années fertiles, les naissances sont bien plus nombreuses; le contraire a lieu pour les années ordinaires et surtout pour celles qui suivent une famine. On a démontré que, chez les animaux, l'absence de métissage peut être compensée par un bon régime alimentaire; il semble en être de même pour l'homme.

L'action défavorable de la consanguinité sur la fécondité est d'autant plus marquée que les conditions du milieu où se meuvent les consanguins sont plus mauvaises. Des recherches de MITCHELL, il résulterait que lorsque ces conditions sont bonnes, les effets fâcheux apparents se réduisent presqu'à zéro, tandis que le mal devient considérable lorsque nourriture, vêtements et habitation laissent beaucoup à désirer.

Une *vie pénible et toute de fatigues* diminue la fécondité de la femme ou conduit à la stérilité. L'explorateur BARROW, cité par SPENCER, raconte que les Boërs du Cap de Bonne-Espérance, qui ne travaillent point, s'adonnent à tous les excès et vivent dans la paresse la plus absolue, ont une nombreuse famille, tandis que les Hottentots, qui sont pauvres et mal nourris et font toute la besogne des Boërs, ont rarement plus de trois enfants; beaucoup de leurs femmes même sont stériles. On peut citer de même la fécondité extraordinaire des Cafres, qui, riches en troupeaux, mènent une vie absolument insouciante.

C'est principalement chez les femmes des campagnes que l'on constate l'influence du *climat et des saisons* sur l'aptitude à la conception : la chaleur favorise l'ovulation, le froid lui porte préjudice.

Les tableaux de Haycraft comprenant la population des huit grandes villes d'Ecosse, montrent clairement que le chiffre des conceptions croît ou diminue avec l'élévation ou la chute de la température ; une élévation de 1° Fahrenheit donne une augmentation de 6 o/o dans les conceptions. Et d'après ce statisticien, cette augmentation n'est pas due à une plus grande fréquence dans les coïts, mais à un progrès de l'aptitude à la conception. Plus la diminution de la calorification permet de restreindre les dépenses organiques, plus il reste d'épargne pour la reproduction.

Dans le règne animal, l'influence du climat est exactement identique. Chez les animaux exportés sous des latitudes plus chaudes, le rut est plus précoce et revient à des intervalles moins éloignés.

Tout changement subit et violent dans les conditions de milieu produit des effets défavorables sur les organes générateurs; il est plus que probable que l'aptitude des ovules à la fécondation dépend de leur plus ou moins parfait état de santé et de maturité. Darwin rapporte que des juments demeurèrent quelque temps infécondes, parce que, nourries d'abord à l'écurie avec du fourrage sec, elles furent mises *brusquement* en pâture.

Il est impossible de nier l'action pernicieuse des *troubles de l'innervation* sur l'ovulation. La disparition brusque de la menstruation à la suite de violentes terreurs ou de grands chagrins, tels que la mort d'un mari ou d'un enfant, est un phénomène d'observation journalière. Dans un cas que j'ai eu occasion de vérifier, une femme qui avait accouché déjà deux fois cessa d'être réglée le jour où elle fut épouvantée du spectacle d'un enfant écrasé par une voiture : elle est demeurée stérile depuis cette époque (10 ans).

Dans les œuvres d'Hippocrate, nous trouvons au sujet de la tendance constitutionnelle à la stérilité ce qui suit : Prædictorum, II, 130 : « Parvæ (mulieres) grandioribus ad conceptum præstant, tenues crassis, candidæ rubris, nigræ liventibus. Præstant item, quibus venæ extant, iis quibus minime apparent. » — Et plus loin :

Aphorismes, sect. V, 56 : « Quæ præter naturam crassæ existentes non concipiunt in utero, his omentum os uteri comprimit et, priusquam attenuentur, prægnantes non fiunt».

Quelquefois l'inaptitude à l'ovulation et la stérilité qui en résulte sont *héréditaires*. Cela peut paraître paradoxal. Il n'en est pas moins vrai que l'on constate souvent des faits tels que ceux que je vais citer, et qui appartiennent à ma pratique.

De trois sœurs, dont je connais parfaitement les antécédents, deux restent stériles, la troisième a une fille. Cette fille se marie et demeure inféconde.

Dans certaine famille, il y eut deux générations de femmes qui n'eurent chacune que deux enfants. La troisième génération est stérile.

En Angleterre, il est reconnu que les descendants

femelles des unions où existe la *only-child-sterility* (1), offrent peu de chances de fécondité. GALTON rapporte que sur 14 de ces unions « *à héritières* », il y eut 8 cas de stérilité complète. Deux seulement d'entre ces femmes eurent un fils.

Ce genre particulier de stérilité est très fréquent en Angleterre, car ANSELL trouva sur un chiffre de 1767 femmes fécondes, ayant en moyenne 25 ans au moment du mariage, 131 cas de only-child-sterility, c'est-à-dire 1 sur 13. Cette stérilité se montre sous deux aspects : elle est ou bien le produit d'un épuisement de la faculté générale, ou bien le résultat d'un affaiblissement de la puissance sexuelle accompagné de décrépitude de tout l'organisme. Cependant pour expliquer cette sorte d'infécondité, il ne faut pas négliger ce fait, que le premier accouchement est celui qui d'ordinaire offre le plus de dangers pour la femme, et qu'une dystocie avec son cortège de conséquences peut être un motif très rationnel de stérilité volontaire.

Jadis on considérait comme *stériles* les femmes qui étaient *issues d'un accouchement gémellaire mixte*, et on rapportait leur stérilité à un développement incomplet de l'appareil génital. JOHN HUNTER (*Animal-Economy*) a démontré — la chose est bien connue — que de deux veaux jumeaux de sexe différent, la femelle a les parties sexuelles imparfaitement formées. On crut à des phénomènes semblables chez l'homme ; mais l'expérience n'est pas venue confirmer cette hypothèse.

(1) Voir page 3.

Je connais plusieurs femmes qui sont dans le cas ci-dessus et qui sont accouchées d'enfants bien conformés. Cependant, chez elles, le chiffre des descendants est étonnamment peu élevé (1, tout au plus 2).

Pour résoudre la question, J. SIMPSON d'Édimbourg fit un relevé de 113 femmes issues d'accouchements gémellaires mixtes ; il trouva parmi elles 103 individus féconds et 10 stériles, c'est-à-dire 1/10 de la totalité des sujets. De ces dernières, neuf étaient mariées depuis 10 à 40 ans ; la dixième depuis cinq ans.

Le même auteur rapporte l'histoire de quatre femmes issues d'accouchements trigémellaires, où sur les trois enfants il y avait eu soit deux garçons, soit deux filles, et qui toutes eurent des enfants. Enfin il parle d'une femme, jumelle de trois garçons, qui enfanta elle-même plus tard des trijumeaux.

MECKEL et CRIBB citent l'un 1, l'autre 7 femmes dans les mêmes conditions. La première devint mère ; une seule des sept autres resta stérile malgré de longues années de mariage.

D'après cette statistique, il faut considérer comme stériles 10 o/o des femmes issues d'accouchements mixtes, proportion qui n'est que celle des femmes stériles en général.

Nous allons consacrer une étude spéciale à la *stérilité sénile*.

J'ai prouvé que le *phénomène histologique caractéristique* des altérations qui atteignent les ovaires entre la ménopause et la vieillesse (*Arch. für gynæcolog,.* vol. XII, fasc. 3) consiste en une *néoplasie hypertrophique du stroma conjonctif* aux dépens de la couche cellulaire, et en une métamorphose régressive des follicules de Graaf. Le processus hypertrophique du tissu connectif fondamental de l'ovaire se fait de la périphérie au centre, et comprime par sa marche progressive les éléments épithéliaux. Dans la partie externe du stroma, dans l'albuginée (qui comprend trois zônes superposées) le nombre de couches conjonctives, composées de fibres courtes et résistantes, augmente notablement; on en distingue parfois jusque six et même huit. Le reste du stroma s'indure également et devient plus distinct, grâce à des faisceaux connectifs à entrecroisements multiples.

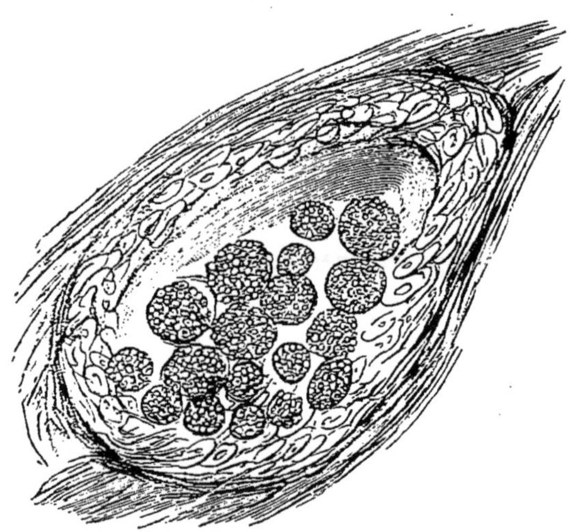

Figure 5. — Follicule de Graaf en voie de dégénérescence.

Le premier pas de la transformation régressive qui se manifeste dans la vésicule de Graaf, consiste en une dégénérescence graisseuse, en la formation de *globules granulo-graisseux*. Tandis que la membrane propre de la vésicule demeure intacte, on rencontre dans la couche granuleuse, à côté de cellules non altérées, une foule d'agrégats sphériques composés de gouttelettes de graisse, *globules granulo-graisseux*, qui ne fait que se multiplier. De sorte qu'à la fin du compte, il ne reste du contenu cellulaire de l'ovisac tout entier, qu'un liquide où nagent ces granulations. La membrane propre perd ainsi sa force sphérique ; elle s'allonge et devient ovale et anguleuse (fig. 5).

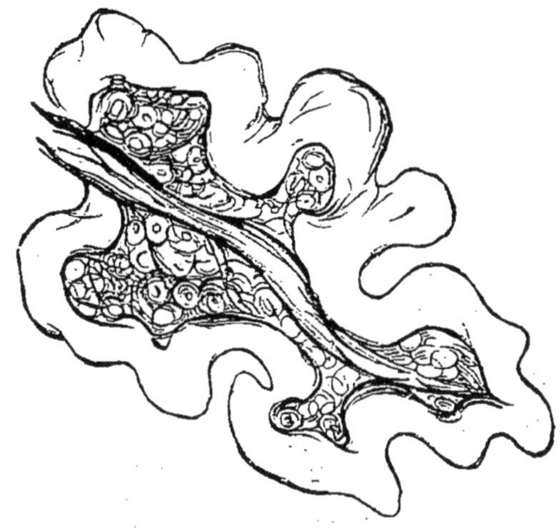

Figure 6. — Follicule de Graaf complètement dégénéré.

A un stade ultérieur de ce travail de destruction, le follicule prend l'aspect d'une espèce de *vessie allongée à encoches multiples*. La membrane propre n'apparaît plus alors que comme une bande brillante et sinueuse ; la cavité elle-même du follicule se résume en une fente pleine d'une matière transparente, et l'intervalle qui la sépare de la membrane propre est rempli de cellules

4

rondes, réunies entre elles par du tissu fibreux riche
en vaisseaux (fig. 6).

Comme dernier degré de la métamorphose régressive, nous constatons la transformation complète du
follicule en une masse fibreuse. Le follicule n'est plus
alors qu'un corps allongé, ovale, multilobé, entré en
connexion intime avec le stroma environnant grâce à
d'épais faisceaux conjonctifs ; sa cavité primitive est
devenue une fente presque imperceptible à contenu
peu net. Dans la trame de ce corps apparaissent dis-
tinctement des filaments de tissu cellulaire nucléé et
des cellules fusiformes (fig. 7). J'ai sous les yeux une

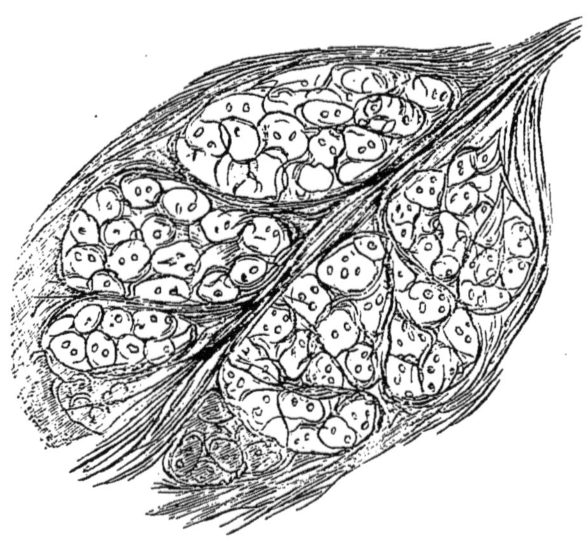

Fig. 7. — Coupe de l'ovaire d'une femme de 73 ans.

préparation d'ovaire de vieille femme (73 ans), il est
absolument bondé de corpuscules fibreux.

D'après les faits que j'ai observés et résumés ci-dessus, la marche de ce processus régressif me semble être la suivante :

A l'époque où l'activité sexuelle cesse chez la femme, les follicules de Graaf commencent à subir des altérations régressives par la *dégénérescence adipeuse* des cellules granuleuses et de l'œuf, dégénérescence qui conduit à une atrophie complète de l'épithélium granuleux.

La transformation *vésiculaire kystique* vient ensuite avec la rétraction de la cavité du follicule et formation d'un tissu nouveau, qui est du tissu connectif. Cette *néo-production conjonctive* augmente de telle façon, qu'à un instant donné le follicule paraît changé en une masse fibreuse compacte.

Le moment où apparaît dans la glande embryonnaire cette métamorphose, qui débute normalement avec l'âge critique et amène l'impotence fonctionnelle de cette glande, est *très variable*. Généralement en rapport avec l'époque de la ménopause, il arrive entre 46 et 50 ans, mais il peut se faire attendre plus longtemps, quelquefois même jusqu'à l'âge de 60 ans.

La production plus ou moins tardive de cette stérilité normale dépend de bien des circonstances, et d'après mes propres recherches (KISCH, *Das climacterische Alter in physiologischer and pathologischer Beziehung*, Erlangen, 1874), principalement des suivantes :

1° De la *nationalité* de la femme ;

2° De l'apparition plus ou moins précoce de la puberté et par conséquent de la *première menstruation* ;

3° De la plus on moins grande *activité sexuelle* de la femme, particulièrement du nombre des naissances et des conditions de lactation ;

4° Du milieu et des conditions sociales dans lesquelles se trouve le sujet ;

5° Des affections générales constitutionnelles.

Dans le nord de l'Europe, la *stérilité sénile* est plus tardive, en général, que dans le midi ; en effet, dans le nord, la durée de l'aptitude germinative de la femme est plus longue. Il semble que dans les climats où cette aptitude *se montre de bonne heure, elle disparaisse aussi* à une époque *plus précoce*, et réciproquement. BRUCE raconte que les femmes arabes (en Afrique et en Arabie) enfantent dès l'âge de 11 ans, mais qu'il est très rare d'en voir devenir mères lorsqu'elles ont atteint l'âge de 20 ans.

En revanche, THIBAUT DE CHAUVALON, dans ses voyages, a rencontré des femmes à la Martinique et à la Guadeloupe qui conçurent à un âge fort avancé, entre autres une femme de 95 ans (?), mère d'une fillette de 5 ans.

Les naissances tardives ne sont pas rares dans l'Europe septentrionale. Les statistiques officielles du *Danemark* donnent un chiffre de 465 femmes sur 10.000, qui eurent des enfants entre 50 et 55 ans. En *Suède*, 300 femmes sur 10.000 accouchaient encore après avoir dépassé 50 ans ; en *Irlande*, la proportion des mères dans ces conditions est de 345 sur 10.000. Enfin, en *Angleterre*, il résulte des rapports officiels que 7022 femmes sur 583.613 accouchaient entre 45 et 50 ans et 167 après l'âge de 50 ans.

Chez les femmes qui ont été réglées de bonne heure (entre 13 et 16 ans), la ménopause arrive plus tard et leur aptitude à l'ovulation est plus grande que celle des femmes dont le premier flux menstruel ne s'est montré que tardivement (entre 17 et 20 ans).

De même, les femmes dont l'activité génitale a été suffisante, qui ont mis au monde et allaité elles-mêmes plusieurs enfants, ont une aptitude germinative plus durable, et entrent moins tôt dans l'âge critique que celles qui sont dans des conditions opposées.

Les *rapports sexuels précoces* hâtent l'époque de la ménopause et, par conséquent, la stérilité sénile. Cette dernière se produit de meilleure heure chez les femmes du peuple qui s'adonnent à des travaux pénibles, que chez celles des classes élevées ; les fatigues physiques et morales, les peines, les soucis mettent un terme plus rapproché à la fonction germinative.

L'âge critique et l'inaptitude à l'ovulation frappent plus tôt les femmes débiles et souffreteuses, que celles de constitution robuste et saine.

Exceptionnellement, la stérilité sénile peut ne se produire qu'à une époque bien plus tardive que la moyenne de 46 à 50 ans. Comme preuves à l'appui, l'Académie de chirurgie de Paris donne, en 1754, dans un de ses rapports, les faits suivants :

Cornélie, de la famille des Scipions, accoucha de Volusius Saturninus à l'âge de 60 ans.

Le médecin Marsa de Venise reconnut une grossesse chez une femme du même âge.

De La Motte raconte qu'une fille de 51 ans devint enceinte, et qu'on tient pour positif à Paris que certaine femme accoucha à 63 ans d'une fille qu'elle allaita elle-même.

Sur les 4925 pensionnaires de la Maternité de Prague, Schwing réunit 9 femmes qui avaient accouché pour la première fois après l'âge de 40 ans, à savoir :

3 à l'âge de 41 ans

2 » » » 42 »

1 » » » 43 »

2 » » » 44 »

1 » » » 47 »

Haller parle de deux femmes dont l'une eut un enfant à l'âge de 63, l'autre à l'âge de 70 ans. Meissner a accouché de son septième enfant une femme âgée de 60 ans ; Rush (*Physiologie de Burdach*) vit également une accouchée de 60 ans. La femme observée par Dewees avait 61 ans. Mende et Bernstein relatent des cas dans lesquels des femmes ont accouché après l'âge de 60 ans. Fielitz a observé une journalière de bonne santé habituelle, qui dans sa 60e année mit encore au monde un enfant.

Il est des cas exceptionnels dans lesquels la stérilité sénile est *fort précoce*. L'inaptitude à l'ovulation se manifeste par la disparition de la menstruation, sans qu'il soit possible d'accuser une affection organique quelconque de l'ovaire ou une maladie générale constitutionnelle.

J'ai donné mes soins à une dame de Smyrne qui était réglée, mais peu abondamment, depuis l'âge de 13 ans ; elle se maria à 16 ans, et cessa d'être menstruée à partir de 20 ans. Elle était stérile, quoique ses organes génitaux ne présentassent absolùment rien d'anormal.

COURTY et BRIERRE DE BOISMONT donnent quelques exemples de femmes réglées pour la dernière fois à l'âge de 20 ans. MAYER rapporte 2 cas de ménopause à l'âge de 22 ans; KRIEGER 1 cas à l'âge de 23 ; BRIERRE DE BOISMONT 1 cas à 24; MAYER 2 cas à 25; B. DE BOIS-MONT 1 à 26 et 1 à 27; GUY et TILT chacun 1 cas à 27; B. DE BOISMONT, COURTY et GUY chacun 1 cas à 28; B. DE BOISMONT, COURTY et MAYER chacun 1 cas à 29 ; GUY et TILT chacun 1 cas à 30; enfin, MAYER 5 cas à l'âge de 30 ans.

BIBLIOGRAPHIE

AVELING, *Obstetrical Journal of Great Britain and Ireland.* London 1874.

BELL CH., Theory and pathology of the menstruation. *Edinburgh Med. and sur. Journal.* 1844.

BISCHOFF, *Beweis der von der Begattung unabhœngigen Reifung.* Giessen 1844.

BRIERRE DE BOISMONT, *De la menstruation considérée sous le rapport physiologique et pathologique.* Paris 1842.

CHAPMAN, Die Masturbation als ætiologisches Moment von gynæ-kologischen Affectionen. *Amer. Jour. of obstetr.* 1883.

CHENAUX, *De la menstruation.* Paris 1859.

CLEVELAND, Impregnation five months after the cessation of menstruation. *Americ J. Obst.* New-York 1878.

X... Conception malgré l'absence des règles. *Jour. méd. et chir. prat.* Paris 1840.

COHNSTEIN, Ueber Prædilectionzeiten bei Schwangerschaft. *Archiv f. Gynækologie.* 1879.

DUSING C., *Die Regulirung des Geschlechtsverhæltnisses.* 1884.

FENGIER, *Influence des maladies sur la menstruation et réciproquement.* Paris 1864.

FRANCOTTI, Studie über die Menopause in pathologischer und therapeutischer Hinsicht. (Gekrœnte Preisschrift. *Annales de la Sociéte de Méd. d'Anvers.* 1880-1881.)

GIRAUDET, De la valeur des théories dans l'explication des causes de la menstruation. *Gaz. des hôpitaux.* 1858.

GODEFROY, Fécondation chez une fille de vingt ans qui n'avait jamais été réglée. *Rev. de thérap. méd. chir.* XVII. Paris 1869.

GUSSEROW, Ueber Menstruation in *Volkmann's Sammlung klin. Vortræge.* Nr. 81 1874.

HASLER, *Ueber die Dauer der Schwangerschaft.* Zürich 1876.

HASCHEK, Conception ohne Menstruation. *Oesterreichische Zeitschr. f. prakt. Heilkunde.* Wien 1861.

HENNING, *Archiv. für Heilkunde.* Bd. XVIII.

HENSEN, Die Physiologie der Zeugung in *Hermann's Handbuch der Physiologie.* 1881.

HEPPNER L., Ueber einige kleine wichtige Hemmungsbildungen der weiblichen Genitalien. *St. Petersburger med. Wochenschrift.* 1870.

HIS, *Anatomie menschlicher Embryonen.*

HOFMEIER, Ueber den Einfluss des Diabetes mellitus auf die Functionen der weiblichen Geschlechtsorgane. *Berl. klin. Wochenschr.* 1883.

JARDANNE P. L. DE, *De la ménopause ou de l'âge critique des femmes.* Paris 1821.

JANNIN, *De l'âge de retour des femmes.* Strasbourg 1830.

JOHN WILLIAMS, On the structure of the mucous membrane of the uterus and its periodical changes. *Obst. Journal.* 1874.

KISCH, *Das climacterische Alter der Frauen* 1874.

KLEBS, *Handbuch der pathologischen Anatomie.* 1876.

KRIEGER, *Die Menstruation, eine gynækologische Studie* 1869.

KUNDRAT ET ENGELMANN, Untersuchungen über die Uterusschleimhaut. *Wiener med. Jahrbücher.* 1873.

Léopold, Studien über die Uterusschleimhaut wæhrend der Menstruation, Sehwangerschaft und Wochenbett. *Archiv. f. Gynækologie*, Bd. XI. 1. Heft.

Litzmann, in *R. Wagner's Handworterbuch d. Physiologie*. Artikel *Geburt*.

Lott in Rolett, *Untersuchungen des physiologischen Institutes*. Graz 1871.

Lœwenhardt, Die Berechnung und die Dauer d. Schwangerschaft. *Archiv. f. Gynakologie*. Bd. III, Heft 3.

Lœwenthal W., *Eine neue Deutung des Menstruations processes* Leipzig 1884.

Monville, *De l'âge critique des femmes*. Paris 1840.

Moser A., Ueber die Bedeutsamkeit der Menstruation und ihr Verhaltniss zu der Brunst der Thiere. *Neue deutsche Zeitschr. f. Geburtsk*. 1843.

Pagés, *De la ménopause*. Nancy 1876.

Pfluger, *Untersuchungen aus dem physiol. Laboratorium*, Bonn. 1865.

Pouchet, *Théorie positive de la fécondation*. Paris 1842.

Pouchet, *Théorie positive de l'ovulation*. Paris 1847.

Puech, *De la déviation des règles et son influence sur l'ovulation*. Académie des sciences. 1863.

Raciborski M. A., *De la puberté et de l'âge critique chez la femme* etc, 1844;

D°, *Traité de la menstruation, ses rapports avec l'ovulation, la fécondation, l'hygiène de la puberté et de l'âge critique* etc. Paris 1868.

Reichert, *Verhandlungen der Berliner Akademie*. 1874.

Remak, Ueber Menstruation und Brunst. *Neue deutsche Zeitschrift f. Geburtskunde*. 1848.

Ritschie, A case of impregnation prior to menstruation. *West. Lancet*. Cincinnati 1851.

Schauer, Die theorien der alten und neuen Zeit über die Menstruation *Monatsschrift für Geburtsk*. 1855.

SIGISMUND, Ideen über das Wesen der Menstruation *Berl. klin. Wochenschr.* 1875.

SOMMERUS, Mulier nec ante, nec per, nec post partum menses aut lochia passa. *Misc. Acad. nat. curios. Norimb.* 1683.

SPITTA, *Commentat. physiol. pathol. mutationes, affectiones et morbos in organ. et oecon. femin. cessante femini menstrui, periodo.* Gœttingen 1822.

STARK, Eigene Erscheinung von gænzlichem Ausbleiben des Monatlichen und doch Schwangerschaft. *Archiv. f. d. Gebubrtshilfe* Jena 1787.

TAYLOR, Case of conception before the appearance of the menses (13 Jahre altes Mædchen). *Med. Times and Gaz.* London 1853

TEISSIER, *Gaz. méd. de Paris* 1851.

TILT, *The change of life. 3.* London 1870.

VOGEL, in R. *Wagner's Physiologie.* 3 Auflage.

YOUNG, Pregnancy without menstruation *Tr. Edinb. Obstr. Soc.* 1872 und 1874.

CHAPITRE III

STÉRILITÉ PAR OBSTACLE AU CONTACT DU SPERME NORMAL
AVEC L'OVULE

Commençons par nous représenter les *phénomènes qui se passent normalement dans le canal sexuel de la femme pendant le coït*, tels que les décrit aujourd'hui la physiologie (Fig. 8).

Le processus débute dans le vestibule, en ce sens que les glandes de BARTHOLIN, qui sont sous la dépendance du muscle constricteur du vagin, entrent en activité au moment de la copulation et, en raison de la disposition même de l'orifice de leur conduit excréteur, lubréfient de leur secrétion les parties génitales externes. Le clitoris devient rigide et l'afflux sanguin, parti du bulbe et des plexus veineux situés entre les grandes et les petites lèvres, ne fait qu'augmenter l'érection et la sensibilité de cet organe. Les muscles bulbo et ischio-caverneux abaissent le clitoris et l'infléchissent à angle droit sur le pénis.

Le sphincter vaginal entre en contraction également,

et avec lui les fibres circulaires lisses de la tunique musculaire moyenne.

Le dernier acte du coït est la projection du sperme vers le museau de tanche. Il est probable que la pénétration du liquide séminal dans la cavité utérine exige une action de la part soit du vagin, soit de la matrice.

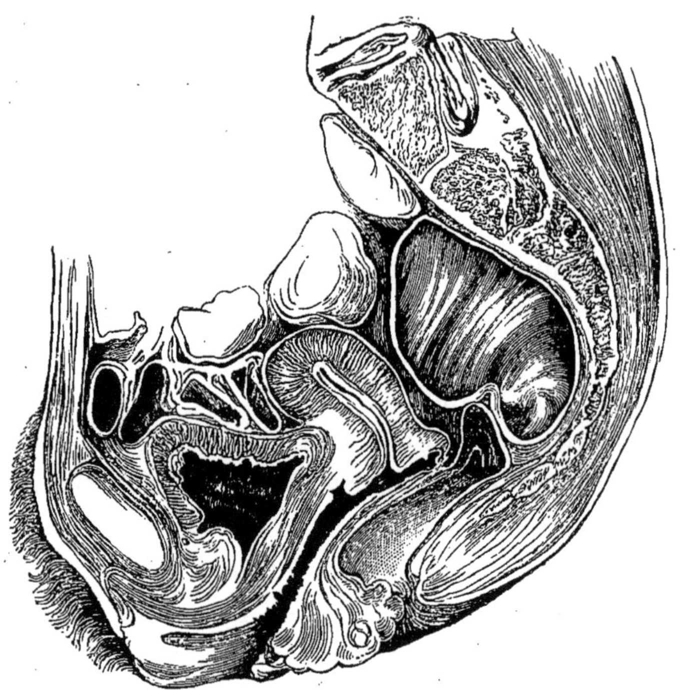

Figure 8. — Coupe médiane du bassin d'après BREISKY.

Pendant l'éjaculation, il se produit une contraction péristaltique du vagin qui a pour résultat l'arrivée à l'orifice du col de la masse spermatique. Peut-être cette contraction continue-t-elle encore à agir quelque temps après la copulation.

BRUNDELL a observé chez les lapines en rut ces contractions péristaltiques du vagin, à la suite desquelles le sperme est poussé dans la matrice.

Le système musculaire utérin entre en jeu, lui aussi.

L'utérus, au moment de l'excitation génésique et grâce à la pression abdominale, descend plus avant dans le bassin, sa tunique musculaire entr'ouvre le museau de tanche dont l'orifice jusqu'alors linéaire s'arrondit. Alors en même temps qu'il se produit un travail d'expulsion des secrétions des glandes cervicales, il se fait une aspiration du liquide séminal dans la cavité du col, où les replis palmés se dressent comme un obstacle à la pénétration. Mais cet obstacle est levé, j'ai le droit de l'admettre après mes recherches sur le système glandulaire du col utérin, par suite de l'activité sécrétoire considérable de ces glandes, consécutive à l'orgasme sexuel.

De même, il est pour ainsi dire hors de doute que, par l'excitation provoquée par le coït, l'orifice interne des trompes de Fallope, ordinairement presque fermé, s'ouvre largement et favorise ainsi la marche des spermatozoaires.

J. BECK a observé le jeu musculaire de l'utérus chez une femme atteinte de chute de la matrice. Au moment de l'orgasme vénérien, le museau de tanche s'ouvrit largement et bâilla cinq ou six fois, pendant que l'ouverture externe était attirée vigoureusement vers l'intérieur de la cavité du col.

BASCH et HOFFMANN ont constaté chez des chiennes en chaleur l'abaissement de la portion vaginale de la

matrice, l'ouverture du méat utérin, l'excrétion de mucus
et une rétraction consécutive du museau de tanche.

Hohl, Litzmann et d'autres ont fait ressortir que chez
les femmes nerveuses et irritables, l'attouchement de
la portion vaginale avec le doigt provoquait, avec des
sensations voluptueuses, une dilatation de l'orifice cervical, un abaissement de l'utérus et une érection de la
portion vaginale, érection qui pour Graily-Hewitt et
Wernich n'est, d'ailleurs, qu'un phénomène concomitant et nécessaire de la copulation.

Henle pense que les alternatives de turgescence et
de relâchement de la portion vaginale sont dues aux
modifications de contraction de ses vaisseaux qui sont
fins, riches en éléments musculaires, et particulièrement résistants. Rouget considère ce mécanisme comme
analogue à celui qui provoque l'érection du pénis. Il
faut donc, pour que l'érection de la portion vaginale se
produise, qu'elle ait été précédée de l'excitation sexuelle.

Contrairement à Ducelliez, pour qui l'érection amène
une dilatation de la cavité du col, Wernich pense que
l'ectasie des vaisseaux cervicaux occasionne dans la
portion vaginale en état de turgescence la production
d'une quantité relativement considérable de mucus qui
est chassé dans le vagin. Puis, la force aspiratrice de
l'utérus attire dans l'intérieur du col le bol primitivement expulsé et entremêlé maintenant de spermatozoaires.

D'après Sims, la force aspiratrice de la matrice serait
dûe à une contraction de la partie supérieure du cons-

tricteur du vagin qui presse le col contre le gland et, par cette pression, le débarrasse de son contenu. A ce moment, les parties se relâchent. Mais tout à-coup l'utérus revient à l'état d'érection primitif, et le liquide séminal séjournant dans le vagin est chassé dans la cavité du col.

EICHSTEDT admet également l'aspiration active de l'utérus qui, amenée par le coït, force le sperme, éjaculé et lancé à l'orifice du museau de tanche, à pénétrer dans la matrice. Pour que les modifications utérines indispensables à ce phénomène se produisent, c'est-à-dire pour que l'organe, d'aplati qu'il était, prenne, de par l'afflux du sang, une forme cylindrique et que sa cavité augmente de dimension, il faut, d'après cet auteur, que le coït fasse atteindre à la femme le comble de l'orgasme vénérien, et que la matrice soit disposée à cette transformation.

KEHRER, qui est, du reste, d'avis que le mode de copulation et la manière dont se comporte la femme pendant le coït ont une influence considérable sur la fécondation, admet des contractions propres au col, destinées à expulser le bouchon muqueux et visqueux qui oblitère sa cavité et met obstacle à l'entrée du sperme dans l'utérus. Il pense que la durée du coït, les rapports mécaniques du membre viril et du vagin, l'activité du système musculaire utérin, la sécrétion des muqueuses vaginale et utérine pendant l'acte vénérien, ainsi que la position de la femme post coïtum, sont des facteurs très importants au point de vue de la stérilité et de la conception.

Supposons, par exemple, que pendant la copulation les contractions utérines viennent à manquer et que, partant, le bouchon muqueux du col ne puisse être chassé : si, dans ce cas, la femme n'est pas dans une position normale, le sperme redescendra le long des parois du vagin et la femme demeurera stérile, alors qu'avec les précautions voulues, elle eut été fécondée d'emblée.

HAUSSMANN a remarqué que chez la même femme, placée dans des conditions identiques, tantôt le canal cervical renfermait du sperme, tantôt il n'en contenait point. De même, chez certaines femmes, on constate la présence de spermatozoïdes dans l'intérieur du col, alors que chez d'autres, dans les mêmes circonstances, le liquide séminal est absent.

Quoique cette question ne soit pas encore suffisamment éclaircie, il est cependant hors de doute que *la pénétration des spermatozoaires dans le museau de tanche est la condition sine quâ non de la fécondation.*

Bien plus, MAYRHOFER émet une opinion très rationnelle, lorsqu'il considère la fécondation comme possible dans les cas seulement où le sperme arrive directement à l'orifice utérin, c'est-à-dire dans les limites du mucus cervical alcalin « à moins toutefois que la réaction acide des sécrétions n'ait été neutralisée par l'écoulement sanguin, le coït ayant eu lieu pendant les règles, ou encore par le fait de l'existence de maladies qui amènent cette neutralisation. »

La théorie de JEAN MULLER qui considère le pénis comme une espèce de pilon qui, au moment du coït, pousserait le sperme dans l'orifice externe de l'utérus ; et celle de HOLST, d'après laquelle la liqueur séminale éjaculée pénétrerait directement dans la cavité du col, qui se dilaterait pendant la copulation, offrent aussi peu de solidité l'une que l'autre.

Il est beaucoup plus vraisemblable qu'une des conditions indispensables à la fécondation est la projection

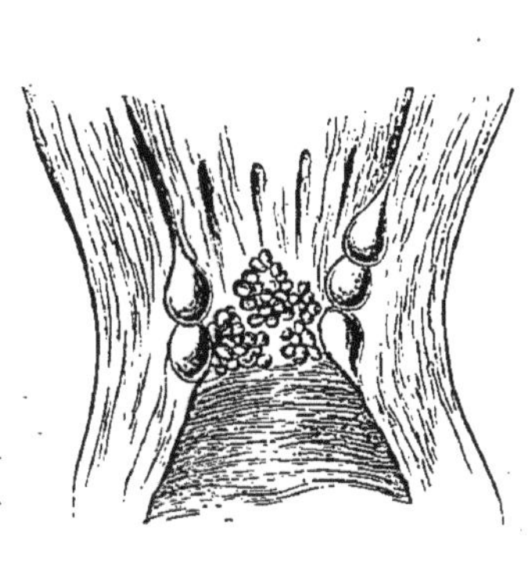

Figure 9. — Col d'une femme de 72 ans rempli de glandes ayant subi la dégénérescence kystique.

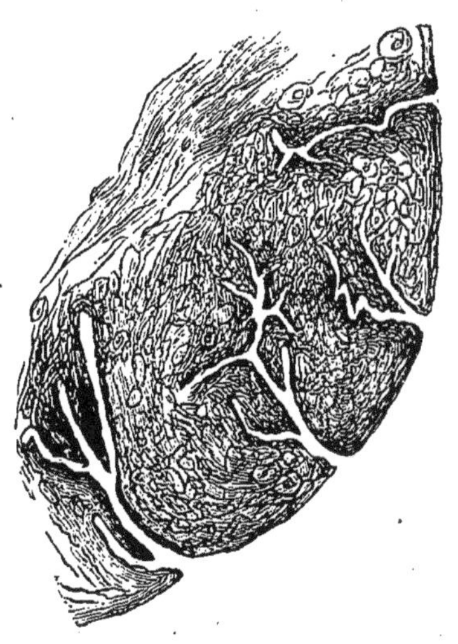

Figure 10. — Coupe médiane du col d'une femme de 26 ans. Glandes arborescentes.

du sperme dans les *parties supérieures du conduit vaginal*, dans le but de faciliter le contact du liquide fécondant avec le museau de tanche. Que ce soit l'entrée en activité des propriétés aspiratrices de la matrice qui attire le sperme dans la cavité utérine, ou bien que ce sperme soit poussé vers le méat utérin après avoir été emmagasiné dans l'espace compris entre le col et les culs-de-sac supérieurs du vagin, ainsi que le veut la théorie du *receptaculum seminis* de BEIGEL.

En somme, toutes les probabilités au sujet de ce qui passe pendant la copulation sont en faveur d'une action musculaire réflexe de l'utérus qui a pour résultat l'ouverture de l'orifice interne des trompes, l'abaissement de la portion vaginale de l'organe, la dilatation du col dont l'entrée primitivement linéaire s'arrondit, et peut-être aussi l'expulsion du mucus cervical si épais et une aspiration consécutive de petites portions de liquide spermatique.

Moi-même, je considère comme un fait très important *le travail excréteur réflexe des glandes propres du col de l'utérus. Ces glandes sécrètent une masse gélatineuse alcaline qui est très apte à augmenter la vivacité des mouvements des spermatozoïdes, et qui contribue ainsi pour une large part avec l'épithélium vibratile du col, à faire progresser ces animalcules, et, en leur permettant de pénétrer avec leurs propres forces dans la cavité utérine, à leur faire prendre le chemin des trompes de Fallope.*

L'importance des glandes intrinsèques du col de l'utérus a été pour ainsi dire méconnue jusqu'ici. J'ai essayé par de longues études histologiques, d'interpréter les *transformations qui atteignent ces glandes* au moment de la ménopause et dans la vieillesse, ainsi que dans les divers états pathologiques de la matrice. En résumé, j'ai constaté que ces glandes présentent, à l'âge critique, une tendance marquée à subir la dégénérescence kystique et à constituer ainsi ce qu'on appelle les œufs de Naboth. Dans la vieillesse, la formation de ces vésicules est la règle ; réunies en grappes (fig. 9), elles obturent parfois complètement la lumière du canal cervical.

Cependant les affections de la muqueuse utérine amènent également, pendant la puberté, diverses modifications pathologiques de ces glandes. Celles-ci peuvent se transformer en kystes et former des follicules remplis de mucus, d'éléments épithéliaux ou du sang,

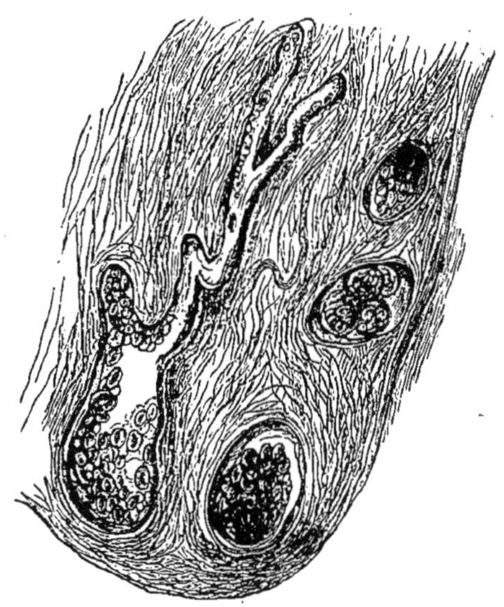

Figure 11. — Coupe médiane du col d'une femme de 65 ans.
Glandes en dégénérescence kystique.

qui traversent le col dans toutes les directions. Ou bien ces affections deviennent la cause première de polypes et d'autres néoplasies glandulaires à marche progressive et ascendante (fig. 10 et 11).

Les altérations morbides de ces glandes ont encore

une action pernicieuse sur la propriété qu'ont leurs sécrétions d'augmenter la vivacité des mouvements des spermatozoaires ; elles peuvent avoir ainsi une influence des plus nocives sur la conception.

La rencontre du sperme avec l'ovule, rencontre qui conduit à la fécondation, doit avoir lieu chez la femme, en règle générale, au niveau du pavillon de la trompe ; en tout cas il en est ainsi chez les animaux.

Le germe ovulaire arrivé à maturité, pénètre dans la trompe, grâce à l'entrée en activité des *plis longitudinaux frangés*.

HENSEN a vu, chez le cochon d'Inde, ces franges

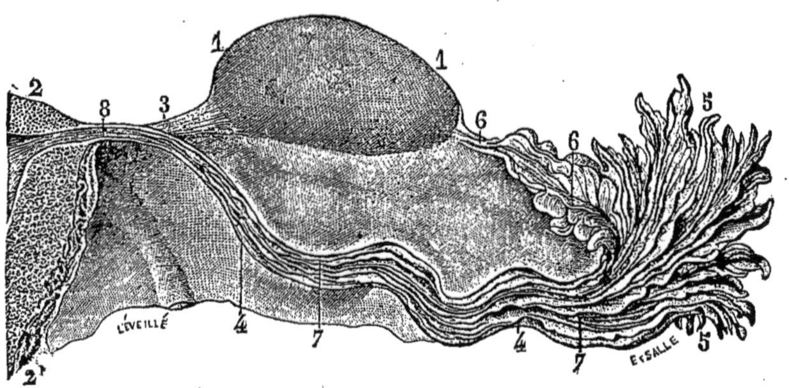

FIGURE 12. — Plis longitudinaux de la trompe utérine (d'après SAPPEY).

1,1. — Ovaire.

2,2. — Utérus dont une partie seulement a été conservée.

3. — Ligament de l'ovaire.

4,4. — La trompe utérine dont la paroi a été incisée longitudinalement pour montrer ses plis.

5,5. — Pavillon de la trompe sur la surface interne duquel tous ces plis se prolongent.

6,6. — Frange unissant le pavillon à l'ovaire.

7,7. — Plis longitudinaux de la trompe s'étendant à toute la longueur.

8,8. — Extrémité interne de la cavité de la trompe se continuant avec le sommet des angles latéraux de l'utérus.

glisser et reglisser très vivement le long des ovaires
en ovulation. Aussitôt qu'un ovule a pénétré dans l'o-
viducte, les cils de l'épithélium vibratile le poussent
vers la cavité utérine (fig. 12).

His a établi en principe que les ovules humains ne
peuvent être fécondés que dans les parties supérieure s
des trompes par le sperme qui y est emmaganisé. Ce
fait n'a pas été prouvé. Il est très vraisemblable cependant, et offrirait une grande analogie avec ce qui se
passe dans le règne animal. En effet, Coste, His et
Oelschlæger ont démontré que le germe d'un œuf, non
fécondé à son passage à travers l'oviducte, s'altère
considérablement. Coste a fait voir que l'œuf de poule
n'est plus apte à être fécondé, une fois qu'il a quitté le
segment supérieur de l'oviducte. Il n'est cependant
pas impossible que, contrairement à ce qui arrive chez
les oiseaux, l'œuf humain conserve son aptitude à la
fécondation dans les portions inférieures de la trompe,
et même dans l'utérus.

D'ailleurs , les spermatozoïdes de l'homme ont
peut-être une vitalité plus durable que celle qu'on
leur accorde généralement, de sorte qu'ils peuvent
demeurer longtemps dans la partie supérieure de la
trompe sans rien perdre de leurs propriétés fécondantes.

Pour que la fécondation ait lieu, il faut le contact
matériel des produits sexuels de l'homme et de la
femme. « La semence, dit Hippocrate, que possèdent
également l'homme et la femme, afflue de toutes les
parties du corps ; l'union des deux liqueurs séminales

crée le fruit ». Et en effet, toutes les causes qui *empêchent* cette union, provoquent la stérilité.

Quant aux obstacles que rencontre le contact de l'ovule avec le liquide spermatique (de qualité normale), ils peuvent être causés par les conditions pathologiques les plus diverses. Le germe, l'ovule, arrivé à maturité, doit, nous le savons, sortir de l'ovaire, entrer dans la trompe et être mis en contact avec le sperme. Tout ce qui suscite des difficultés à l'un ou l'autre de ces différents actes peut provoquer l'inaptitude à la conception. L'obstacle peut tenir à la constitution de l'ovule lui-même ; ou bien ce n'est qu'après l'émigration de l'ovule et à son passage dans les trompes que les entraves se multiplient, au moment même le plus important de la fécondation.

Les fécondations artificielles entreprises par SCHENK avec des œufs enlevés à la femelle du lapin et du cochon d'Inde ont prouvé que l'aptitude à la fécondation se trouve sous la dépendance du degré de laxité qui existe entre les cellules qui entourent l'ovule et qui proviennent du follicule de GRAAF, laxité qui permettra aux filaments séminaux de pénétrer entre ces cellules.

Il arrive encore que l'ovulation se fait d'une façon normale, que les follicules mûrissent convenablement, mais que des *conditions spéciales de la tunique albuginée de l'ovaire*, son induration consécutive à un processus inflammatoire ou bien une néoplasie conjonctive, empêchent la déhiscence des vésicules ovariques et la chute de l'ovule et produisent, par conséquent, la stérilité. Les phlegmasies périovariques sont la cause la plus fréquente de ces indurations.

Il dépend des circonstances que cet obstacle soit passager ou demeure permanent, et que, partant, la stérilité soit relative ou absolue.

Les mêmes effets sont amenés par l'inflammation de la séreuse utérine, des ligaments larges et des portions de péritoine qui tapissent le plancher du bassin. La périmétrite, la périsalpingite, la pelvipéritonite laissent derrière elles soit des couennes pseudomembraneuses épaisses et étendues, soit des adhérences moins larges et filamenteuses qui, en déplaçant les ovaires et les trompes, influent d'une manière très fâcheuse sur la conception.

Les adhérences périmétriques qui occasionnent l'ectopie antérieure ou postérieure des trompes, et spécialement celles qui les chassent dans le cul-de-sac recto-utérin entre les plis semi-lunaires de Douglas, sont de la plus haute importance au point de vue de la stérilité, ainsi que l'ont fait ressortir Virchow et Rokitansky.

La malformation congénitale des trompes de Fallope produit parfois, mais rarement, la stérilité, L'organe manque tantôt complètement ; et cela d'un côté ou des deux. L'absence bilatérale est ordinairement accompagnée d'atrophie utérine avec conservation des ovaires. Fœrster et Kussmaul donnent la description d'un cas de ce genre, où le vagin s'ouvrait dans l'urèthre et où l'utérus, de consistance ferme, comprenait deux cornes terminées par des orifices arrondis auxquels se rattachaient les ovaires.

KLEBS a indiqué comme motif de stérilité le vice de développement congénital consistant dans l'absence de l'unique lien tubo-ovarique représenté par une frange de l'oviducte s'étendant jusqu'à l'ovaire. Celui-ci se trouve donc séparé de la trompe par une distance assez considérable.

Lorsque la forme de l'orifice abdominal des trompes est irrégulière, et que par suite les franges se trouvent trop éloignées de la surface de l'ovaire, lorsque le ligament ovario-tubaire a subi un allongement (il semble dans certains cas perforé), l'entrée de l'œuf dans les oviductes est très pénible. Mais la difficulté devient plus grande encore lorsqu'il existe des affections de la muqueuse tubaire.

Le pavillon de la trompe a une certaine tendance naturelle, à devenir malade et à être atteint, ainsi que le démontre KLEBS, de phlegmasies qui conduisent très souvent à l'atrophie. Le bord libre semble alors étranglé par des néoplasies conjonctives de la séreuse, l'orifice est rétracté ou même fermé, les franges elles-mêmes sont invaginées dans la cavité de la trompe.

D'autres fois, la couronne de franges se soude aux parties environnantes, principalement à l'ovaire, lorsque celui-ci est en même temps malade. En outre, il se produit des végétations papillaires de ces franges, des ectasies vasculaires, des extravasations sanguines, de l'œdème avec formation de cavités kystiques. Le canal tubaire lui-même est le siége de processus pathologiques, tels qu'inflammations catarrhales, épanchements sanguins, suppurations, qui ne font que rendre plus complète l'obturation des orifices et produisent la dilatation, voire la rupture des trompes. La salpingite blennorrhagique, mérite ici une mention toute spéciale.

Enfin, il ne faut pas oublier que la tuberculose des organes génitaux frappe très souvent les trompes, où l'on trouve des granulations miliaires et plus fréquemment encore des masses caséeuses diffuses, qui bouchent la lumière du canal tubaire.

Quand on songe combien sont fréquentes, pendant la vie génitale de la femme, les phlegmasies périovariques, plus ou moins violentes, il est vrai, et par cela même plus ou moins reconnues, combien le processus de l'ovulation et la puerpéralité offrent d'occasions à la production de pelvipéritonites, tantôt légères, tantôt graves, sans parler même de la pelvipéritonite blennorrhagique, on ne niera pas que les causes de stérilité les plus à considérer sont les-lésions que ces affections laissent : soudure de l'ovaire et du pavillon de la trompe, oblitération de l'oviducte avec hydro et pyo-salpinx.

Si leur fréquence et leur importance ne sont pas encore généralement admises, cela tient à deux choses : d'abord à ce que les cas légers échappent au diagnostic et ensuite à ce que la guérison a lieu fréquemment sous l'influence de l'expectation simple : les exsudats sont résorbés, les adhérences se relâchent et l'aptitude à la conception reparait petit à petit.

L'oblitération de l'orifice tubaire peut également avoir pour causes la métrite et l'endométrite chroniques, le catarrhe chronique ou une altération pathologique quelconque de la structure de la muqueuse utérine, accompagnée d'hyperplasie locale ou d'anomalies de sécrétion.

Les polypes et les myômes mettent parfois obstacle aussi à la pénétration de l'ovule dans l'utérus ; partis du fond de l'organe, ils emplissent toute la cavité utérine, de telle façon que les orifices des trompes paraissent complétement fermés.

La stérilité peut encore avoir comme causes des kystes des ligaments ronds (hydrocèle), qui, sous forme de tumeurs ovoïdes allongées, remplissent le canal inguinal tout entier, et tombent même jusque dans les lèvres de la vulve. Ces tumeurs réclament l'intervention chirurgicale.

HENNIG cite un cas où l'infécondité dûe à l'hydrocèle fut guérie par l'opération, alors qu'elle datait déjà de quatorze ans.

L'utérus lui-même, par ses altérations morbides, offre une foule de conditions étiologiques de stérilité. C'est tantôt de *l'obstacle qu'il oppose à la pénétration de l'ovule,* tantôt de l'entrave qu'il met à l'entrée dans le col du liquide spermatique par une *disposition anormale de la portion vaginale,* que naît l'inaptitude à la fécondation. De même, ses *changements de position* et les *modifications pathologiques de sa structure* empê-chent le développement ultérieur de l'ovule fécondé et arrivé dans la matrice.

L'utérus peut manquer complètement, ou, ce qui est moins rare, n'être que rudimentaire. Dans çe dernier cas, il est de structure noueuse et présente une forme conique ou bicorne; toujours, il est composé d'un assemblage dense de tissu conjonctif et de muscles.

En même temps le vagin peut faire défaut ou être figuré par un simple cul-de-sac très court; les trompes sont ou bien rudimentaires ou bien parvenues à complet développement. Le nombre de faits de cette nature, qui ont été observés, est considérable (KUSSMAUL, KLEBS, CUSCO, KLINKOSCH-HILL, CRUISE, FREUND, FURST, ENGEL, GUSSEROW, NEGA, KIWISCH, ROKITANSKY, BRAID, JACKSON, LUCAS, DUPLAY, DUPUYTREN, RENAULDIN, CRÉDÉ, SÆXINGER, etc.).

Il peut y avoir absence d'utérus et de vagin, alors que la vulve ainsi que la saillie et le système pileux du mont de Vénus sont normalement développés. ORMEROD et QUAIN ont vu des cas où des femmes, présentant tous les signes extérieurs de la puberté, étaient dépourvues d'utérus et d'ovaires.

Pour constater l'existence de la matrice et du vagin, la méthode suivante offre de grands avantages (HEWITT); on introduit dans la vessie, qui est restée pleine pour le moment de l'exploration, une sonde que l'on fixe légèrement, mais solidement. Puis on pénètre dans la rectum avec un ou deux doigts bien enduits d'un corps gras. Le doigt sentira facilement le cathéter, et cette sensation peut conduire à l'appréciation du genre des tissus interposés entre lui et l'instrument. L'utérus manque-t-il, le doigt pourra rencontrer la sonde très haut dans le bassin, il constatera l'absence, dans la

région habituelle, de la masse résistante représentant
la matrice.

Pour bien éclairer ce point, il faut avancer le plus
loin possible, tant avec le doigt qu'avec la sonde ; car
si celle-ci n'a pas dépassé l'entrée de la vessie, le doigt
qui se trouve dans le rectum la sentira bien ; mais alors
le contact se fera au-dessous de l'utérus.

De plus, il faut explorer d'abord la région médiane,
quitte à porter ses investigations sur les parties latérales, si les recherches ont été vaines. Dans certains
cas, il vaut mieux introduire dans la vessie un hystéromètre flexible, parce que la main a plus de prise sur
cet instrument et qu'il présente l'avantage de prendre
toutes les courbures exigées par les circonstances.

Le même procédé apprendra s'il existe un rudiment
de vagin, surtout si celui-ci n'est représenté que par
un cul-de-sac, par exemple, qui laisse à peine pénétrer
un cathéter ou le petit doigt. La cloison qui sépare la
sonde du doigt est-elle mince, il est permis de croire
à l'absence de ce canal. Cependant il ne faut rien affirmer qu'après avoir examiné les faits très sérieusement.

Il est évident que ces vices de développement entraînent une stérilité absolue. Très fréquemment les causes
d'infécondité ne sont reconnues pendant la vie que par
une exploration fortuite ; on ne les constate même le
plus souvent qu'à l'autopsie.

Je possède parmi mes observations celle de la femme
d'un confrère, lequel ne se doutait absolument de rien.
Cette femme a 26 ans, une taille moyenne, de l'embonpoint, les seins assez développés et les organes génitaux

externes garnis de poils. Elle dit avoir été menstruée d'une façon très régulière avant son mariage ; les règles n'auraient disparu que depuis qu'elle est mariée (4 ans), assertion évidemment mensongère. Elle vient me consulter à propos de l'aménorrhée et de la stérilité, que son mari considère comme produites par l'obésité croissante.

Voici les résultats de l'examen : le vagin permet l'introduction de deux doigts ; il a 10 centimètres de long et finit en cul-de-sac ; la muqueuse est extraordinairement lisse. Grâce à l'investigation bimanuelle, je constate l'existence d'un *utérus rudimentaire* de la grosseur d'une noisette. Pas de trace d'ovaires.

Un fait intéressant est rapporté par HEPPNER. Une paysanne finlandaise de 31 ans vient le consulter pour de la *stérilité* et de *l'aménorrhée*. Elle est mariée depuis 12 ans sans jamais avoir eu ses règles depuis cette époque. Le pubis et les grandes lèvres présentent peu de poils ; ces dernières sont flasques et peu proéminentes, les nymphes, très minces, pendent sous forme de tablier en dehors de la fente vulvaire sur une longueur d'environ un pouce ; le clitoris est peu développé. La papille uréthrale a des dimensions normales ; les lacunes qui l'environnent sont très prononcées ; le méat urinaire est représenté par une fente longitudinale dentelée.

Au-dessous de celle-ci se trouve une ouverture entourée de replis frangés qui conduit dans un cul-de-sac long de deux pouces environ et qui n'a aucun rapport avec une entrée de vagin, puisqu'on n'y voit trace ni des

caroncules myrtiformes ni de ces callosités propres
la muqueuse de l'orifice vaginal.

En revanche, la fosse naviculaire qui se trouve de
rière le frein de la vulve, très saillant dans le cas pa
ticulier, présente une dépression très accentuée. Le cu
de-sac vaginal est tapissé par une membrane muqueu:
molle et rosée ; on n'y voit ni colonnes, ni cicatrice
ni régions indurées (dans le fond).

Le toucher anal combiné avec la palpation abdom
nale, cette dernière facilitée par le relâchement de
paroi du ventre, ne fait découvrir *ni utérus, ni vagi*
ni ovaires. Et cependant l'habitus extérieur du suj
est bien celui d'un individu du sexe féminin ; les seir
sont flasques et pendants, la taille et les hanches sor
d'une femme.

TAUFFER parle d'une femme de 25 ans, mariée depu:
2 ans et demi et atteinte d'aménorrhée absolue, che
laquelle on constata une atrésie vaginale avec existenc
d'un utérus rudimentaire. Les seins étaient petits, l
pubis pauvre en tissu adipeux, mais couvert de poil:
les lèvres vulvaires et le clitoris normaux.

R. LÉVI a décrit un cas (*Gaz. med. Ital. Lombard*
1884) où il s'agit d'absence de l'utérus chez une client
de 19 ans ayant bien l'aspect d'une femme. Les m:
melles ainsi que les organes génitaux externes étaier
bien développées; le vagin était figuré par un cul-de-sa
long de 4 centimètres, permettant l'introduction d
deux doigts. A la place des ovaires, on sentait deu
corps pouvant être considérés comme tels. Manqu
complet de molimina menstruels.

HOFFMANN, en faisant l'autopsie d'une vieille femme mariée, trouva un vagin de 6 centimètres de long, se terminant en cœcum, et aux lieu et place de la matrice quelques faisceaux fibreux pyramidaux dans l'intérieur du ligament large.

LISSNER rapporte une observation où ce fut le médecin qui attira l'attention du mari sur l'absence de matrice chez sa femme.

ZIEHL vit chez une femme de 57 ans une absence complète de l'organe de la gestation ; les ovaires et les trompes existaient ; le vagin avait une profondeur d'un demi-pouce.

Une femme de 72 ans, citée par BOYD présentait un vagin long d'un demi-pouce et un rudiment d'utérus noueux, situé derrière la vessie.

Il existe, dans la littérature médicale des faits, rares il est vrai, — on en doit un à BURGGRAEVE — où malgré l'absence totale de matrice, les ovaires étaient normaux et où se produisait d'une façon périodique la maturation des follicules de GRAAF.

La stérilité est absolue encore dans les cas d'*utérus fœtal*, alors que la matrice, par suite d'un vice de développement, a gardé la conformation qu'elle avait dans la seconde moitié de la vie intra-utérine. La portion vaginale est peu saillante et l'orifice externe est réduit à une ouverture arrondie très étroite.

La cavité du col, qui est relativement long, est large et les plicatures de sa muqueuse sont normales. Le corps de l'utérus est imparfaitement développé ; il a une forme triangulaire et des parois minces ; il est moins long que le col ; sur sa surface interne apparaissent les plis de la muqueuse, qui convergent de la partie cératine vers l'orifice externe (Voir fig. 14).

Dans les cas de ce genre, la menstruation fait défaut ou est très peu abondante, et le développement des autres organes génitaux et des seins est aussi ordinairement incomplet.

Les femmes à utérus fœtal peuvent accomplir l'acte du coït, semblent aptes à toutes les fonctions sexuelles, mais demeurent nécessairement infécondes.

La stérilité est causée également par l'arrêt de développement de la matrice qui fait que celle-ci reste après la puberté, ce qu'elle a été au moment de la naissance, c'est-à-dire un *utérus infantile*.

Un signe caractéristique de cette anomalie est le développement exagéré du col qui est très long, pendant que le corps possède, en général, la forme d'un cylindre ; sa membrane muqueuse est lisse et sa tunique musculaire amincie. Le vagin peut être normal ; parfois il est rétréci et présente peu de plis.

L'*utérus infantile* est accompagné la plupart du temps — mais le fait n'est pas constant — d'un certain degré d'atrophie des organes génitaux externes, vulve, clitoris, vagin ; le mont de Vénus est moins velu ; les seins peu développés ; les règles manquent ordinairement. Dans certains cas, il y a absence d'ovaires.

L'*utérus infantile* est moins rare que ne semblent l'indiquer les chiffres de BEIGEL, qui a trouvé quatre fois cette anomalie sur 155 femmes infécondes. 200 cas de stérilité, dont j'ai pu reconnaître les causes m'ont donné 16 cas d'utérus infantile. Et ni l'habitus extérieur ni la fonction cataméniale n'offraient rien d'anormal chez ces femmes. Le toucher permettait de constater un utérus bien conformé, mais qui était resté petit et s'était arrêté dans son développement.

Madame BOIVIN, DUGÈS, LUMPE, PFAU, prétendent que la transformation de l'utérus infantile en utérus pubère se fait souvent d'une façon très lente et très tardive. De sorte que des femmes, chez lesquelles on avait reconnu un utérus infantile, commencèrent plus tard à être menstruées et devinrent même enceintes. Il semble que dans ces circonstances on ait confondu la déviation organique avec l'atrophie primitive acquise de l'utérus.

L'*utérus unicorne*, s'il n'est pas lié à d'autres vices de développement, n'est pas une cause de stérilité. Les femmes ayant un utérus unicorne, avec ou sans corne accessoire, sont réglées, conçoivent et accouchent normalement; il y a même des exemples d'accouchement gémellaire.

On a dit que l'utérus unicorne prédisposait à l'avortement : cette assertion ne se trouve pas toujours vérifiée. Si la fécondation a lieu dans la corne rudimentaire, l'amnios se rompt toujours, l'œuf tombe dans la cavité abdominale et cette rupture, qui a lieu généralement entre le troisième et le quatrième mois de la gestation, est suivie d'une hémorrhagie mortelle.

L'*utérus bicorne*, qui peut être accompagné de vagin simple ou double, n'empêche pas d'ordinaire la conception; il en est de même pour l'utérus *biloculaire* ou

cloisonné. Des femmes atteintes de ces vices de conformation ont accouché plusieurs fois, et même dejumeaux;
on cite des cas où chacune des deux moitiés de la
matrice contenait un fœtus. Cependant les naissances
sont rares dans les cas d'utérus et de vagin doubles.
Les observations les plus récentes en sont dûes à LAZA-
REWITCH, LITSCHKUS et KEZMARSKY.

Il ne faut pas confondre avec l'utérus infantile et
l'*atrophie congénitale* de l'utérus (fig. 13 et 14) l'*atrophie acquise* qui frappe tantôt tout l'organe, tantôt
une de ses parties, le corps, le col, et qui peut être un
obstacle à la fécondation, mais un obstacle passager et
curable.

Au moment de la ménopause, il survient une atrophie
physiologique de l'utérus qui coïncide avec l'extinc-
tion de l'activité sexuelle. A ce moment, la matrice se
resserre, durcit et devient plus dense; son tissu se
réduit presque exclusivement à du tissu conjonctif; la
muqueuse est plus mince, plus lâche et plus molle;
les glandes disparaissent complètement ou en partie.
La portion vaginale diminue de volume ou cesse d'exister, de sorte que le vagin, en voie de rétrécissement,
se termine en coupole, au fond de laquelle on në voit
plus qu'une ouverture, le méat utérin.

L'*atrophie primitive acquise* de l'utérus se rencontre
chez les jeunes filles débiles qui ont été atteintes,
avant l'époque de la puberté, de maladies constitutionnelles telles que la chlorose, l'anémie, etc. Chez
elles l'utérus est petit, flétri, flasque, ordinairement en
antéflexion; la portion vaginale est à peine indiquée,

la lèvre antérieure disparaît pour ainsi dire complètement dans la voûte du vagin qui est court et étroit.

Cette lésion se distingue de l'utérus fœtal et de l'utérus infantile principalement par l'absence de disproportion entre le corps de la matrice et le col, par l'existence d'une tunique musculaire plus développée et surtout par une plus grande ressemblance, quant à la forme et à l'aspect, avec l'utérus normal d'une femme pubère.

L'atrophie primitive acquise est du reste accompagnée d'autres imperfections dans les caractères exté-

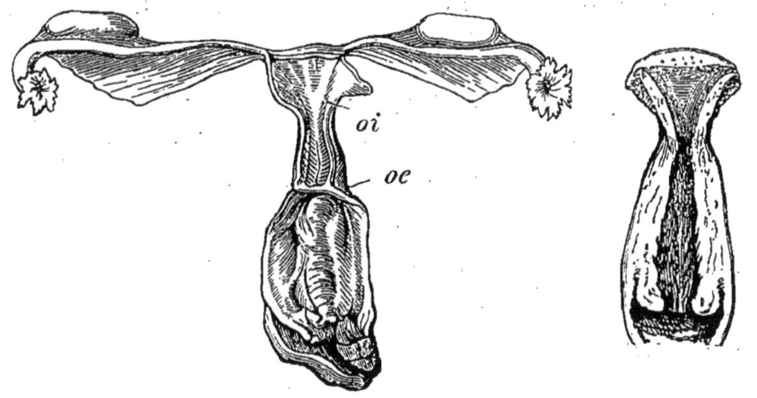

Figure 13. — Atrophie utérine acquise, d'après Virchow. Figure 14.

oi. — Orifice interne.
oe. — Orifice externe.

rieurs de la femme : les seins sont petits, le pubis peu développé ; la menstruation manque ou, quand elle existe, elle est pauvre et escortée de symptômes dysménorrhéiques très prononcés.

Dans des circonstances favorables, la tonification de l'organisme peut avoir une influence heureuse sur cette atrophie ; le développement de l'utérus reprend sa marche en avant, les règles se montrent plus copieuses et la conception devient possible.

Bien entendu, on ne peut espérer un tel résultat lorsque l'atrophie est compliquée d'antéflexion très accentuée ou d'atrophie simultanée des ovaires.

Comme cause de stérilité, nous avons encore à citer *l'atrophie puerpérale* de la matrice, qui survient à la suite d'affections puerpérales graves chez les sujets affaiblis par des états constitutionnels antérieurs, et qui est signalée par le retard que mettent les règles à revenir, malgré le sevrage de l'enfant. L'utérus dans ce cas perd sa solidité ; qu'il se raccourcisse ou qu'il garde ses dimensions, toujours ses parois s'amincissent, de telle sorte que le cathéter utérin peut être senti à travers la couche musculaire de l'abdomen (SCHRŒDER).

L'atrophie puerpérale peut guérir et permettre ainsi à nouveau la conception. P. MULLER vit une femme qui, après avoir été frappée, à la suite d'un accouchement gémellaire d'atrophie utérine très prononcée et accompagnée des symptômes subjectifs et objectifs les plus sérieux, redevint grosse un an et demi après.

Les *déplacements de l'utérus* ainsi que les *anomalies de conformation du col* sont autant d'obstacles au contact du sperme avec l'ovule, et par conséquent des causes très fréquentes, d'ailleurs, de stérilité. Cependant cette fréquence n'est pas aussi considérable que veulent bien le dire les partisans de la théorie mécanique de la conception.

Dès les temps les plus reculés, l'attention des médecins s'était portée sur les anomalies de configuration du col utérin, en tant qu'obstacles à la pénétration du sperme dans la cavité de la matrice.

Dans le livre d'HIPPOCRATE sur « la nature de la femme » (Œuvres d'HIPPOCRATE, traduites du grec par le D* Grimm, Glogau, 1838), nous trouvons les passasages suivants relatifs à cette question :

« Quand la matrice est *ouverte plus que de raison*, la menstruation est plus fréquente et plus abondante qu'il ne convient, le sang est plus visqueux et la liqueur séminale ne reste pas dans l'utérus. »

« *L'orifice utérin est-il clos*, il s'indure, les règles manquent et le sperme n'est pas admis. »

« Si *l'utérus est dans une position oblique*, le museau de tanche partage cette obliquité; le sperme ne demeure pas dans l'organe et la conception n'a pas lieu. »

« Il n'y a jamais ni menstruation ni conception dans la *distorsion* de la matrice. »

« Le *museau de tanche est-il béant outre mesure*, le flux cataménial est plus considérable, en général, plus coloré, plus aqueux, et dure plus longtemps. Le liquide spermatique ne pénètre pas dans la cavité cervicale, donc n'y séjourne pas, mais s'écoule. »

La configuration normale du col de l'utérus est celle (fig. 15) d'un ellipsoïde aplati, perforé suivant son axe longitudinal. Ses parois ont leur plus grande étroitesse au niveau de l'orifice interne et vont en s'élargissant vers la partie moyenne; pour se resserrer à niveau vers l'orifice externe ; elles figurent par conséquent un fuseau. Le museau de tanche présente normalement une

fente transversale qui a d'autant plus de tendance à
s'arrondir qu'elle est plus petite et que ses deux bords
sont plus distants l'un de l'autre. Dans le jeune âge,
l'ouverture a ordinairement un aspect rayonné en raison
des rides de ses lèvres; plus tard, elle s'arrondit et
devient plus large. Pendant la puberté, elle est et reste
transversale pour reprendre une forme ronde après
l'âge critique, ses lèvres s'éloignant l'une de l'autre.

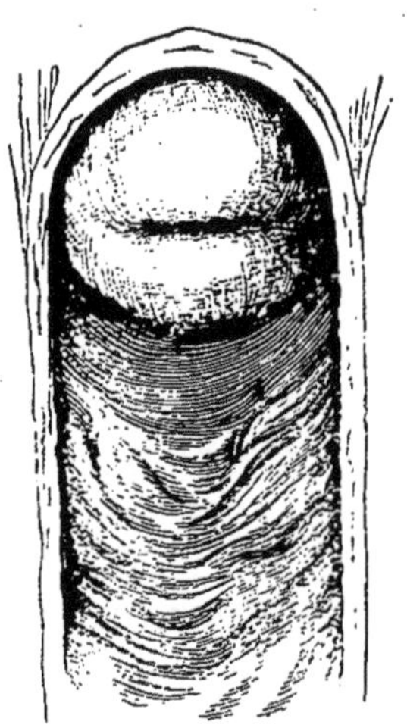

Figure 15. — Configuration normale
de la portion vaginale du col.

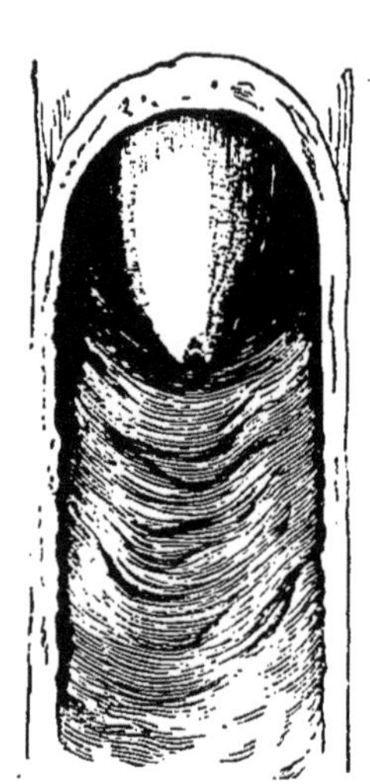

Figure 16. — Portion vaginale d'un
col utérin affectant la forme
conoïde.

Quant aux différences dans la dimension et la forme
de la portion vaginale, on peut dire en général que, le
vagin s'insérant plus bas en avant qu'en arrière, la lèvre antérieure paraît plus courte que la postérieure,
alors qu'en réalité elle est plus longue. Elle a en moyenne un demi à un centimètre chez la jeune fille,

tandis que la postérieure, toujours pour la même raison mesure un centimètre et demi et plus. Leur situation réciproque est telle que le plan inférieur du museau de tanche regarde en arrière, grâce à l'inclinaison de l'utérus et à la longueur absolue plus considérable de la lèvre antérieure.

L'axe de la portion vaginale forme avec celui du vagin un angle droit. Quant au canal cervical, qui a le plus souvent une direction un peu en S, sa longueur est en moyenne de 3 centimètres pour l'utérus de la jeune fille (LOTT).

Comme *type* de la configuration du col et du museau de tanche, SIMS indique les caractères suivants : « La portion vaginale ne doit pas mesurer plus de 1/4 ou 1/5 de la longueur totale, c'est-à-dire 1/3 ou 1/4 de pouce à la partie antérieure et une fraction au plus à la partie postérieure. Le canal cervical doit être rectiligne ou incurvé en avant ; enfin il faut que l'axe utérin forme avec celui du vagin un angle droit et que l'organe ne soit ni en antéversion ni en rétroversion sensibles ».

SIMS prétend que toute femme dont l'utérus est dans cette situation concevra dans l'intervalle des trois ou quatre mois qui suivront le premier coït ; il ajoute cependant prudemment qu'il faut que tout le reste soit à l'état normal.

C'est le col de la matrice qui remplit le rôle le plus important dans la conception, c'est lui qui fournit aux spermatozoïdes le libre passage pour pénétrer dans l'utérus. En tenant compte des phénomènes qui se passent pendant le coït et la fécondation, surtout en nous rap-

pellant qu'à l'état normal l'espace limité par le museau
de tanche et le segment supérieur des parois vaginales retient une partie des spermatozoaires et les pousse
vers l'orifice du col, nous ne serons pas loin d'admettre
qu'une *configuration et une position défavorable*
de la portion vaginale, qu'une *sténose cervicale*, que
les déplacements utérins, en général, deviennent des

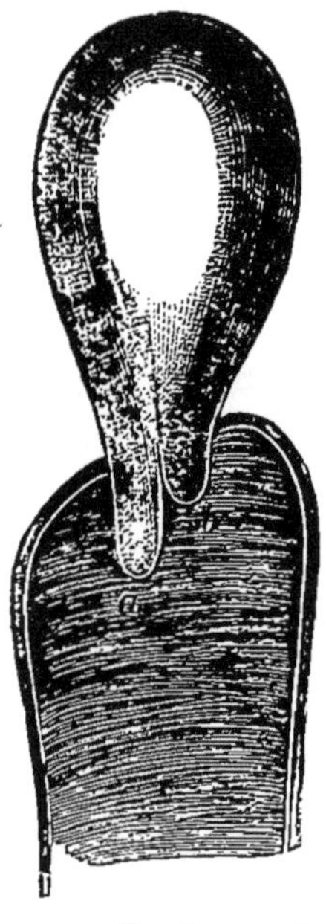

FIGURE 17. — Portion vaginale du
col en forme de tablier.

a.—Lèvre antérieure de beaucoup
la plus longue.

b.—Lèvre postérieure plus courte.

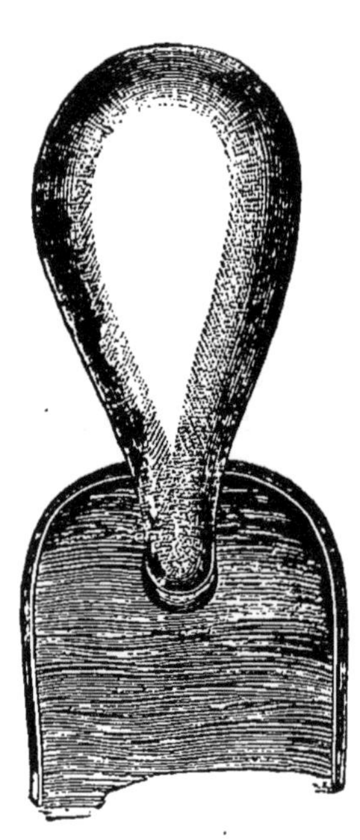

FIGURE 18. — Portion vaginale du
col en forme de bec, vue en arrière.

obstacles mécaniques à la conception. Et en effet, cette
hypothèse se trouve justifiée dans l'allongement *coni-*
que de la portion vaginale (fig. 16), l'hypertrophie en

forme de tablier de bec de la lèvre antérieure du col (figures 17 et 18), l'incurvation récurrente de ce dernier, la sténose et l'oblitération des orifices externe ou interne. Toutefois, il n'est pas une de ces différentes lésions, quelque prononcées qu'elles fussent, à part l'oblitération complète du canal cervical, qui n'ait pu à un moment donné et dans des cas exceptionnels empêcher la conception.

L'anomalie la plus fréquente, le col conique consiste dans l'allongement en forme de cone de la portion vaginale, allongement compliqué le plus souvent de rétrécissement de l'orifice externe.

D'après Sims, le col conique est 8 fois sur cent la cause de la stérilité. La forme conique indurée du col est, nous le répétons, presque toujours accompagnée de sténose du museau du tanche.

Configuration à part, si la proéminence du col dans le vagin mesure un demi-pouce, la stérilité est probable ; et si la saillie dépasse un pouce, elle est à peu près certaine ; elle est inévitable si cette saillie atteint 1 1/2 ou 2 pouces.

Par contre, la brièveté congénitale de la portion vaginale est une circonstance défavorable pour la conception: Cette portion n'apparait plus dans ce cas, que comme un cone très court, qui sort du segment supérieur de la paroi antérieure du vagin, et forme des culs-de-sac, l'un en arrière très profond, l'autre en avant à peine marqué.

Cette influence fâcheuse ne serait-elle pas dûe à ce que, grâce à cette difformité, le sperme lancé dans la voûte vaginale postérieure, s'écoule le long de la paroi postérieure, sans entrer en contact avec la portion vaginale trop courte.

Comme condition étiologique fréquente d'infécondité, BEIGEL cite la configuration en tablier de la portion vaginale. Cette configuration consiste en un allon-

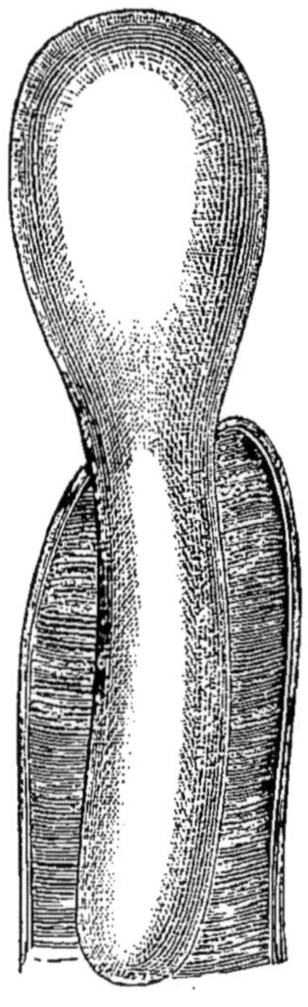

Fig. 19. — Hypertrophie de la portion vaginale faisant saillie au dehors de la vulve.

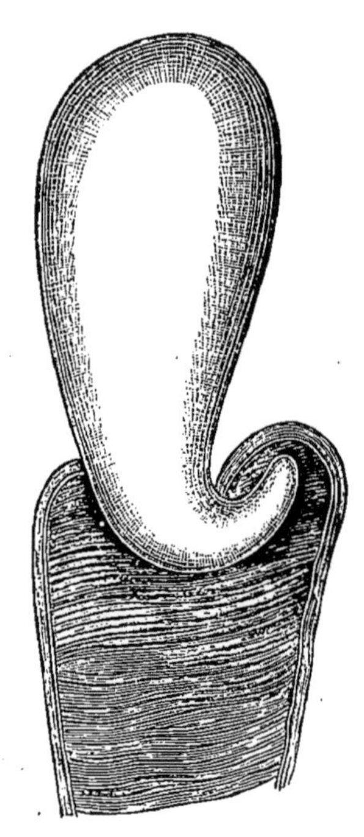

Figure 20. — Incurvation ayant suivi l'allongement du col utérin.

gement soit congénital, soit acquis (hypertrophie ou autres affections) d'une des lèvres du col, qui arrive à dépasser l'autre de beaucoup en longueur (fig. 17).

Le processus hypertrophique peut faire subir à la

portion vaginale les modifications de forme les plus diverses. Celle-ci peut augmenter de volume dans sa totalité, faire saillie dans le vagin sous la forme d'une sphère dure et épaisse et par conséquent opposer de grandes difficultés à la pénétration du sperme. Ou bien le *col allongé* et aminci peut s'incurver complètement, et empêcher l'entrée du sperme d'une façon absolue (fig. 19 et 20).

Les changements de configuration dûs à l'hypertrophie sont le plus souvent des causes de stérilité acquise; car l'hypertrophie n'est presque jamais congénitale; elle se produit rarement chez les jeunes filles et ne se montre généralement que chez les femmes qui ont eu des accouchements suivis d'affections de l'utérus.

Une cause très importante de stérilité est la terminaison en boutoir de la portion vaginale. Celle-ci, très mince au point d'insertion de la voûte vaginale, s'épaissit au fur et à mesure qu'elle descend dans le vagin et ressemble ainsi au boutoir d'un sanglier. Cette difformité est due ordinairement à l'hypertrophie diffuse du tissu conjonctif cervical. consécutivement à une endométrite cervicale chronique.

Pajot a attiré spécialement l'attention sur les difficultés que les déviations du col opposent à la pénétration du sperme.

Dans ces cas, l'axe de l'orifice du gland ne correspond plus à celui de l'orifice du museau de tanche, mais se porte vers un cul-de-sac vaginal, formé en cas de rétroversion, d'antéversion et de latéroversion, respectivement par les voûtes postérieure et antérieure et la voûte latérale opposée à la direction du col.

L'absence complète de portion vaginale est un obstacle surmontable, il est vrai, à la conception, en ce sens que la partie de l'utérus qui doit plonger dans le réceptacle séminal fait défaut.

L'importance, pour la fécondation, du contact suffisant de l'orifice externe de la portion vaginale avec le sperme éjaculé au moment du coït me paraît démontrée par la *grande fécondité* des femmes de petite taille mariées à des hommes de stature moyenne. Le fait est frappant : les femmes de moyenne taille, placées dans les mêmes conditions sont bien moins fécondes. Le facteur favorable est ici à mon avis le rapprochement plus étroit du gland et de la portion vaginale.

J'ai entendu maintes fois des maris, qui avaient de petites femmes, *se plaindre* qu'un coït unique suffisait pour la fécondation. Et ces femmes m'ont raconté bien des fois aussi qu'elles avaient enfanté, 10, 12 et 16 fois. Dans un cas que j'ai observé, la femme conçut 23 fois et accoucha de 19 enfants bien conformés.

La conception au contraire est bien moins facile chez les femmes qui ont un vagin très long et chez lesquelles la portion vaginale est située très haut.

La sténose cervicale a une importance extrême au point de vue de la stérilité (1). Elle peut être congénitale, et dans ce cas, frappe ordinairement le col tout entier ; ou elle est acquise et survient, après des phlegmasies de la muqueuse, par la soudure des parois

(1) Voyez Pajot. *De l'étroitesse des orifices utérins dans ses rapports avec la dysménorrhée et la stérilité.* G. Steinheil, éditeur.

consécutives à la rupture des follicules tuméfiés à la suite de traumatismes au moment de l'accouchement, d'inflammations puerpérales, d'ulcérations syphilitiques, de réunion des surfaces cruentées après intervention opératoire, de processus cicatriciels divers.

L'atrésie congénitale de l'utérus est ordinairement compliquée d'anomalies de développement d'autres organes sexuels. Elle peut être dûe à ce que la muqueuse qui tapisse la portion vaginale passe sans interruption d'une lèvre à l'autre; parfois le col tout entier est imperforé et la portion vaginale imparfaitement développée.

Les *oblitérations acquises* frappent soit l'orifice externe, soit l'orifice interne, et en même temps un segment limitrophe du col plus ou moins considérable. Dans la gangrène puerpérale étendue, le vagin peut prendre part au travail de soudure (atrésie utéro-vaginale).

Dans les cas d'utérus hyperplastique chez les jeunes filles, la sténose de l'orifice externe est produite par une tuméfaction générale des tissus. Cette tuméfaction atteignant la portion vaginale rétrécit la petite ouverture arrondie ou la ferme même complètement. Il ne se produit pas là une véritable soudure, mais un effacement de la lumière cervicale par la prolifération épithéliale qui ne laisse qu'un cul de sac à la partie supérieure. Ce phénomène a lieu surtout quand la portion vaginale est en prolapsus ; il a été désigné sous le nom de soudure épithéliale du museau de tanche. (KLEBS).

Enfin le rétrécissement cervical peut être amené par

des tumeurs ou par les versions et flexions de la matrice dont nous parlerons plus loin.

Plus ce rétrécissement est accentué et plus l'ouverture d'entrée du canal cervical est étroite, plus les millions de spermatozoaires qui arrivent à l'orifice utérin trouveront de difficultés a s'y introduire et à pénétrer, réduits à un millier, dans les trompes de Fallope; plus aussi il y aura d'obstacles à la rencontre du liquide séminal avec l'ovule et d'entraves à la conception. Les effets nuisibles de la sténose cervicale sont encore augmentés par la coïncidence d'un allongement conique du col, dû également, sans doute, à une rétraction inflammatoire et à une version ou flexion de l'utérus.

Il n'est pas aisé de préciser le moment où commence *la stricture* pathologique de l'orifice du museau de tanche. Le doute sera toujours permis en dehors des cas de sténose extrême. Le diagnostic du rétrécissement congénital est facile, car alors l'orifice externe est toujours d'une étroitesse extraordinaire ; il n'est représenté parfois que par une petite dépression de la grosseur d'une tête d'épingle qui laisse à peine pénétrer un fil métallique très fin et qui continue à offrir cette résistance jusqu'au niveau de l'orifice interne.

Quant aux rétrécissements acquis de degré moyen, le diagnostic est souvent difficile. La mensuration exacte devient impossible, vu les petites dimensions et la dilatabilité des parties molles qui forment l'ouverture.

Un museau de tanche qu'il est difficile d'atteindre avec le doigt, sur lequel la sonde, maniée par une main habile, glisse d'un façon répétée et dans lequel elle ne pénètre enfin qu'à l'aide d'une poussée un peu forte, est toujours, comme le fait remarquer OLSHAUSEN, un museau de tanche pathologique.

L'orifice d'un col de vierge n'oppose aucune résistance à un hystéromètre muni d'un bouton de 3 à 4 millimètres. Il arrive cependant quelquefois que, malgré cette facilité de pénétration, l'ouverture paraît anormalement petite au doigt investigateur. Si, dans ce cas, il existe en même temps que de la stérilité une dysménorrhée franchement mécanique, OLSHAUSEN considère comme rationnel d'admettre une sténose pathologique de l'orifice et d'agir en conséquence.

Selon WINCKEL, la sténose des orifices externe ou interne ne produit la stérilité que si elle est la conséquence d'une inflammation folliculaire de la muqueuse cervicale; dans ces conditions, en effet, l'orifice rétréci par de nombreux kystes de rétention, devient une barrière infranchissable pour la sécrétion visqueuse des follicules encore béants. La rétention de cette sécrétion hypertrophie de plus en plus le col de la matrice et peut opposer un obstacle insurmontable aux spermatozoïdes.

Au contraire, s'il n'y a pas de catarrhe, les sécrétions utérines s'écoulent aisément, et le liquide séminal arrive facilement dans la cavité de la matrice qu'il traverse.

L'influence étiologique des sténoses cervicales sur la stérilité a été constatée chez les juments et les vaches par les éleveurs comme ANDRÉ, BŒHM, BOULEY, COLLIN,

Fuchs, etc. Les Arabes traitent la stérilité des juments *boutonnées* par la dilatation du col utérin rétréci, soit avec la main, soit avec un instrument résistant, cette dilatation donne très fréquemment des résultats favorables. Il n'est pas rare de voir les paysans du Tyrol obtenir les mêmes succès chez les vaches infécondes, dont ils dilatent artificiellement le museau de tanche par des incisions.

La tuméfaction folliculaire qui résulte du catarrhe de la muqueuse du col et du corps de l'utérus, produit des effets semblables aux rétrécissements du col. Cette tuméfaction amène en quelque sorte la *pédiculisation* de cette muqueuse et forme un polype cervico-utérin capable de remplir le canal cervical tout entier et de le rendre impénétrable.

Ces catarrhes cervicaux chroniques amènent aisément le rétrécissement du col de l'utérus et, par conséquent, la stérilité. Le gonflement et l'hypersécrétion de la muqueuse empêchent l'introduction du sperme d'autant plus facilement, que les plis palmés antérieur et postérieur font normalement déjà une saillie assez considérable ; dans le catarrhe, il arrive qu'ils se chevauchent l'un l'autre, de façon à boucher complètement la lumière du canal. La stagnation et l'épaississement des sécrétions auxquelles la sténose cicatricielle de l'orifice externe a enlevé leur voie d'écoulement, ne font qu'apporter un nouvel obstacle à l'entrée du liquide spermatique dans l'utérus.

Enfin la conception se trouve encore entravée par la production d'une flexion du corps de l'utérus que ces sortes de catarrhes chroniques dilatent et rendent flasque.

C'est de là que vient la stérilité presque générale des femmes qui, étant jeunes filles, ont souffert un certain temps de catarrhe du col : chez elles, la menstruation est profuse ; plus tard, lorsque les ulcérations ont existé quelque temps, il survient des rétrécissements de l'orifice externe, et, comme conséquence inévitable, une rétention des sécrétions des glandes cervicales, sécrétions déjà visqueuses et peu fluides par elles-mêmes.

Cette rétention produit la dilatation du col d'abord, et de la cavité du corps ensuite. A ce moment l'utérus tout entier paraît augmenté dans ses dimensions ; il ressemble à un ballon à parois minces et flasques, d'où sont expulsées de temps en temps quelques mucosités. Un utérus de ce genre est incapable de résister à la pression des intestins, aussi fuit-il d'ordinaire devant eux et se réfugie-t-il dans le cul-de-sac de Douglas.

La rétroflexion est donc généralement une affection secondaire, consécutive au catarrhe du col utérin (HIL-DEBRAND). Quelquefois c'est la viscosité seule du mucus qui, dans cette dernière maladie, défend au sperme l'entrée de la matrice. B. SCHULTZE rapporte le cas d'une femme, sans enfant depuis 13 ans, chez laquelle l'enlèvement du mucus cervical fut suivi de grossesse.

L'importance du catarrhe chronique du col dans l'étiologie de la stérilité explique comment, dans un grand nombre de cas, on accuse le mari d'être la cause de l'infécondité, parce que, en possession encore au moment du mariage de restes peu apparents et presque insignifiants de blennorrhée, il communique le virus à sa femme. Le catarrhe ainsi provoqué, *le catarrhe blennorrhagique*, a, comme on sait, une tendance toute spéciale à devenir chronique, à engendrer tous les états pathologiques secondaires précités, et à entraver ainsi la conception.

Les femmes infectées par le contage blennorrhagique deviennent fréquemment stériles. Cela tient, d'une part, au catarrhe cervical qui empêche l'arrivée des zoospermes dans l'utérus ; d'autre part, aux phénomènes inflammatoires qui accompagnent si souvent l'infection gonorrhéique et qui atteignent le péritoine et les tissus péri et paramétriques. En outre, les altérations que le catarrhe fait subir aux trompes de Fallope (salpyngite, hydropisie de la trompe, pyosalpinx) et qui mettent obstacle au contact de l'ovule avec le sperme, les modifications pathologiques des parois et du canal tubaires peuvent amener des troubles mécaniques dans l'acte de la conception.

Les jeunes femmes qui ont été épousées par des maris incomplètement guéris de leur chaudepisse, et qui sont atteintes peu après le mariage de catarrhe du col, avec cette sécrétion verdâtre si suspecte et ressemblant si bien au pus blennorrhagique initial de l'homme, demeurent souvent stériles pendant longtemps, grâce à l'inflammation blennorrhagique des muqueuses cervicale, utérine et tubaire.

Pour savoir si l'on a affaire à une affection blennorrhagique, il faut tenir compte des signes fournis par l'examen de la vulve, de l'urèthre et du vagin ; il faut surtout rechercher avec le microscope si le pus contient des microbes propres à la gonorrhée (ne pas se seivir, pour la recherche des gonococcus, de sécrétions vaginales) (1). Ce n'est que la découverte de diplococcus dans l'intérieur des globules de pus qui permettra de poser le diagnostic de catarrhe virulent.

Dans le plus grand nombre des cas, il est très difficile, pour ne pas dire impossible, d'établir le fait de l'infection de la femme ; il se peut donc que la blennorrhagie soit une cause de stérilité plus commune encore qu'on ne le pense.

E. Noeggerath a fait ressortir surtout l'influence sur la fécondité de la femme de la « gonorrhée latente » et — l'a exagérée. Posant en principe que 90 o/o des femmes stériles sont mariées à des hommes ayant eu la blennorrhagie avant ou pendant la vie commune, il prétend que la stérilité chez ces femmes est produite par l'infection maritale, par la gonorrhée latente. Si cette hypothèse était fondée, la stérilité serait bien plus fréquente qu'elle ne l'est en réalité. Noeggerath a choisi l'expression de gonorrhée latente, parce que la malade est infectée pas à pas, petit à petit, sans qu'il survienne de symptômes immédiats et certains, et parce que chez la femme la maladie ne s'éteint pas, mais demeure latente. La ménopause seule amènerait la guérison de cette affection, qui, d'après le même auteur, apparaîtrait sous quatre formes différentes : périmétrite aiguë, périmétrite à rechute, périmétrite chronique et ovarite,

(1) Voir : *Le microbe du pus blennorrhagique*, par le Dʳ F. Weiss (Nancy, 1880).

toutes quatre accompagnées inévitablement de catarrhe de la muqueuse des organes génitaux.

Noeggerath démontre les effets nocifs de la gonorrhée latente sur la fécondité à l'aide des chiffres suivants : sur 66 malades, il y en eut 20 qui devinrent enceintes et, parmi elles, 7 qui avortèrent; 10 d'entre les 13 autres n'eurent qu'un seul enfant; les 3 dernières eurent l'une 2, l'autre 4 et la troisième 6 enfants.

Tout récemment, Saenger a prétendu à nouveau que 1/9 des cas qui sont traités par les gynécologistes sont d'origine blennorrhagique. Il est même d'avis que la blennorrhagie, avec son cortège de conséquences, est plus pernicieuse et plus dangereuse pour la femme que la syphilis.

E. Martin se base sur sa longue expérience pour affirmer que les inflammations qui conduisent à la sténose du museau de tanche et du canal cervical sont, chez la plupart des jeunes femmes, la conséquence de l'existence chez le mari *d'un reste de blennorrhagie infectieuse*. Il lui paraît, de plus, possible que l'irritation mécanique prolongée, par exemple la masturbation intravaginale, donne naissance en certaines circonstances à une phlegmasie occasionnant le rétrécissement.

Mais ceux-là vont certainement trop loin qui, comme Sims, considèrent la *dysménorrhée* comme un symptôme de rétrécissement du col et une cause de stérilité. Leur assertion a été victorieusement combattue par Schultze qui lui a opposé les résultats de ses travaux anatomiques.

La *dysménorrhée* n'indique pas nécessairement une sténose du canal cervical telle que la conception se trouve entravée ; et l'opinion de Sims, pour qui cette affection est, dans une proportion énorme, le signe d'un obstacle mécanique à la fécondation, n'est pas confirmée par l'expérience.

Il y a beaucoup de femmes dysménorrhéiques qui conçoivent, quoique plus tard peut-être que celles dont la menstruation est normale et non douloureuse. Et, en effet, la dysménorrhée ne dépend pas de la sténose seule du canal cervical, mais aussi d'autres états pathologiques très variés. Les anomalies de l'appareil sexuel qui produisent la dysménorrhée *ne sont pas* la plupart du temps des obstacles définitifs à la conception ; et par contre, il peut parfaitement y avoir un rétrécissement du col, sans qu'il survienne des accidents dysménorrhéiques.

Pour savoir si oui ou non Sims est dans l'erreur quand il affirme la dépendance réciproque de la dysménorrhée et de la stérilité, Kehrer chercha à se rendre compte des conditions dans lesquelles se faisait la menstruation chez les mêmes femmes avant et après le mariage, selon leur plus ou moins grande fécondité.

Il résulte de ces recherches que chez les femmes stériles, la *dysménorrhée* antématrimoniale est de bien peu plus sensible que chez les femmes ayant eu des enfants. Il ne faut donc pas considérer comme obstacles à la conception les modifications des organes génitaux qui créent la dysménorrhée.

La conception est-elle retardée par ces modifications ? La statistique de KEHRER répond à cette question. Elle nous apprend que 82,5 o/o des femmes à menstruation normale, aussi bien que des dysménorrhéiques, accouchent 240 à 500 jours après le jour du mariage, et que les premiers accouchements un peu retardés se répartissaient inégalement entre les deux catégories.

En opposition avec les auteurs allemands, les accoucheurs anglais considèrent la dysménorrhée, et spéciacialement sa *forme spasmodique*, comme étant en connexion étiologique intime avec la stérilité.

Ils admettent que les contractions utérines, qui par leur intensité provoquent des douleurs violentes et ressemblant à celles de la parturition, peuvent se produire même pendant la cohabitation. Ces spasmes utérins si douloureux empêchent le sperme de pénétrer dans le canal cervical, ou, s'il y a pénétré, le chassent à nouveau hors de ce conduit. Cette dysménorrhée spasmodique est encore désignée sous le nom de *mécanique* ou *obstructive*, pour bien indiquer que les contractions convulsives provoquent l'expulsion du liquide menstruel accumulé dans la cavité de la matrice. Et cependant DUNCAN est obligé d'avouer qu'on ne peut démontrer l'existence ni de l'obstruction mécanique, ni de l'accumulatien des menstrues, ni de la dilatation de la cavité utérine.

DUNCAN va jusqu'à affirmer qu'il n'est pas de désordre local, effectif ou supposé, qui ait autant d'importance au point de vue de la stérilité, que la dysménorrhée spasmodique. Il se base pour lui attribuer cette importance sur sa coïncidence fréquente avec la stérilité, sur la relation probable qui existe entre la névrose dysménorrhéique et l'écoulement du liquide séminal, sur l'altération de l'instinct et de l'appétit sexuels, et les autres désordres de l'organisme génital au moment du coït. D'après lui la guérison de la dysménorrhée serait un grand pas vers la guérison de la stérilité.

Parmi 332 femmes mariées il en a trouvé 159, c'est-à-dire presque la moitié, souffrant de dysménorrhée spasmodique.

Afin de s'assurer si réellement la sténose des orifices interne et externe occasionne des accidents dysménorrhéiques BURTON a examiné (*British med. journ.* 1884) six femmes à l'époque des règles et au moment de la plus grande acuité de la douleur. Il n'a pas trouvé trace de rétrécissement. Il a constaté que l'augmentation dans l'abondance du flux sanguin amenait le redressement de l'utérus en faisant disparaître toute flexion, et que la sonde pénétrait toujours très facilement dans l'intérieur de la matrice.

Pour répondre à l'importance exagérée que l'on a attribuée à la dysménorrhée comme cause de la stérilité, nous ferons ressortir que nous avons observé maintes fois des accidents dysménorrhéiques même spasmodiques, chez des femmes qui ont eu de nombreux enfants, que nous n'avons jamais trouvé cette rigidité du col que DUNCAN considère comme d'un si grand poids, et que l'introduction du cathéter n'a jamais été difficile ni douloureuse.

Il n'est pas rare de voir la conception compromise par l'ectropion des lèvres de la portion vaginale, eç–

tropion produit par des déchirures latérales profondes
du col. Non seulement l'état béant du canal cervical
qui est dû à des déchirures anciennes de l'organe et
aux cicatrices consécutives, prédispose à divers phénomènes d'irritation tels que blennorrhées, blennorrha-
gies, altération cystique de la muqueuse, qui tous
peuvent provoquer la stérilité, mais l'ectropion est
encore un obstacle *mécanique* à la fécondation en ce
qu'il empêche la formation du receptaculum senunis

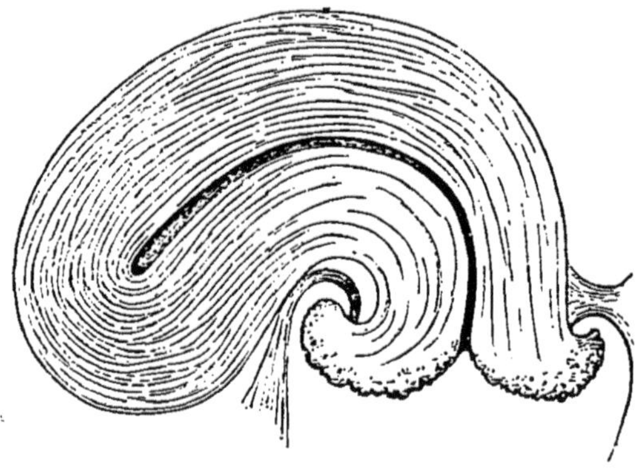

Figure 21. — Ectropion dans un cas de lacération bilatérale du col.
D'après A. MARTIN.

et la pénétration dans le col, du liquide spermatique
(fig. 21).

Nous avons insisté au début sur le rôle que joue
le système musculaire cervical dans l'acte de la
conception : c'est précisément l'accomplissement
de cette fonction qu'entrave la déchirure du col.
Les glandes cervicales elles-mêmes souffrent dans
l'ectropion, et leur fonction, qui consiste à favoriser
l'entrée du sperme dans l'utérus, subit une influence

fâcheuse. On rencontre très fréquemment des lacéra_
tions profondes du col chez des femmes qui ont accouché une ou deux fois et sont ensuite demeurées stériles
pendant longtemps. BREISKY, SPIEGELBERG et SCHULTZE
ont, dans ces cas, tenté la réunion et ont vu survenir la
grossesse peu de temps après leur intervention.

Il est peut être exagéré de considérer les déviations
utérines comme une cause *très fréquente* d'obstacles
mécaniques à la conception et par conséquent de stérilité. Assurément, il est hors de doute que chez les
femmes infécondes, on trouve fort souvent des déplacements de l'utérus ; chez les femmes stériles la proportion de matrices en flexion pathologique est bien plus
grande que celles des matrices de forme et de position
normales. Mais, malgré tout, leur présence ne peut
faire conclure à l'existence d'obstacles mécaniques à
la fécondation.

Il n'y a que rarement connexion étiologique entre la
stérilité mécanique et les anomalies de position de l'utérus ; presque toujours la culpabilité incombe à des états
pathologiques du parenchyme utérin et à des restes
d'exsudats périmétriques, qui sont ou la cause ou l'effet
de ces déplacements. La preuve que nous sommes dans
le vrai, est que nous observons maintes fois des femmes atteintes de déviations de la matrice, chez lesquelles
la fécondation se fait quand même, mais après que tout
autre obstacle à la conception a été éloigné.

Est-il rien de plus difficile que de dire si l'imprégnation a été empêchée ou bien par l'antéflexion pathologique ou bien par la paramétrite postérieure qui l'a

précédée ou bien encore par la métrite et l'endométrite qui l'accompagnent? Comment décider si la rétroflexion n'est qu'une entrave mécanique à la conception, ou si la stérilité n'est pas plutôt occasionnée par la périmétrite et l'ovarite concomitantes?

Il ne faut cependant pas tomber dans l'excès contraire et nier l'influence étiologique fâcheuse, au point de vue *mécanique*, qu'exercent sur la fécondité les divers déplacements utérins. Il est des cas où l'on est bien obligé d'admettre que c'est le déplacement de l'orifice externe, dû à la flexion, qui empêche la sortie du sang et la pénétration du sperme. Et cela n'est pas vrai seulement pour la flexion à angle aigu qui coïncide souvent avec la sténose infantile du canal et de l'un des orifices du col, mais encore pour les degrés plus avancés de cette anomalie, où l'on trouve favorisé par le catarrhe concomitant une coarctation absolue de l'orifice externe. Dans ce cas, c'est la combinaison de la déviation utérine avec la sténose cervicale qui est le véritable obstacle à la conception.

Lorsque l'orifice externe du col est suffisamment béant, les flexions antérieures, postérieures et latérales de la matrice empêchent moins souvent la conception, parce que la contraction des faisceaux musculaires des divers ligaments de la matrice donne au méat utérin la direction nécessaire.

L'ouverture du museau de tanche est-elle au contraire extraordinairement petite, l'imprégnation est plus difficile; et elle est pour ainsi dire impossible lorsque l'un ou l'autre de ces ligaments est immobilisé par des rétractions exsudatives.

Les *versions utérines*, anté-rétro-latéro-versions, ont des effets bien plus nuisibles sur la fécondation que les flexions, parce qu'elles impliquent toujours une ectopie de l'organe tout entier, et par conséquent le déplacement de la portion vaginale en un sens absolument contraire à celui du corps.

Dans ces circonstances, l'axe du membre viril ne se confondra plus avec celui de l'orifice du col, comme cela doit être à l'état normal, mais se dirigera dans un des culs-de-sac vaginaux, le cul-de-sac postérieur dans la rétroversion, l'antérieur dans l'antéversion, le gauche pour la version latérale gauche et enfin le droit pour la version latérale droite. Les déviations sont-elles très prononcées, il peut arriver que la voûte vaginale ferme l'orifice externe comme une soupape, d'un côté ou de l'autre, d'une façon complète, et mette ainsi obstacle à la fécondation (BEIGEL) (1).

SCANZONI a fait ressortir la fréquence de la stérilité dans les cas de métrite chronique compliquée d'antéversion. Sur 59 femmes stériles atteintes de métrite chronique, il a trouvé de l'antéversion plus ou moins prononcée dans 34 cas; aussi prétend-il que la combinaison des deux affections joue un rôle très considérable dans la genèse de la stérilité.

Celle-ci est fréquente surtout dans l'antéversion, lorsque cette dernière coïncide avec un rétrécissement, si minime qu'il soit, de l'orifice cervical. Cette coïnci-

(1) Consultez PAJOT : *Des fausses routes vaginales.*

dence constitue une condition des plus défavorables pour l'arrivée du sperme dans l'utérus.

Les difficultés d'imprégnation sont moindres avec les flexions qu'avec les versions parce que les rapports entre la portion vaginale et le vagin peuvent malgré la flexion demeurer normaux.

Cependant, parvenue à un certain degré, la flexion peut susciter des obstacles à la progression du liquide séminal en un point quelconque du canal cervico-utérin, et provoquer également des inflammations para et périmétriques.

Malgré cela, les flexions amènent la stérilité moins souvent qu'on ne le croyait jadis, alors qu'on partait de ce principe qu'elles occasionnent des rétrécissements de l'orifice externe qui s'opposent à l'écoulement du sang et à la pénétration des spermatozoaires.

Il est certain que la flexion infantile à angle aigu coïncide fréquemment avec la sténose infantile du conduit cervical ou de l'un des orifices, et que portée à un haut degré, la flexion accompagnée de catarrhe favorise la production d'une coarctation ou d'une oblitération de l'orifice externe ; mais SCHULTZE fait remarquer avec raison qu'on a souvent établi le diagnostic de sténose dans le cas d'utérus pubère en flexion alors que tout se réduisait à une certaine difficulté dans le passage de l'hystéromètre à travers la région infléchie. Nous ne voulons pas soutenir par là, cependant, que les matrices en flexion pathologique ne soient pas moins aptes à être fécondées que les utérus de conformation normale.

La simultanéité si fréquente de la stérilité et de l'antéflexion (fig. 22) est motivée par la coexistence de la
métrite et de l'endométrite avec la paramétrite postérieure, cause elle-même de l'antéflexion. Fritsch explique ainsi la moins grande aptitude à la conception des
femmes atteintes d'antéflexion utérine : « Le vagin,
chez elles, est très long ; la portion vaginale a une
mauvaise conformation, le sperme éjaculé est expulsé
immédiatement du vagin rétréci, sans jamais être par-
venu peut-être dans la région du col. »

Il ajoute : « On rencontre très fréquemment l'antéflexion de l'utérus et la sensibilité de la portion vaginale unies à la dysménorrhée et à la stérilité. » Il
attribue enfin, dans les cas d'antéflexion une grande
valeur étiologique à l'hypersécrétion de la muqueuse
utérine. Comme le rétrécissement de l'orifice externe
empêche l'expulsion du mucus, celui-ci s'épaissit, recouvre la muqueuse d'un vernis presque solide, et les
spermatozoïdes auront beau pénétrer dans l'utérus,
c'est l'implantation de l'œuf qui offrira les plus grandes
difficultés.

Malgré l'excessive fréquence de la stérilité dans l'antéflexion, Schrœder a vu des cas de flexion très accentuée où la conception eut lieu immédiatement après le
mariage. L'antéflexion n'est donc pas une cause absolue d'infécondité, mais elle rend la conception plus
difficile ; cela est si vrai que, pour un même degré
d'antéflexion, tantôt il y a fécondation rapide et précoce
et tantôt il y a permanence de stérilité.

L'on trouve parfois chez les femmes stériles l'anté-

flexion combinée à l'allongement sus-vaginal du col ;
ces deux lésions semblent être la conséquence de l'affection catarrhale de la muqueuse de l'utérus.

La *rétroflexion* (fig. 23), dans les premières années de
son existence, n'oppose généralement point d'obstacles
à la conception. Bien des femmes atteintes de rétroflexion

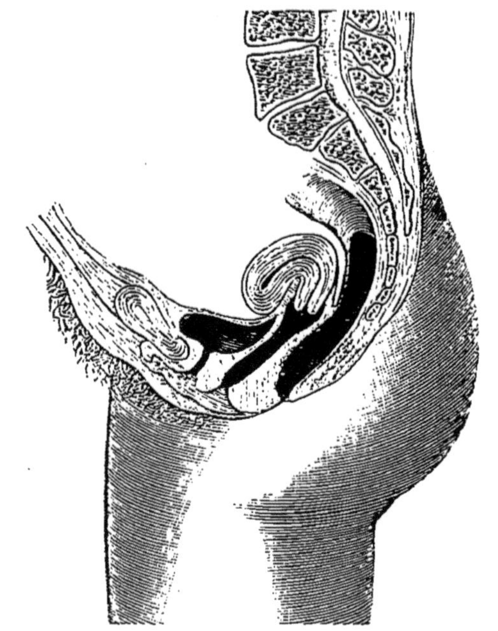

Figure 22. — Antéflexion utérine, d'après A. MARTIN.

deviennent grosses et avortent même plusieurs fois la
même année. Si plus tard la stérilité se produit, il ne
faut en accuser que le catarrhe utérin, la débilitation
générale amenée par les hémorrhagies menstruelles
profuses qu'il provoque, et les périmétrites et les

ovarites, conséquences fréquentes de la rétroflexion (B. SCHULTZE).

Les rétroflexions et les rétroversions se montrent surtout chez les femmes qui ont eu des enfants. La flexion est généralement à angle obtus ou droit, le canal cervical dilaté: dans ces cas, s'il y a stérilité, elle est ordinairement acquise et curable.

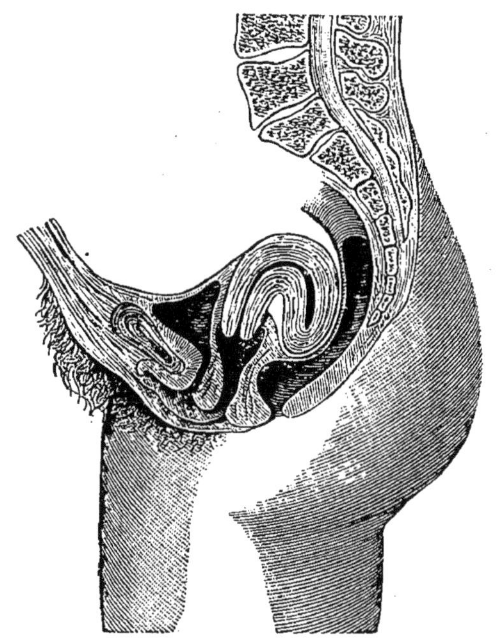

Figure 23. — Rétroflexion utérine, d'après A. MARTIN.

L'infécondité ne semble être absolue que dans les cas où l'utérus en rétroflexion est immobilisé par des adhérences et peut être aussi lorsque la flexion écarte le pavillon de la trompe de l'ovaire et empêche par conséquent l'ovule de pénétrer dans l'oviducte (KEHRER).

L'*inversion utérine,* si peu prononcée qu'elle soit,

et alors même que le coït est possible, produit l'oblitération des orifices utérins des trompes et devient un obstacle pour ainsi dire insurmontable à la conception. D'ailleurs, dans cette affection, l'orifice externe du col prend une direction telle que la pénétration du sperme y est impossible.

L'*abaissement* et le *prolapsus* de l'utérus occasionnent rarement la stérilité, en ce sens que l'acte du coït lui-même opère une espèce de redressement de l'organe. En général cependant, l'aptitude à la conception est d'autant plus diminuée que la matrice se rapproche plus de l'entrée du vagin, parce qu'alors le liquide éjaculé est lancé vers une région plus ou moins éloignée du méat utérin. HERVEY a publié un cas où la copulation, pour l'accomplissement de laquelle le membre viril avait été introduit directement dans l'orifice utérin, fut suivie de conception.

L'observation impartiale des faits est donc loin d'être d'accord avec les opinions de SIMS et de HEWITT qui considèrent les déviations utérines comme des causes mécaniques de stérilité excessivement communes. SIMS base ses assertions sur la statistique suivante :

	NOMBRE des cas	ANTÉVERSIONS	RETROVERSIONS	TOTAL des DÉVIATIONS
1º Série	250	103	68	171
2º Série	255	61	111	172
Totaux....	505	164	179	343

D'où il résulterait, que parmi 250 femmes mariées

nullipares de la 1ʳᵉ série, il constata 103 antéversions et 68 rétroversions, tandis que sur 255 uni ou multipares de la 2ᵉ série, mais qui avaient cessé d'enfanter avant la ménopause pour une cause ou une autre, 61 étaient atteintes d'antéversion et 111 de rétroversion.

En résumé, les 2/3 des femmes stériles présentaient, sans tenir compte de l'étiologie des déplacements, une forme quelconque de déviation utérine ; il y aurait, en outre, une relation inverse entre les antéversions et les rétroversions, selon qu'on a affaire à des nullipares ou à des femmes ayant eu des enfants.

Hewitt de même que Sims considère les déviations utérines comme responsables de tous les cas de stérilité. Il a analysé 296 cas de flexions et versions utérines traitées par lui de 1865 à 1869 à l'hôpital de l'University College, et il a trouvé sur ce chiffre 235 femmes mariées ayant eu des enfants. Ce total comprend 100 femmes affectées de rétroflexion et 135 atteintes d'antéflexion. Sur ces 235 femmes, 81 étaient devenues stériles en ce sens qu'elles n'eurent plus d'enfants (57) ou qu'elles n'accouchèrent plus jamais que prématurément (24).

Ces statistiques démontrent tout au plus à l'observateur qui n'a pas de parti pris, que les déplacements de l'utérus ne sont pas précisément faits pour faciliter la conception ou qu'ils coïncident souvent chez les femmes stériles avec d'autres conditions morbides, sans pour cela constituer par eux-mêmes des obstacles fréquents et absolus à la fécondation.

Les myômes utérins constituent un obstacle mécanique à la conception en s'opposant à la rencontre du sperme et de l'ovule. Il convient de faire ressortir leur importance étiologique au point de vue de la stérilité. Suivant leur nombre, leur volume et leur siège, ces myômes produisent des désordres mécaniques divers.

Se développent-ils en grand nombre dans l'épaisseur des parois utérines, sont-ils par conséquent interstitiels, alors même qu'ils seraient de petit volume, la cavité de la matrice se déforme, s'allonge et se rétrécit de façon à amener quelquefois la rétention des sécrétions. Les fibromyômes sous-muqueux situés près de l'orifice interne peuvent oblitérer celui-ci complètement; situés plus haut, ils peuvent produire des flexions de l'utérus.

Enfin des hystérômes pédiculés d'un volume considérable peuvent faire saillie dans le vagin et amener une coarctation considérable de ce conduit.

Mais ce n'est pas seulement, ainsi que l'a prouvé WINCKEL, par l'oblitération et le déplacement mécaniques des trompes et des ovaires, par l'obstruction de la cavité utérine et l'établissement d'obstacles à la rencontre de l'ovule avec le sperme que ces tumeurs fibreuses produisent la stérilité. Dans les cas de myômes extra-pariétaux de petites dimensions, leur développement continu provoque souvent un état d'hyperesthésie des organes génitaux, analogue au vaginisme, et qui empêche le coït.

Les myômes d'un fort volume obstruant la cavité de la matrice deviennent l'origine d'un état catarrhal et d'une hyperplasie de la muqueuse utérine qui suffisent déjà à mettre obstacle à la fécondation; de plus leur présence donne lieu très souvent à l'explosion d'une périmétrite, d'une périsalpingite, et d'une périovarite, qui ont pour conséquence la stérilité, en produisant soit des adhérences anormales de l'utérus, soit des oblitérations des trompes et des ovaires.

Les statistiques, assurément encore incomplètes, qui concernent les relations étiologiques des corps fibreux de l'utérus avec la stérilité, montrent que la fécondité des femmes atteintes de tumeurs de ce genre est considérablement diminuée. Il en résulte surtout que si la proportion des unipares porteuses de myômes est assez forte, le nombre des pluripares et des multipares, dans les mêmes conditions, reste bien au-dessous de la moyenne.

Enfin un fait caractéristique est celui-ci : les grossesses sont plus fréquentes chez les femmes qui ont une tumeur sous-séreuse et chez lesquelles par conséquent, la cavité utérine et sa muqueuse ont éprouvé le moins d'altérations, que chez celles dont la tumeur est sous muqueuse.

WEST trouva 7 multipares sur 43 femmes mariées atteintes de myômes utérins ; les 36 autres avaient eu ensemble 61 enfants seulement : 20 d'entre elles étaient unipares.

RŒHRIG compta 31 femmes stériles sur 106 malades de ce genre ; 40 n'avaient eu qu'un enfant ; le nombre des enfants fut de 190 pour un total de 75 femmes. BEIGEL cite 21 femmes stériles sur 86 malades. M. CLINTOCK, 10 sur 21 ; SCANZONI, 38 sur 60 ; SCHRŒDER, 50 sur 109 ; MICHELS, 26 sur 127.

Les tableaux de WINCKEL donnent 134, c'est-à-dire 24,3 o/o, de femmes infécondes sur 415 sujets mariés et porteurs de myômes utérins ; 281 d'entre elles eurent un ou plusieurs enfants. En combinant ses chiffres avec ceux de SUSSEROTT, WINCKEL trouve qu'il y a en moyenne 2, 7 enfants pour 1 femme. Cette moyenne est de 4, 5 dans le royaume de Saxe.

GUSSEROW a réuni 564 observations, en partie personnelles, de tumeurs fibreuses de l'utérus chez des femmes mariées et a trouvé 153 individus stériles.

C'est ici qu'il convient de citer les chiffres de M. SIMS qui sur 255 unipares devenues stériles a constaté 38 fois des fibrômes utérins, c'est-à-dire 1 sur 6,7 ; sur 250 nullipares il en a vu 57; c'est-à-dire 1 sur 4, 3.

TOLTSCHINOW a observé sur un total de 4,500 naissances à la Clinique de C. DE BRAUN à Vienne 3 grossesses et 2 accouchements à terme chez des femmes atteintes de tumeurs fibreuses. Il a rassemblé en outre dans les différents auteurs 119 cas, où la grossesse se produisit malgré la présence d'hystérômes, et sur lesquels il y eut 14 avortements, 7 accouchements prématurés et 98 accouchements naturels.

Les recherches récentes de ROEHRIG lui ont donné, sur 570 femmes atteintes de fibromyômes, 147 cas de conception parmi lesquels 128 avortements ou accouchements prématurés.

Sur 45 femmes de la Clinique gynécologique de SCHRŒDER chez lesquelles existaient des fibrômes utérins (*Charité-Annalen*, VIme année, 1881) 10, c'est-à-dire 22,5 o/o étaient restés stériles, quelquefois malgré des mariages répétés. Chez 5 de ces femmes, la tumeur était sous-séreuse ; chez les 5 autres, elle était sous-muqueuse. Les 35 restantes avaient eu des enfants, mais le nombre des multipares était minime : ne faut-il pas considérer cette stérilité relative comme la conséquence de l'obstacle mécanique à la conception résidant dans la présence des fibrômes ?

Quant à l'influence de l'enlèvement des tumeurs sur la fécondation, elle est indiquée suffisamment par le fait suivant : une femme de 40 ans après avoir été réglée normalement depuis l'âge de 13 ans jusqu'à celui de 20, vit ensuite ses règles revenir irrégulièrement ; elle demeura stérile, mais fut fécondée immédiatement après l'ablation d'une tumeur utérine et eut deux grossesses d'un cours absolument normal.

La conception peut se produire malgré *le nombre et l'importance des obstacles mécaniques à la conception.*

Nous en avons la preuve dans une quantité de faits des plus frappants.

WINCKEL, OLSHAUSEN et HOLST ont publié des observations où la fécondation eût lieu chez des femmes portant des pessaires intra-utérins. SCANZONI a vu des cas où la femme conçut malgré une antéversion excessivement prononcée et accompagnée de sténose du méat utérin, malgré l'existence d'un polype oblitérant le canal cervical. HORWITZ enfin a relaté des cas de tumeurs intra-utérines où la grossesse arriva au temps normal.

Il est une série d'*états pathologiques de la vulve et du vagin qui peuvent amener l'inaptitude à la fécon-*

dation en mettant obstacle à la copulation. Les parties génitales externes et le vagin, dont la conformation normale est représentée par la figure 24, peuvent être atteints de vices de conformation acquis ou congénitaux qui ne permettent pas l'introduction du membre viril et empêchent ainsi l'accomplissement du coït.

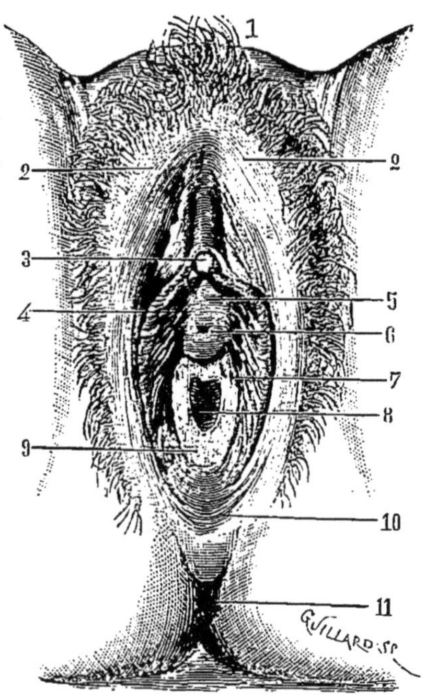

Figure 24. — Organes génitaux externes chez la femme vierge.

1. Mont de Vénus. — 2. 2. Face interne des grandes lèvres. — 3. Clitoris. 4. Face interne des petites lèvres. — 5. Vestibule. — 6. Méat urinaire. — 7. Orifice de la glande vulvo-vaginale. — 8. Orifice du vagin, rétréci par la membrane hymen (9). — 9. Membrane hymen. — 10. Fourchette. — 11. Anus.

Les anomalies de développement, une étroitesse anormale de la vulve, ne constituent que rarement un obstacle ; et même alors, elles sont compliquées d'autres malformations sexuelles.

On rencontre quelquefois la soudure congénitale des nymphes et des grandes lèvres, avec ou sans atrésie de l'orifice uréthral, soit sous l'aspect d'un accollement épithélial de la vulve, comme dans les cas rapportés par ZIEMSSEN, soit sous la forme d'un raphé solide et compacte.

Plus fréquentes sont les *adhérences* fortuites entre les grandes et les petites lèvres, qui provoquent l'atrésie vulvaire, opposent des difficultés aux rapprochements sexuels ou rendent même ceux-ci absolument impossibles.

L'exagération de volume des grandes lèvres, telle qu'on l'observe dans l'éléphantiasis, sous forme d'hypertrophie en masse du tissu cellulaire sous-cutané et de la peau, peut obstruer complètement l'entrée du vagin. Les effets sont identiques lorsque des néoplasmes fibroïdes, lipômes, kystes, prennent un grand développement dans le tissu cellulaire des grandes lèvres, du pénil, du périnée, ou bien encore dans celui des nymphes, entre le clitoris et le canal de l'urèthre.

J'ai observé moi-même un lipôme de la grande lèvre chez une femme très obèse de 28 ans. Cette tumeur avait pris dans l'espace de six ans un tel développement qu'elle dépassait en longueur la cuisse, fermait absolument l'entrée du vagin et empêchait toute tentative de coït (fig. 25).

Il faut ajouter aux causes d'obstruction vaginale les diverses espèces de hernies des grandes lèvres.

L'hypertrophie des nymphes, caractère générique propre aux femmes des Hottentots et des Bushmans (tablier des Hottentotes) se montre parfois aussi dans nos contrées; d'après certains auteurs, elle serait toujours accompagnée de la perte de la sensation voluptueuse.

Les dimensions démesurées des *petites lèvres* peuvent aussi constituer un obstacle mécanique à l'accom-

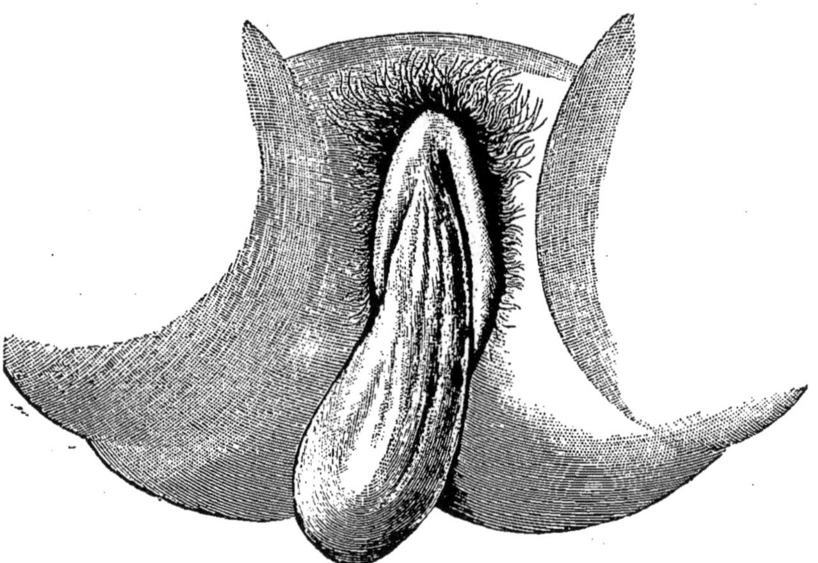

Figure 25. — Lipôme de la grande lèvre droite, fermant l'entrée du vagin.

plissement de la copulation ; de là, chez certains peuples, la coutume de pratiquer non seulement l'excision du clitoris, mais encore la nymphotomie.

Virey raconte le fait suivant: Les Jésuites portugais, qui au 16e siècle introduisirent le christianisme en Abyssinie, voulurent abolir cette coutume (la circoncision) qu'ils considéraient comme un restant des croyances mahométanes : malheureusment les jeunes filles non circoncises ne trouvèrent point de mari, à cause de la longueur trop considérable de leurs petites lèvres. Le pape envoya des chirurgiens dans ces contrées et autorisa la nymphotomie comme étant une opération indispensable.

Courty a observé un cas où la longueur extraordinaire des nymphes, qui se repliaient sur le vagin au moment du coït, empêchait la copulation ; il réséqua ces organes et mit ainsi fin à une stérilité datant de cinq ans.

C'est la forme lipomateuse de l'éléphantiasis, qui donne les dimensions les plus colossales à la vulve ; il n'est pas rare de rencontrer des tumeurs de ce genre qui dépassent le genou et pèsent de 10 à 15 livres (1).

J'ai vu plusieurs cas où l'accumulation de tissu adipeux dans la vulve, accompagnée d'un volume excessif de l'abdomen, devint un obstacle mécanique au coït.

Le *développement exagéré du clitoris*, qui atteint parfois la longueur du pénis, peut à lui seul empêcher l'accomplissement de l'acte vénérien.

Oesterlen a publié l'observation suivante : Un jeune Wurtembourgeois voulut revenir sur sa promesse de mariage sous prétexte que sa femme était hermaphrodite. L'examen permit de constater la présence d'un hymen résistant et intact, d'un clitoris très développé et d'une grossesse arrivée au 5e mois.

(1) Consultez F. Roux, *Traité pratique des maladies des pays chauds:* T. III, G. Steinheil, éditeur.

HYRTL rapporte que, chez certaines tribus africaines, l'hypertrophie congénitale du clitoris est telle que celui-ci pend au-devant de la fente vulvaire comme une espèce de soupape et que les indigènes le fixent avec des anneaux au périnée, de façon à créer une sorte de ceinture de chasteté.

SCHOENFELD parle d'une femme de cordonnier, âgée de 28 ans, de constitution robuste, mariée depuis plusieurs années, ayant avorté une seule fois, et restée stérile depuis. A l'examen, on trouva l'orifice vulvaire oblitéré par une tumeur sèche, solide et fortement granuleuse, qui n'était autre chose qu'une dégénérescence du clitoris ayant atteint le volume d'une tête d'enfant. Cette tumeur était très dure et le tégument qui la recouvrait avait une coloration normale.

DAVIS rapporte l'observation faite par SONINI sur les femmes indigènes de la Basse-Égypte, chez lesquelles la vulve pend au devant de la rima pudendi qu'elle ferme entièrement sous la forme d'une masse charnue libre et flasque de longueur et d'épaisseur notables. Il croit que la coutume des Égyptiens de l'antiquité de circoncire les femmes n'avait d'autre but que de remédier à cette hypertrophie.

Inutile d'ajouter que l'éléphantiasis du clitoris amène une telle difformité que la cohabitation devient impossible.

Les anomalies de conformation du vagin, absence, sténose, vagin duplex, ouverture anormale de l'organe, affection du tissu vaginal lui-même, peuvent devenir des obstacles au coït.

Pour que le vagin puisse remplir son rôle dans l'acte de la conception, c'est-à-dire pour qu'il admette et enveloppe le pénis en lui donnant la direction nécessaire, il faut une conformation normale de ses parois, surtout de ses tuniques musculaire et muqueuse.

La disposition des fibres musculaires est diversesement indiquée par les anatomistes. D'après HENLÉ, les faisceaux de fibres musculaires lisses, semés dans le tissu conjonctif, ne sont pas divisés en une couche longitudinale et une couche circulaire distinctes l'une de l'autre, quoique, du côté de la surface interne, ce soient les fibres longitudinales et du coté externe les fibres circulaires qui prédominent. Pour LUSCHKA et TOLDT, au contraire, ces dernières sont plus nombreuses à la surface interne. Entre les deux couches musculaires, il existe des lames de fibres obliques qui les unissent et qui sont entourées d'un réseau très serré de veines volumineuses.

La muqueuse vaginale présente de nombreux plis longitudinaux et transversaux ; les parois antérieure, postérieure, sont épaissies dans la partie médiane par deux crêtes qui portent le nom de colonnes du vagin (antérieure et postérieure). L'épithélium est surtout pavimenteux ; la couche la plus inférieure est composée de cellules cylindriques (V. PREUSCHEN).

D'après les recherches de V. PREUSCHEN et RUGE, on peut affirmer l'existence de glandes vaginales qui ont la plus grande analogie avec les follicules sébacés de la vulve et une tendance marquée à la dégénérescence kystique (fig. 26 et 27).

Au point de vue de l'étiologie de la stérilité, les affections vaginales qui occupent le premier rang sont :
l'absence complète, la sténose et l'atrésie, l'imperforation ou *l'excessive rigidité de l'hymen*, enfin les *tumeurs* qui obstruent l'entrée du conduit.

L'atrésie vaginale congénitale est ou partielle ou ab

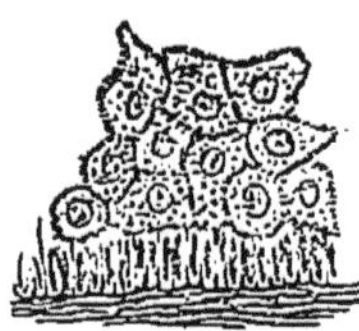

Figure 26. — Section transversale très mince de la muqueuse vaginale,
d'après V. Preuschen.

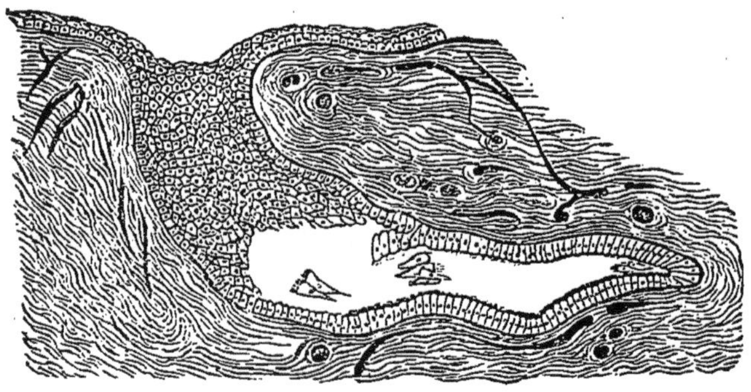

Figure 27. — Glande du tiers supérieur du vagin, d'après V. Preuschen.

solue, selon que les deux conduits de Muller, de la
canalisation et de la fusion desquels naît le vagin, restent imperméables en partie ou en totalité, ou que leur
cavité s'est transformée en un cordon épais et solide
par suite d'un processus inflammatoire chez le fœtus.
La soudure a-t-elle lieu à la partie inférieure du vagin,

celui-ci se termine en bas par une sorte de cupule et, dans ce cas, non-seulement il y a rétention du flux menstruel, mais la cohabitation, sauf *error loci* — devient impossible, quoique les efforts répétés du coït creusent une espèce d'infundibulum dans la portion atrésiée.

La soudure des conduits de MULLER s'est-elle faite dans le segment supérieur, c'est la partie supérieure du vagin qui se termine en cœcum ; le coït est possible mais non la menstruation.

Dans des cas très rares, les conduits de MULLER, en se soudant dans toute leur longueur, ont donné naissance à un cordon dur et solide de 3 millimètres à 1 centimètre d'épaisseur et ont créé ainsi une *atrésie absolue du cylindre vaginal*.

Il n'y a véritablement absence de vagin que lorsque l'on ne constate plus entre la vessie et le rectum qu'une mince couche de tissu cellulaire. En tel cas l'utérus est également à peine indiqué, s'il n'est lui-même complètement *deficiens*.

Les sujets chez lesquels on a constaté ces vices de conformation, avaient tous l'apparence et les traits d'une femme ; les seins, les grandes et petites lèvres, le clitoris avaient leur développement normal.

Parfois une perturbation dans le développement des conduits de MULLER donne lieu à la production d'une membrane plus ou moins épaisse, qui divise le vagin en deux segments, l'un supérieur, l'autre inférieur. Cela constitue l'*atrésie vaginale membraneuse*. La membrane obturatrice est-elle proche de l'orifice du vagin, elle est prise souvent pour un hymen imperforé.

Ce diaphragme présente quelquefois une toute petite ouverture, à peine visible et perméable seulement pour une sonde ou une soie très fine, à travers laquelle s'écoule goutte à goutte le sang menstruel. Au moment de la cohabitation, le sperme peut pénétrer à travers cette ouverture, difficilement il est vrai, jusque dans la matrice, et la fécondation peut se faire. Il est évident que l'existence de pareilles cloisons, lorsqu'elles ne sont pas perforées, implique forcément la stérilité.

Le défaut d'organes génitaux externes et le manque partiel du vagin, s'ils ne sont pas accompagnés d'absence des organes sexuels internes, ne sont pas une cause absolue d'infécondité. On connait des cas où les *efforts fougueux de l'amoureux* ont amené la fécondation par la production d'une communication per anum, et où l'accouchement eut lieu par le rectum.

Rossi rapporte l'observation d'une femme chez laquelle cohabitation, grossesse et naissance s'accomplirent malgré le défaut complet d'organes génitaux externes. On lui avait créé un vagin artificiel qui communiquait avec le rectum ; l'introduction du pénis aussi bien que le passage du produit de conception se firent par l'anus.

Louis a écrit un chapitre très curieux intitulé : « Deficiente vaginâ possuntne per rectum concipere mulieres?» On y trouve les lignes suivantes : « Adolescentula, in quâ nullum vulvæ et vaginæ vestigium, per anum purgationes menstruas patiebatur ; eam vir quidem admavit et huis, quâ datâ viâ se commisit, non tangenda transiliens vada, quod abbi refanda fuisset fœtides in hoc casu fuit secundum naturœ intentum. Gravida enim facta, fœtum tempore opportuno enexa est, lacerato ani sphinctore. In uxore six disposita uti fas sit vel non judicent theologi morales ? »

Le pape Benoit XIV autorisa les femmes atteintes d'imperforation du vagin à pratiquer le coït *parte poste*.

Dans l'atrésie vaginale, l'imprégnation peut se faire même par l'urèthre, lorsque le conduit vaginal s'y abouche. C. DE BRAUN et plus récemment WEINBAUM ont publié des cas de ce genre.

WEINBAUM rapporte (*Wratsch*, 1884) un cas d'opération césarienne nécessitée par l'occlusion du vagin. La parturiente avait 33 ans et avait eu un enfant dix ans auparavant. Ce premier accouchement, qui avait duré trois jours fut suivi d'écoulement d'urine par le vagin ; 18 mois après on lui sutura à 9 reprises différentes l'ouverture vaginale ; après l'opération, l'urine et les règles passèrent par l'urèthre.

A l'examen, on trouva un abdomen de femme à terme. L'enfant se présentait par le tronc. Le vagin était complètement obstrué ; le doigt y pénétrait de deux centimètres environ avant de rencontrer la soudure où il n'existait pas la moindre solution de continuité. Il est évident que la fécondation avait eu lieu par le *canal de l'urèthre*.

WYDER lui aussi a relaté (*Centralbl. für Gynæcol.*, 1885) une observation d'atrésie du vagin avec fistule vésico-vaginale dans laquelle il y eut accouchement. On l'appelle chez une femme en travail qui souffrait depuis 9 ans d'incontinence d'urine. Cette incontinence était survenue à la suite d'une déchirure du périnée qui s'était produite, douze ans auparavant, au cours d'un accouchement naturel. La femme est mariée depuis 1 an 1/2 ; le coït a toujours été facile. WYDER trouve l'orifice vaginal fermé par un tissu fibreux, très résistant et présentant une ouverture de très petit calibre ; la tête est par derrière, au détroit inférieur du bassin. Il chloroformisa la patiente et divisa transversalement cette sorte de cloison, épaisse de deux centimètres environ, élargissant ainsi l'orifice ; l'enfant fut amené au moyen du forceps.

Une exploration plus minutieuse fit constater une dilatation de l'urèthre, de laquelle partait une communication avec le vagin, de forme ovoïde et admettant deux doigts. Le mari n'avait pas le moindre soupçon de cette difformité et se figurait avoir pratiqué le coït secundum artem.

Il n'est pas douteux qu'ici le *sperme lancé dans l'urèthre* arrivait dans la vessie, pour pénétrer de là à travers la fistule dans le vagin et l'utérus.

Il serait téméraire de nier absolument la possibilité de la fécondation par la petite ouverture de la cloison vaginale ; mais l'hypothèse offre peu de vraisemblance.

L'atrésie ou la sténose vaginales peuvent être *acquises* et dûes alors à la rétraction cicatricielle qui résulte de vastes ulcérations, surtout couenneuses et diphtéritiques, telles qu'elles surviennent dans la fièvre typhoïde, la pyohémie, les affections puerpérales, les exanthèmes aigus et principalement la variole,

La syphilis amène fréquemment le rétrécissement du vagin, à des degrés divers, par la production de condylomes, d'exsudats rétractiles, par la soudure des parois contigues, etc., etc.

Enfin ces difformités peuvent encore être causées par les traumatismes, les opérations chirurgicales, le viol, les lésions résultant de l'action des caustiques.

AHLFLED a observé un rétrécissement cicatriciel considérable du vagin à la suite de l'excision de quatre larges condylômes. HENNIG a vu de ces rétrécissements chez des aliénées qui s'introduisaient dans le vagin des acides ou des caustiques ; il en a observé un chez une variolique où le conduit n'était plus représenté que par une ouverture large à peine de un millimètre.

LOUIS MAYER parle d'un cas d'atrésie complète à la suite de diphtérie vaginale qui avait succédé à une fièvre typhoïde. Par un traitement prolongé, on arriva à reconstituer un orifice de la largeur environ d'une lentille, à travers laquelle la fécondation eut lieu.

M. WEISS relate un cas d'atrésie du vagin ayant résulté de diphtérie vaginale primitive.

C'est le moment de mentionner la *diphtérie urinaire,* de BILLROTH, c'est-à-dire la production de ce revêtement couenneux dont se tapisse le vagin à la suite du contact incessant de sa surface avec l'urine alcaline, et cela après les opérations de taille, d'uréthrotomie, dans les fistules vésico-vaginales; cette diphtérie urinaire peut conduire à l'oblitération du canal vaginal. L'action caustique des sécrétions carcinomateuses, etc., amène les mêmes effets ainsi que l'ont prouvé Martin et d'autres.

Le séjour prolongé dans le vagin d'un tampon, d'une éponge préparée, d'un pessaire, peut provoquer un processus ulcéreux et consécutivement la colposténose. Celle-ci est rarement le résultat d'un choc, d'un coup, d'une chute sur un corps dur, ou d'efforts violents de coït, pratiqué de gré ou de force.

Simpson a observé chez l'enfant une forme spéciale de vaginite, dont le caractère essentiel consiste dans la production de rétrécissements cicatriciels et de soudures, sans qu'il y ait eu ulcération. La forme ulcéreuse de la vaginite adhésive des adultes, décrite par Hildebrandt, peut devenir un obstacle à la fécondation par l'occlusion plus ou moins considérable du conduit vaginal qui en résulte.

Meissner, Klob, et d'autres encore, ont affirmé que l'atrésie congénitale pouvait, par une sorte de déhiscence, avoir pour résultat la sténose congénitale.

En résumé, toutes les lésions chimiques, infectieuses et mécaniques que nous venons de passer en revue, peuvent, lorsqu'elles ont atteint un degré suffisant, amener des rétrécissements ou des oblitérations complètes du vagin, qui produisent la stérilité chez les femmes qui en sont atteintes.

Beigel fut consulté par une femme de 23 ans, de constitution très délicate, qui restait stérile. Cette femme, réglée régulièrement, quoique peu abondamment depuis l'âge de 18 ans, était mariée depuis 3 ans ; elle était affectée de sténose très prononcée du vagin.

Par le toucher rectal, il reconnut la présence d'un utérus petit, mais cependant normal. Les parois vaginales lui parurent si extraordinairement dures et épaisses qu'il regarda le rétrécissement comme la conséquence de cet épaississement. Des essais de dilatation à l'aide d'éponges préparées et de tiges de laminaire demeurèrent sans résultat.

Le même auteur eut l'occasion de constater une sténose par hypertrophie pariétale du tiers supérieur du vagin chez une femme mariée et stérile depuis dix ans, qui était menstruée, irrégulièrement il est vrai, depuis l'âge de 15 ans.

Un obstacle difficile à vaincre consiste dans des espèces de ponts ligamenteux, produits par la soudure avec les parois du vagin de lambeaux arrachés à la muqueuse vaginale ou au museau de tanche.

J'ai eu sous les yeux un cas de ce genre. Il s'agissait d'une femme de 32 ans qui avait eu deux accouchements très laborieux, le dernier neuf ans avant que je ne la visse. Depuis ce moment, elle était restée stérile.

A l'exploration, je trouvai un pont charnu, large d'environ 4 centimètres, long de 6 centimètres qui, partant du côté gauche de la portion vaginale, se dirigeait vers la paroi droite du vagin, fixant ainsi la portion vaginale tout entière au segment supérieur gauche du vagin et la séparant complètement de ce dernier ; de sorte que pendant le coït, le membre viril glissait sur cette bride ligamenteuse pour aller se rendre dans une espèce de cul de sac. (fig. 28).

Breisky relate un cas semblable, dans lequel, après le 1er accouchement, il se produisit chez une femme de 22 ans une bride charnue, qui, née de la lèvre antérieure du museau de tanche, s'étendait au côté gauche du vagin et empêchait toute cohabitation. Le coït ne rencontra plus aucune difficulté, le jour où on fit la section de cette bride.

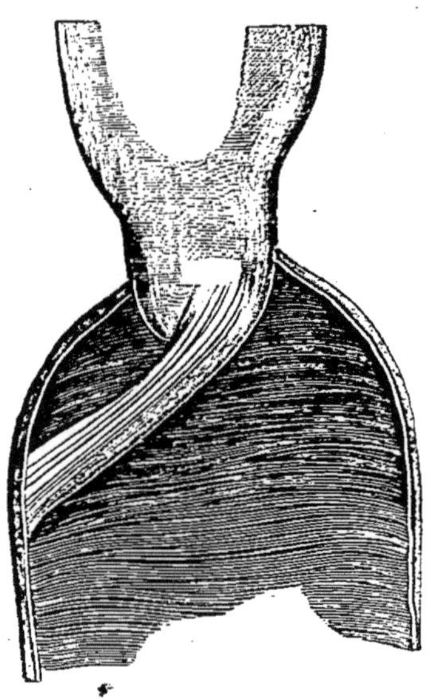

Figure 28. — Sténose du vagin par un pont ligamenteux fermant le col

Dans quelques cas très-rares, tels que celui cité par Thompson, le vagin était oblitéré sur divers points de sa hauteur. Entre les différentes régions atrésiées il y avait une accumulation de sécrétions vaginales.

L'oblitération ou la sténose vaginales peuvent être la conséquence de *tumeurs*. Les néoplasmes du vagin, tels que les myômes, les sarcomes et les carcinomes, surtout les formes polypeuses des fibromyômes qui dépassent quelquefois les organes génitaux externes, peuvent entraver la cohabitation et devenir, par conséquent, une cause de stérilité.

Il en est de même pour les tumeurs du tissu cellulaire qui sépare le vagin du rectum, ou pour celles qui de l'utérus ont gagné le vagin, enfin pour le prolapsus des parois antérieure ou postérieure du vagin avec cystocèle ou rectocèle vaginales.

Une tumeur molle non fluctuante, capable d'empêcher l'intromission du pénis, saillante à la partie inférieure du vagin et réductible par la pression, est très vraisemblablement une *rectocèle* vaginale. Dans ce cas, le doigt peut pénétrer dans le vagin au devant de la tumeur. La rectocèle vaginale peut être confondue avec l'entérocèle, mais cette dernière est bien plus rare.

Au contraire, une tumeur réductible, molle, fluctuante et empêchant le coït, peut être dûe au prolapsus d'une portion de la vessie, ordinairement accompagné de celui du col. Dans la cystocèle, le doigt ne peut plus pénétrer dans le vagin qu'*en arrière* de la tumeur. Le diagnostic devient facile par l'emploi de la sonde, moyen excellent également pour éviter la confusion de la cystocèle avec un *kyste du vagin*, qui lui aussi est constitué par une tumeur molle, fluctuante et pendant hors de l'organe.

Crédé rapporte un cas de kyste du vagin qui démontre bien que le volume de ce genre de tumeurs peut devenir assez considérable pour empêcher le coït. Il a observé une femme de 18 ans qui remarqua que lorsqu'elle toussait il s'échappait de la fente vulvaire une petite tumeur de la grosseur d'un œuf de pigeon. Les dimensions de cette tumeur augmentèrent dans l'espace de six mois de telle façon que le coït devint impossible. Au moment où cette femme se présenta à la clinique, la tumeur sortait de l'orifice vaginal et pendait au devant des lèvres de la vulve.

On a décrit comme cause de stérilité les *fibromyômes* prenant naissance dans la tunique musculaire des parois du vagin et ayant un développement excessivement rapide (ils arrivent jusqu'au volume d'une tête d'enfant). En général, les tumeurs vaginales intrinsèques ou autres rendent le coït difficile, en ce sens que la plupart d'entre elles, les polypes muqueux par exemple, donnent lieu au moment du coït à des hémorrhagies, accident qui effraie, surtout les jeunes mariées.

Il est d'autres tumeurs dures, résistantes, plus ou moins solides, qui pendent au-dehors de l'orifice vaginal et mettent obstacle au coït; ce sont l'*allongement hypertrophique* du col, l'*inversion* et le *prolapsus utérins*, enfin les *polypes de la matrice*.

Horwitz a publié un cas où, chez une femme de 22 ans, la cohabitation était devenue impossible par suite de la présence de chaque côté de l'entrée du vagin d'un corps ovalaire très proéminant, très douloureux au toucher, qui paraissait être le bulbe du vagin hypertrophié.

Le même auteur relate le cas suivant d'anomalie vaginale qu'il considère comme la cause de la stérilité. Une femme de 30 ans, qui est demeurée stérile depuis le moment de son mariage, (depuis 9 ans), présente les signes suivants : l'orifice vaginal n'offre rien d'extraordinaire, la colonne antérieure du vagin manque et est remplacée par des plis longitudinaux en forme de croissant; l'utérus est normal. Pour HORWITZ, c'est la disposition anormale des plis vaginaux qui était la cause de la stérilité, parce que le sperme, retenu par ces plis, ne pouvait pénétrer dans le canal cervical.

L'obstacle au coït peut, nous le répétons, provenir également des organes avoisinants. Les tumeurs ovariques, les corps fibreux de l'utérus qui remontent vers l'abdomen amènent un changement de direction du conduit vaginal et son allongement. Lorsque les tumeurs sont renfermées dans le bassin, cet allongement ne se produit pas ; il est remplacé par un déplacement latéral.

Il ne faut pas oublier de citer ici les tumeurs du rectum. Je connais un fait où un énorme amas de matières stercorales dans le rectum exerçait une telle pression sur le vagin, que la lumière de ce dernier était littéralement bouchée.

On a observé l'occlusion vaginale consécutivement à la rigidité et au développement excessifs de la fourchette ou du périnée. SCHULZE a vu une jeune fille qui se trouvait dans ce cas, et qui depuis sa naissance n'urinait que goutte à goutte et au prix de grandes souffrances. Le vagin était obturé par une membrane très épaisse, ne présentant qu'une petite ouverture dans

le voisinage du rectum. La section de cette membrane
fit disparaître tout symptôme pénible.

Il existe deux autres observations du même genre
dûes à SIMON et à WEISS.

Enfin, le *rétrécissement très prononcé* du bassin peut
être accompagné d'une sténose vaginale assez considérable pour rendre le coït impossible. HOFFMANN raconte
que chez une femme de 30 ans, atteinte de cyphosco-
liose, qui souffrait énormément des essais de coït ten-
tés par le mari, le bassin était déformé et si rétréci que
le conjugué mesurait à peine un pouce; quant au vagin,
il était d'une étroitesse telle que le doigt avait peine à
y pénétrer.

Les *anomalies de l'hymen* deviennent quelquefois un
obstacle à la rencontre de l'ovule et du sperme.

L'hymen est un repli muqueux qui se détache de la
périphérie du canal vaginal et sépare celui-ci de l'orifice vulvaire en formant un diaphragme fenêtré. Entre les feuillets de ce repli, il existe un stroma conjonctif plus ou moins développé ; sa structure est la même
que celle de la muqueuse vaginale, et sa surface interne présente la continuation des plis et des corruga-
tions de cette dernière.

La forme de l'hymen est très variable. Le plus souvent l'ouverture est plus ou moins centrale de sorte
que la membrane a une forme annulaire ou semi-lu-
naire. Après la défloration, les débris de l'hymen dé-
chiré se transforment en ce qu'on a appelé les caroncules hyménéales ou myrtiformes. Ces caroncules

sont constituées par deux ou quatre lambeaux pointus ou arrondis qui bordent le vagin.

Les modifications dans la forme et dans la consistance de l'hymen peuvent devenir des obstacles plus ou moins sérieux pour la conception. Il n'est pas rare de voir la persistance de l'hymen entraver le coït. Pour ma part, j'ai souvent constaté cette cause de stérilité ; dans un cas même la membrane n'avait pu être rompue même après des essais de coït prolongés pendant trois ans. Le motif de cette persistance consiste moins souvent dans une rigidité anormale de la membrane, que dans l'accomplissement maladroit du coït par un mari dont la puissance virile est insuffisante.

Les conditions qui font que l'hymen reste intact, même après plusieurs années de mariage sont multiples. C'est tantôt — le fait n'est pas rare — l'ignorance des conjoints ; tantôt l'inaptitude du mari au déploiement de la force nécessaire ; tantôt il faut incriminer une inflammation de la fosse naviculaire qui est provoquée par les efforts maladroits de cohabitation et qui conduit la femme à garder une attitude passive.

L'accomplissement du coït devient impossible (TOLBERG le dit expressément : « Nec Hannibal quidem has portas perfringrere valuisset »), lorsque l'orifice hyménéal est protégé par une cloison soit médiane, soit oblique, de nature tendineuse.

J'ai trouvé un septum de ce genre chez une jeune femme de 24 ans mariée et inféconde depuis deux ans (fig. 29).

Elle avait été menstruée depuis l'âge de 17 ans régulièrement, mais avec des symptômes de dysménorrhée.
Elle se plaignait de la *grande faiblesse* de son mari,
qui n'avait pu aboutir la nuit de ses noces, et chez qui
depuis, à chaque essai de cohabitation, l'éjaculation se
faisait avant l'intromission du pénis. Elle ajoutait qu'elle
était en proie elle-même à une sorte d'agitation ner-

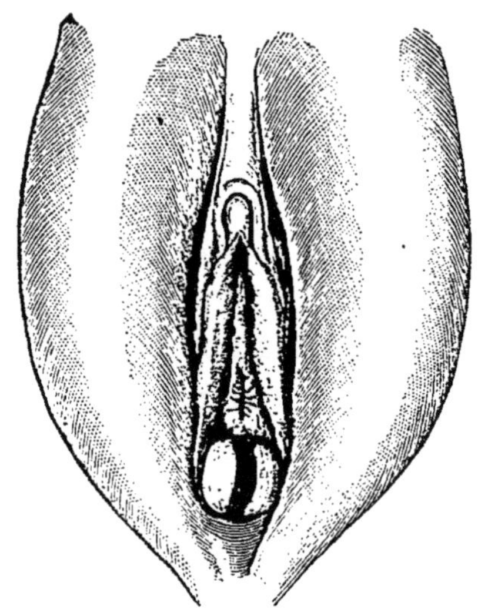

Figure 29. — Hymen septus avec cloison tendineuse.

veuse survenue à la suite de toutes ces surexcitations
sexuelles sans résultat.

En examinant cette femme, je trouvai un hymen
ovoïde assez résistant, ne cachant pas tout à fait l'entrée du vagin, et divisé d'avant en arrière en deux moitiés par un septum tendineux très dur au toucher.
L'ouverture laissée de chaque côté donnait passage au
bec de l'hystéromètre. Je fis la section de cette bride

et je sus plus tard que la femme était devenue grosse.

Des observations d'hymen septus ont été publiées récemment par BANDL dans sa Policlinique. Un autre cas très intéressant est celui d'un hymen de conformation particulière observé à la clinique de SPAETH par HEITZMANN chez une jeune fille célibataire de 27 ans (voir fig. 30.)

L'hymen est figuré par un bourrelet saillant, à surface externe lisse, dont les bords se perdent dans les tissus environnants, mais séparé cependant des nymphes par un sillon bien accentué. En arrière, entre le bord inférieur de la membrane et la commissure postérieure, se trouve un infundibulum dans lequel on peut introduire le doigt sur une longueur de 3 à 4 centimètres.

A la partie supérieure, cette soupape charnue et dense est limitée par un bord oblique du centre duquel part un septum très court, mais très rigide et trés résistant. A gauche et à droite de cette cloison, qui se dirige vers le méat urinaire, existe une petite ouverture laissant à peine pénétrer une sonde. Entre l'insertion de ce septum et l'orifice uréthral, le bourrelet est indiqué par une proéminence gangliforme, que l'on trouve du reste normalement.

Au voisinage de l'orifice de l'urèthre se concentraient quelques tubercules de petit volume. Les deux bords latéraux de l'hymen, après avoir embrassé l'orifice de l'urèthre, se continuaient par une sorte de raphé s'étendant jusqu'à la base du clitoris. La jeune fille était à la fin du 9e mois lunaire, et prétendait avoir pratiqué le coït à différentes reprises : en présence d'organes géni-

taux ainsi conformés, l'introduction du pénis paraît cependant absolument impossible, à moins d'admettre
que ce soit l'infundibulum existant entre la commissure postérieure et l'hymen, devenu cæcum dilatable,
qui ait servi de pied-à-terre à l'amoureux.

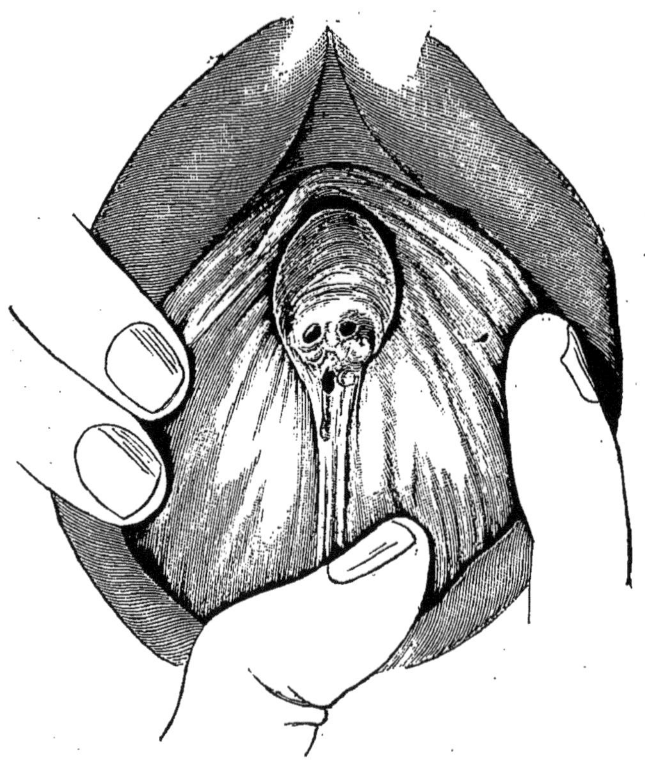

Figure 30. — Hymen cloisonné. — Femme de 27 ans observée à la clinique
de Spaeth.

Un obstacle au coït, plus facile à surmonter, consiste
en la persistance partielle du septum hyménéal, c'est-
à-dire en la présence soit sur l'anneau supérieur, soit

sur les deux à la fois d'une espèce de luette (fig. 31, 32, 33), de dimensions parfois considérables.

LIMAN décrit un orifice hyménéal cordiforme de ce genre fermé aux parties supérieure et inférieure par un cône proéminent.

Lorsque l'oblitération vaginale est causée par l'imperforation de l'hymen ou qu'elle est le résultat de processus inflammatoires, la fécondation peut avoir

Figure 31.

Figure 32.

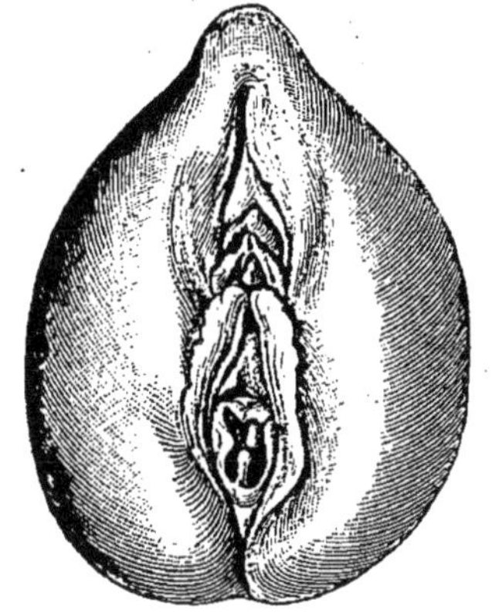

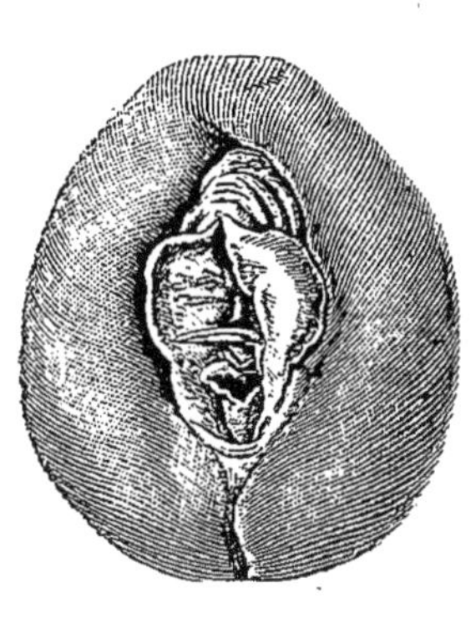

Hymen en partie cloisonné, d'après V. HOFFMANN.

Appendice conique partant des bords libres supérieur et inférieur de l'hymen.

Appendice acanthiforme partant du bord hyménéal supérieur.

lieu exceptionnellement, même lorsque le membre viril ne peut pénétrer dans le vagin.

Sans compter les faits cités plus haut, il en est d'autres qui ont été observés par SCANZONI, HORTON, C. BRAUN, LEOPOLD, BREISKY, BRILL, etc.

SCANZONI trouva chez une fille grosse le conduit vaginal fermé par une membrane solide, élastique, tendue et n'ayant subi qu'un refoulement médiocre. Son centre présentait une ouverture du diamètre d'un grain de mil, admettait une sonde en baleine de grosseur ordinaire.

Horton constata chez une femme enceinte une obturation complète du vagin sans trace d'orifice. L'exploration de la vulve montra l'entrée du vagin close par une membrane dure, fibreuse, blanchâtre, qui se

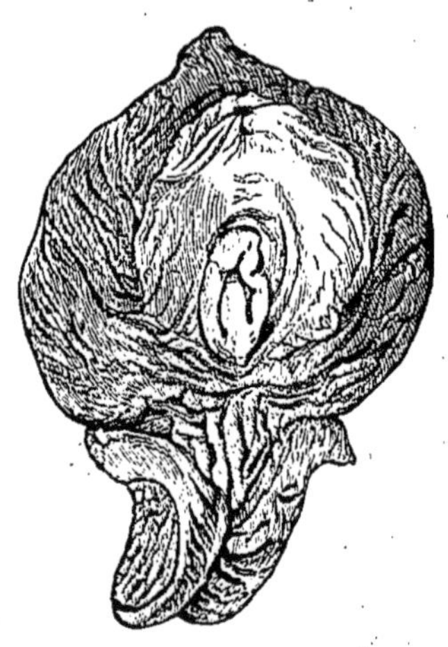

Figure 33. — Hymen cloisonné partiellement, d'après V. Hoffmann.
Appendice conique partant du bord inférieur de l'hymen.

continuait avec la muqueuse vaginale. Vers le milieu de la moitié inférieure apparaissait une petite tache constituée par du mucus visqueux et rougeâtre. Le mucus enlevé laissa voir une ouverture étroite, arrondie, permettant l'introduction d'une sonde de petit calibre.

C. de Braun a publié des cas d'hymen imperforé dans lesquels il y eut conception, malgré la preuve palpable de l'impossibilité d'intromission de la verge.

Dans l'un des deux cas il n'existait pas la moindre trace d'une ouverture ou d'une issue quelconque ; le vagin communiquait avec un urèthre normal de façon à donner naissance à un canal excréteur commun d'environ 2 lignes de longueur.

Dans le second, on constata 18 heures avant l'accouchement, la présence d'un hymen intact, à orifice trés étroit, de 2 lignes de diamètre, à peine praticable pour une sonde très fine.

LEOPOLD rapporte deux observations de grossesse en dépit d'obstacle absolu au coït. Il s'agit dans le premier cas d'une femme mariée depuis 3 ans, qui n'avait jamais pratiqué le coït normalement et qui devint enceinte malgré la conservation intacte d'un hymen fort étroit.

Le sujet de la deuxième observation est une jeune femme de 18 ans, mariée depuis 2 mois, et atteinte d'une hyperesthésie vaginale qui rendait le moindre contact excessivement douloureux : l'hymen n'avait pas été touché et la conception eut lieu.

BRILL relate l'histoire de deux jeunes filles originaires de la Petite Russie qui devinrent enceintes, sans que l'hymen eut subi de déchirure. Il parle de ces faits comme *n'étant pas rares* chez les paysans de cette contrée, où les jeunes gens des deux sexes ont coutume de cohabiter, mais ont soin, en raison des conséquences possibles, de ne pas accomplir le coït d'une manière complète.

Tout récemment, BREISKY a publié un cas de sténose

extrême du vagin chez une femme gravide. La grossesse eut un cours très régulier chez cette femme âgée de 23 ans et enceinte pour la première fois. L'examen des organes génitaux externes montra que, le vagin était obturé à la réunion du tiers inférieur avec le tiers moyen par un diaphragme dont la partie gauche, un peu déformée, présentait une ouverture de la grosseur d'une tête d'épingle et admettant une sonde de petit calibre. (BREISKY croit que ces sortes de rétrécissements cicatriciels se produisent surtout dans le cours des affections infectieuses aigües de l'enfance).

Ces faits tout exceptionnels, dans lesquels la fécondation a eu lieu sans intromission du membre viril, ne détruisent pas le principe établi par nous, principe qui veut que le sperme éjaculé soit lancé dans les *parties supérieures* du vagin afin de permettre le contact de la semence avec le museau de tanche.

En effet, dans les cas qui échappent à la règle, la pénétration directe des spermatozoaires dans l'orifice utérin peut très bien être facilitée par les contractions musculaires du canal vaginal, par l'abaissement de la matrice, par des positions spéciales du pénis, etc.

L'existence d'*un vagin double* ne devient une cause d'inaptitude à la fécondation que lorsque chacun des deux canaux est trop étroit pour laisser pénétrer l'organe mâle, et lorsque, cela va de soi, celui des deux qui est propre au coït se continue par un utérus rudimentaire.

Parmi les *anomalies d'ouverture du vagin*, la plus fréquente est la communication congénitale du vagin

avec le rectum et la transformation de ces deux canaux
en un cloaque, accident consécutif à des déchirures du
périnée. Il y a, du reste, des observations, nous l'avons
vu précédemment, qui prouvent que par cette communication, peuvent se faire non seulement la fécondation
mais encore l'expulsion du fœtus.

Les *fistules vésico-vaginales* sont considérées, en
général, et à juste titre, comme des affections opposant
des difficultés à la conception, sans cependant la rendre impossible.

On comprend d'ailleurs aisément que les symptômes désagréables qui accompagnent ces lésions enlè-
vent aux conjoints toute envie de cohabitater et que,
en dehors de ce fait, ces fistules amènent des désordres
assez considérables dans les fonctions sexuelles de la
femme. Malgré tout, chez ces sortes de malades, on
constate des grossesses, mais dans un nombre de cas
très restreint.

FREUND cite l'assertion de SIMON qui dit que toujours
dans le cas de fistule vésico-vaginale, il y a avortement
ou accouchement prématuré ; mais il déclare, en s'ap-
puyant sur une observation de SCHMITT et une observation personnelle, que ces accidents n'arrivent pas
nécessairement.

WINCKEL se croit autorisé à conclure que chez les fis-
tuleuses, la conception est possible, mais plus rare,
parce que le nombre des malades devenues enceintes
une seconde fois est très peu considérable.

SCHRŒDER va plus loin et dit : « Chez les femmes atteintes de fistule vésico-vaginale, la grossesse n'est pas

rare, et la plupart du temps son cours est naturel. »

D'après les données statistiques de Kroner, cette rareté serait encore assez considérable, car sur 60 de ses malades, 6 seulement devinrent grosses.

Et en effet, sans tenir compte de la répulsion des conjoints pour le coït, n'est-il pas démontré que l'urine appartient à la série des liquides qui influent d'une manière fâcheuse sur les mouvements des spermatozoïdes.

Cette influence nuisible de l'urine sera d'autant plus évidente, que celle-ci aura une réaction plus acide et qu'elle parviendra en plus grande quantité en contact avec le sperme.

Winckel parle d'une femme atteinte de fistule vésico-vaginale assez prononcée chez laquelle, après avoir essayé sans résultat de faire la réunion directe, on pratiqua l'occlusion transversale du vagin. Le succès de l'opération ne fut pas complet, car il resta une ouverture, à travers laquelle la malade fut fécondée, durant le temps qu'elle était chez elle en convalescence.

Parfois la fécondation est entravée ou empêchée, non par des états maladifs du vagin, mais par des *vices* dans sa conformation. Il faut ranger dans cette catégorie d'obstacles la brièveté du conduit, qui amène la création d'une *poche copulatrice* (Courty) (1) et le déversement du sperme dans une direction en dehors de l'axe utérin ; sa longueur exagérée et sa trop grande largeur, ses déplacements, toutes malformations qui diminuent les chances de pénétration du liquide séminal dans le col de la matrice.

(1) Les fausses routes vaginales de Pajot.

Comme cause de stérilité, il faut citer encore l'écoulement du sperme immédiatement après le coït, accident qui est dû le plus souvent au calibre trop considérable du cylindre vaginal, ou à une configuration spéciale et défavorable du *receptaculum seminis*. Ce sont les femmes elles-mêmes qui ont coutume d'attirer l'attention du médecin sur ce fait ; nous y reviendrons plus loin.

En dehors de tout désordre anatomique, l'obstacle au coït et la production de la stérilité peuvent être le résultat du *vaginisme*, c'est-à-dire de cette hypéresthésie excessive de l'hymen et de l'anneau vulvaire, associée à la contraction violente, spasmodique et involontaire du sphincter vaginal et des autres muscles de la région urogénitale (fig. 34).

Ce n'est pas seulement la contracture du muscle constricteur du vagin (D, fig. 34) qui s'oppose à l'intromission du pénis, mais encore celle des muscles transverses du périnée et du releveur de l'anus. Parfois la tétanie frappe simultanément ces groupes musculaires, et provoque alors un rétrécissement considérable de la plus grande partie du vagin.

Lorsque c'est le releveur de l'anus qui est atteint de spasme, la verge en érection peut, il est vrai, pénétrer dans le vagin, mais là elle rencontre une résistance énergique de la part des faisceaux musculaires contractés.

De plus, le pénis extrêmement turgescent au moment psychologique et remonté à ce moment au-dessus du plancher contractile du bassin, peut être retenu dans la voûte vaginale qui est en dilatation passive.

On relate assez souvent de ces sortes d'accidents de *penis captivus* ; il faut cependant y ajouter plus ou

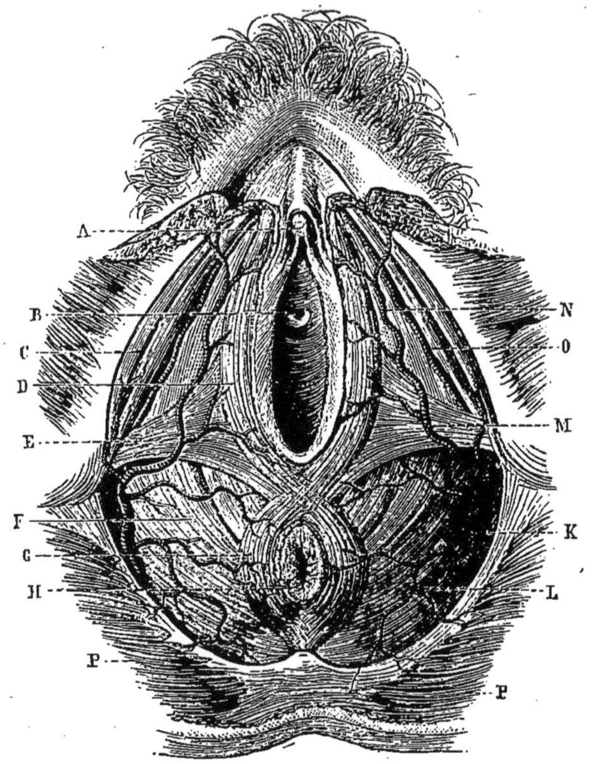

Fig. 34. — Périnée chez la femme. (D'après Tarnier et Chantreuil. *Traité de l'Art des accouchements*).

A. Clitoris.
B. Méat urinaire.
C. Muscle ischio-caverneux.
D. Muscle constricteur du vagin.
E. Muscle transverse du périnée.
F. Muscle releveur de l'anus.
G. Sphincter anal.
H. Anus.
K. Artère honteuse interne.
L. Branches hémorrhoïdales.
M. Artère superficielle du périnée.
N. Artère bulbeuse du vagin.
O. Artère caverneuse ou clitoridienne.
P, P. Muscles grands fessiers.

moins de foi. Le Dr E. Davis a rapporté le fait suivant dans la *Deutsche Med. Zeitung*, 1885 :

Monsieur X.. entrant dans la chambre de son cocher, trouve cet individu en commerce intime avec une domestique ; les deux délinquants essayent mais en vain de se séparer; ces tentatives infructueuses étaient très douloureuses. Il fallut envoyer chercher le docteur Davis. Celui-ci fit faire des irrigations d'eau glacée qui restèrent sans résultat ; on ne put délivrer le pénis captif qu'en chloroformant la femme. La verge livide et tuméfiée portait les marques d'un double étranglement, preuve que le sphincter avait subi une contraction spasmodique en deux endroits différents.

Hildebrandt cite trois cas de tétanie du segment supérieur du vagin sans vaginisme ; dans deux de ces cas, la contracture avait été provoquée par l'attouchement digital d'ulcérations très-douloureuses de la portion vaginale. Chez la malade qui fait le sujet de la troisième observation, l'ovaire droit, situé très bas, était d'une excessive sensibilité.

Chez une femme nerveuse et stérile, Henrichsen produisit, par l'introduction d'une sonde dans le vagin, une contraction spasmodique du constricteur du vagin, et un rétrécissement annulaire de la partie supérieure du conduit vaginal.

M. Sims parle d'un muscle comprimant le segment supérieur du vagin dont le rôle au moment de l'éjaculation consisterait à saisir le gland, à le presser contre la portion vaginale et à faire ainsi du col de la femme et de l'urèthre de l'homme un canal unique destiné à favoriser l'arrivée du sperme dans l'utérus. L'existence anatomique de ce muscle n'est pas prouvée. SCANZONI attribue au releveur de l'anus, la faculté de rétrécir le vagin dans son tiers supérieur, et par une contraction finale de lancer le sperme au dehors après le coït.

Voici un fait intéressant de ma clientèle. Il s'agit d'un cas de vaginisme qui mettait obstacle au coït : une jeune fille de 19 ans était mariée avec un homme de 30 ans qui avait à son passif de nombreux excès vénériens. La nuit de noces, les premières tentatives de cohabitation provoquèrent des phénomènes douloureux qui empêchèrent l'accomplissement du coït.

Durant les premières semaines, les tentatives réitérées échouèrent constamment. Le mari, conscient de ses fautes *in venere*, se crut coupable d'impuissance et céda aux sollicitations des parents de la jeune femme qui réclamaient le divorce. La jeune femme se remaria l'année suivante, et à son grand effroi, vit les mêmes accidents se renouveler au moment du rapprochement sexuel.

C'est alors que je fus consulté, et que je constatai chez cette dame des signes non équivoques de vaginisme, en même temps que l'absence de toute lésion appréciable des organes génitaux. La cause de l'hypéresthésie semble avoir été ici l'irritation de l'orifice vaginal amenée, antérieurement déjà au mariage, par les pratiques d'onanisme auquel ma jeune cliente se livrait depuis longues années, de son propre aveu.

Quelquefois c'est la maladresse des époux, qui produit le vaginisme et empêche par suite la conception;

et c'est ce qui explique que les jeunes femmes deviennent rarement enceintes dans les premiers jours du mariage.

Les *modifications pathologiques des organes génitaux*, que l'on rencontre dans des cas de vaginisme, sont ordinairement les suivantes : une très grande rigidité et de l'irritation de l'hymen, la présence d'excoriations sur cette membrane et les parties avoisinantes, l'inflammation des caroncules myrtiformes, un développement vicieux de la vulve qui remonte jusqu'au devant de la symphyse pubienne, de sorte que les orifices uréthral et hyménéal sont situés au niveau de la symphyse ou du ligamentum arcuatum, enfin la vulvite, l'herpès et l'eczéma de la vulve, la vaginite, l'uréthrite, les fissures, même anales, les végétations papillaires, les papules de prurigo, les caroncules de l'urèthre, la bartholinite et parfois l'infection blennorrhagique.

Pour un certain nombre de cas, les notions étiologiques que donne Schroeder sont d'une grande importance : « Le vaginisme est dû à un traumatisme résultant d'efforts de coït maladroits et souvent répétés ; il est par conséquent de beaucoup plus fréquent chez les jeunes mariées. Le manque d'énergie du mari n'est pas à beaucoup près, un facteur indispensable à la production du vaginisme.

La sténose vaginale et la rigidité excessive de l'hymen peuvent exister, sans être nécessaires ; la cause prédisposante la plus répandue est l'étroitesse de l'orifice vaginal.

Le mari est-il inexpérimenté, il arrive facilement que

les rapprochements sexuels brillent par une exécution malhabile. Le pénis prend une mauvaise direction et va buter soit contre la fourchette, soit contre la commissure antérieure.

La situation de la vulve, qui offre de grandes différences individuelles, joue un grand rôle. Il est des cas où la vulve est pour ainsi dire couchée sur la symphyse pubienne, dont le bord inférieur se trouve au-dessous du niveau de l'orifice de l'urèthre. Dans ces cas, le pénis est dirigé trop en arrière et va heurter le fond de la fosse naviculaire. La répétition de cet acte amène bientôt dans ces parties une sensibilité qui va en augmentant et s'accompagne d'excoriations. Alors la femme, qui a pris le coït en aversion en raison des souffrances qu'il lui fait endurer, cherche à échapper au mari, ce qui ne rapproche pas précisément celui-ci du but.

D'un autre côté, on réitère les tentatives et on redouble d'efforts pour que l'obstacle disparaisse et pour qu'un coït complet amène la conception de laquelle on attend la guérison. Le traumatisme se renouvelle donc ; la congestion et l'érosion de la fosse naviculaire ou des parties qui avoisinent l'urèthre augmentent, et la sensibilité de ces parties arrive à un degré tel que la femme jette des cris au simple attouchement.

Ajoutez à cela l'apparition de contractions réflexes, et vous aurez un tableau complet du vaginisme.

WINCKEL soutient que pour qu'il y ait *vaginisme*, il faut le plus souvent deux choses :

1º une impressionnabilité et une hyperesthésie de

l'entrée du vagin et des parties voisines (exceptionnellement du segment supérieur du vagin, de l'utérus,
des ovaires) consécutives à des lésions anatomiques
plus ou moins évidentes.

2° Une sensibilité et une irritabilité nerveuse générale du sujet, soit primitives, soit provoquées par des
excitations répétées ou par l'inassouvissement de l'appétit sexuel.

A. MARTIN prétend que la tétanie du système musculaire du plancher du bassin qui occasionne le vaginisme, et principalement le spasme du releveur de
l'anus, peut se produire sous l'influence d'un *refroidissement*, celui-ci occasionnant bien, dit-il, des contrac-
tures d'autres muscles. Dans ce cas, il convient de se
demander s'il ne faut pas rejeter la faute sur la masturbation ou d'autres pratiques semblables.

Chez les femmes à tempérament nerveux, le vaginisme n'est quelquefois qu'un symptôme passager dû à
une exacerbation des douleurs inhérentes à l'existence
chez elles de diverses maladies de l'appareil génital.

VEIT range parmi les états pathologiques, qui cau-
sent le vaginisme, les affections des organes pelviens
supérieurs, telles que la métrite chronique, les déplacements utérins, l'ovarite, etc.

D'après ARNDT, le vaginisme n'est pas une maladie
locale, mais le plus souvent un symptôme de la dia-
thèse névropathique qui, dans certaines circonstances,
peut conduire à l'aliénation mentale.

Le *vaginisme très prononcé* est presque toujours
accompagné de stérilité. Cependant, la conception peut

avoir lieu exceptionnellement par le simple déversement du sperme sur les organes génitaux externes ;
il existe même des observations, où le vaginisme n'op-
posa aucun obstacle à la fécondation, mais empêcha
seulement l'accouchement.

De Preuschen parle d'une jeune femme de 18 ans
chez laquelle des vomissements incoërcibles et un état
de contracture hystérique permanent nécessita un
accouchement artificiel au 5e mois. On ne put introduire la sonde que grâce au chloroforme, le vaginisme
étant extrêmement intense. Le mari a d'ailleurs
affirmé que jamais l'intromission pénienne n'avait été
possible.

La cohabitation devient quelquefois douloureuse et
impraticable par l'effet d'*affections organiques de l'utérus et de ses annexes*. En faisant l'autopsie d'une pros-
tituée jeune encore, et qui avait été obligée de renoncer
à son métier à cause des douleurs que lui infligeait le
coït, Hoffmann trouva une salpingite chronique bilatérale ; les autres organes génitaux étaient normaux.
Peut-être les courtisanes romaines dont parle Zachias
se trouvaient-elles dans les mêmes conditions, puisqu'à chaque rapprochement sexuel l'acuité de la douleur les faisait tomber en convulsions et en syncope, et
qu'elles furent obligées de changer de profession.
Trenholm enleva un ovaire atteint de phlegmasie chronique, parce que la douleur provoquée par l'affection
s'opposait à toute cohabitation.

La composition du liquide sécrété par la muqueuse
vaginale et celle du mucus cervical peuvent également

empêcher l'ovule d'arriver en contact avec du sperme *normal*.

Les sécrétions des organes génitaux de la femme sont de différentes espèces. La peau de la surface externe des grandes lèvres renferme des glandes sébacées et sudoripares. Le mélange des sécrétions de ces glandes et des débris épithéliaux forme cette matière blanchâtre qu'on appelle le *smegma*. Quant à la glande vulvo-vaginale ou de Bartholin, elle fournit un liquide muqueux. La muqueuse du vagin est pauvre en organes glandulaires ; elle est garnie de nombreuses papilles non saillantes, dont les interstices sont tapissés par un épithélium pavimenteux stratifié qui recouvre la membrane tout entière. Le liquide sécrété par la muqueuse vaginale est aqueux, acide, mais acquiert la consistance d'une bouillie épaisse par son mélange avec des éléments morphologiques composés de lamelles épithéliales détachées de la surface de la muqueuse ; il prend alors une coloration blanchâtre. Ces lamelles sont fréquemment couvertes d'une foule de granulations de leptothrix entremêlées de filaments de la même algue, de vibrions et de bactéries. Tantôt ces filaments sont très longs, tantôt ils ont la forme de bacilles allant de 4 à 6 et 8 μ.

Selon les individus, le même épithélium tapisse une plus ou moins grande partie du col utérin. Là, il diminue d'épaisseur, les cellules plates s'allongent en prismes et il se développe ainsi l'épithéluim prismatique à couche unique, suivi bientôt par l'épithélium vibratile qui revêt toute la surface interne de l'utérus.

La muqueuse du col est riche en glandes à un ou plusieurs acini, qui, tapissées d'une couche de cellules cylindriques, sécrétent un mucus alcalin, épais et gélatineux, ne contenant que quelques cellules épithéliales prismatiques et des leucocytes.

La muqueuse du corps possède des glandes en tube, plus simples, revêtues également d'une couche unique d'épithélium prismatique, et sécrétant un liquide alcalin grisâtre. Ce dernier est moins dense que celui qui est fourni par le col.

A l'état normal, la sécrétion vaginale est juste suffisante pour humecter et lubréfier la muqueuse; elle est ordinairement claire, liquide et a une réaction acide. Au microscope, on n'y voit que peu de cellules épithéliales pavimenteuses.

KŒLLIKER et SCANZONI ont démontré que peu de temps avant et après les règles, le liquide augmente en quantité et devient plus aqueux; la réaction demeure cependant acide.

La quantité normale de la sécrétion cervicale n'est pas tellement considérable qu'une augmentation de ce mucus indique nécessairement une exagération des fonctions glandulaires de la muqueuse du col.

Le mucus vitreux, visqueux et alcalin du col s'accumule dans la cavité de ce dernier; au moment de la menstruation, et à la suite de l'excitation sexuelle qui se produit au moment du coït, il devient plus abondant, plus fluide; la cavité cervicale devient trop étroite alors pour contenir le produit de sécrétion qui est expulsé,

Cette expulsion n'est donc liée, dans l'état de santé de l'utérus, qu'aux périodes cataméniales et à l'acte de la cohabitation : dans ces circonstances, le mucus apparaît à l'orifice du col sous forme d'une goutte limpide ou légèrement colorée en blanc jaunâtre.

L'inflammation catarrhale altère les sécrétions de l'appareil génital de la femme comme celles de toutes les autres muqueuses. Le nombre des éléments épithéliaux et des leucocytes augmente ; dans les catarrhes aigus on rencontre même des globules rouges.

L'examen microscopique donne des résultats différents suivant la région d'où proviennent les sécrétions : on trouve tantôt des masses de mucus gélatineux du col, tantôt un entassement opaque de débris épithéliaux du vagin, mêlés à du smegma des organes génitaux externes.

Au milieu des cellules d'épithélium pavimenteux, on remarque souvent des cellules plus jeunes, dont la forme se rapproche de la forme ovale ou polyédrique et qui contiennent du protoplasma granuleux et un noyau vésiculaire. Selon le degré de phlegmasie, on rencontre dans les sécrétions des corpuscules de pus. Enfin on y a constaté encore diverses espèces de micro-organismes.

La sécrétion vaginale normale doit être légèrement acide. Si l'acidité est prononcée, les mouvements des spermatozoaires se trouvent entravés. Le mucus cervical, dont la réaction alcaline est très favorable à la migration des filaments séminaux, peut être altéré consécutivement à des affections catarrhales, de façon

que, devenu acide à son tour, il détruit les spermatozoaires et provoque la stérilité.

Le fait est aisé à démontrer à l'aide du microscope.
J'ai examiné fréquemment, peu de temps après le coït,
le mucus cervical de femmes devenues stériles par
suite d'endométrite, et bien des fois j'ai constaté l'absence dans ce liquide d'animalcules vivants ; ils étaient
tous sans vie et sans mouvement (fig. 35). Je m'étais
assuré, d'ailleurs, préalablement, de la composition
normale du sperme du mari.

Lévy considère la réaction du mucus cervical comme
très importante au point de vue de l'étiologie de la
stérilité. Des recherches entreprises par lui sur 39
femmes infécondes, il résulte un fait constant, c'est que
tant que dans la sécrétion, il y a prédominance de globules de pus et de cellules épithéliales, les filaments
séminaux sont toujours peu nombreux, et toujours
aussi ils ne restent animés de mouvements que pendant un espace de temps très court.

En effet, chez ces femmes, les animalcules ne remuaient
plus 5 heures déjà après le coït, tandis que chez des
femmes saines, des spermatozoaires en grande quantité
présentaient encore une extrême vivacité dans le sperme
recueilli 26 heures après la copulation.

ACKERMANN, KŒLLIKER et ENGELMANN ont étudié très
soigneusement les modifications apportées à la motilité des spermatozoïdes par les sels et les agents chimiques.

En général, les sels peuvent dessécher ces animalcules à un tel point, qu'ils les immobilisent ; les mou-

vements reprennent par l'addition d'eau. On a réussi également à empêcher leurs ondulations en noyant la solution saline et à les ranimer en ramenant cette solution à une concentration convenable. Les sels neutres en solution normale ne nuisent pas à la motilité. Les chlorures de sodium et de potassium, l'azotate de soude, le chlorhydrate d'ammoniaque en solutions de 1/2 à 1 1/2 0/0 ; le chlorure de baryum, les sulfates de soude et de magnésie, le phosphate de soude, en solution à 5 0/0, sont les plus propres à réveiller les mouve-

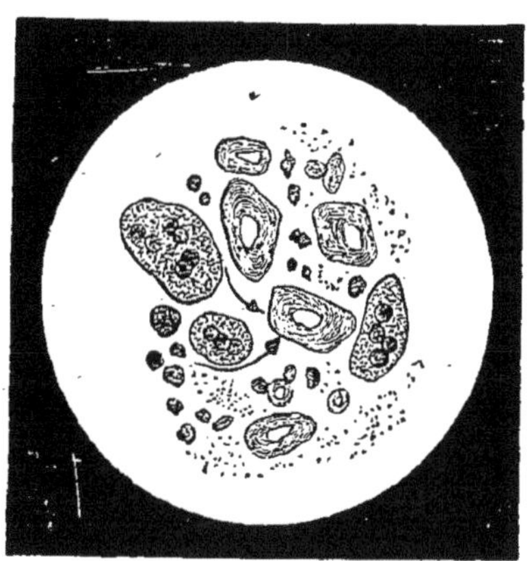

Figure 35. — Mucus cervical une heure après le coït, provenant d'une femme atteinte d'endométrite chronique. — On voit quelques spermatozoïdes isolés, immobiles et morts entre les cellules épithéliales, les globules de pus et du protoplasma granuleux.

ments des spermatozoïdes immobilisés. Ce phénomène dépend de l'équivalent endosmotique des sels.

D'après ENGELMANN, les acides tuent les spermatozoaires après avoir d'abord été pour eux des stimulants. Quant aux bases, VIRCHOW a démontré qu'elles excitent et activent les mouvements, lorsqu'elles sont en solution suffisamment étendue (Potasse à 1/5000).

Ce n'est pas seulement la *qualité* des sécrétions génitales de la femme qui influe sur la motilité des filaments spermatiques, mais encore leur *quantité*, fait sur lequel jusqu'à présent on n'a pas encore attiré l'attention.

On admet ordinairement que seule l'acidité trop grande des mucosités vaginales a une action défavorable sur cette motilité. Pour nous, toute sécrétion *abondante* dans le conduit vaginal peut devenir nuisible, en noyant pour ainsi dire les zoospermes. De même, si la quantité du sperme éjaculé est *trop petite*, l'acidité habituelle du mucus suffira déjà pour arrêter très rapidement les mouvements de translation des animalcules.

La stérilité peut aussi être le résultat du catarrhe cervical. Tantôt, en effet, la sécrétion profuse de la muqueuse hypertrophiée du col balaye le liquide séminal et l'entraîne au dehors; tantôt cette sécrétion, grâce à sa viscosité considérable, obture l'orifice utérin comme un véritable bouchon et empêche l'imprégnation en défendant l'entrée de la matrice aux spermatozoaires.

Il est aisé de comprendre que le mucus cervical visqueux, gélatineux et très-adhérent, dont la sécrétion est un syndrôme des altérations du tissu utérin, s'oppose à la pénétration du sperme dans l'utérus, lorsqu'il se trouve en grande quantité dans la cavité du col. L'existence du catarrhe cervical sera surtout défavorable à la conception chez les nullipares ; car, chez les multipares, l'ouverture plus grande du méat utérin prévient plus facilement l'accumulation des mucosités dans le col.

Scanzoni a déjà attiré l'attention sur ce fait que chez les secondipares ou les multipares, souffrant de catarrhe chronique ou de blennorrhée profuse de l'utérus, la conception redevient possible plus facilement que chez les nullipares atteintes des mêmes affections. Ces dernières demeurent stériles *presque sans exception,* si l'on ne réussit pas à modérer l'hypersécrétion des glandes ou à assurer un libre écoulement au mucus accumulé.

Dans une communication à la Société de Médecine (1881) relative à l'influence des sécrétions utéro-vaginales sur la conception, Charrier a formulé les principes suivants : « Dans certains cas assez rares, les mucosités utéro-vaginales sont acides, même chez des femmes absolument saines. Cette acidité peut être un obstacle insurmontable à la fécondité, car les spermatozoïdes meurent dans un milieu très légèrement acide. Pour rendre aux sécrétions leur réaction normale, il faut instituer le traitement par les alcalins (boissons, injections et bains chauds alcalins). Lorsque l'acidité disparait pour faire place à la neutralité, l'obstacle s'évanouit avec elle et la conception peut avoir lieu. Les heureux effets du traitement par les alcalins montrent combien sont favorables les résultats que l'on obtient lorsqu'on combat la stérilité par le bain thermal alcalin et sulfo-alcalin ».

Charrier va certainement trop loin ; il oublie que le mucus vaginal est acide à l'état normal. En outre, on ne s'explique pas très bien quelle peut être l'influence de l'*ingestion* d'eaux alcalines sur les changements de réaction des sécrétions génitales.

Von Grunewaldt a insisté sur une forme d'endométrite chronique avec *sécrétion visqueuse* qui provoque la stérilité, mais qui est assez rare. La forme, le volume et la consistance de l'utérus sont généralement ceux d'un utérus pubère ; seulement, au spéculum, on voit sourdre de l'orifice du col du mucus gris-verdâtre, très visqueux et difficile à enlever. Sur 24 femmes de sa clientèle atteintes de cette maladie, 10 étaient mariées depuis plusieurs années et n'avaient jamais été grosses ; chez 10 autres clientes, la stérilité était acquise : pour les 4 dernières, il était difficile de se prononcer sur leur aptitude à la conception, car deux d'entre elles vivaient séparées de leur mari ; il s'était à peine écoulé deux ans depuis leurs dernières couches.

En tous cas, aucune des femmes en question ne devint mère après l'établissement de la maladie, quoique chez quelques-unes le traitement eût amélioré l'état pathologique.

Parmi les remèdes qui sont employés dans les affections utérines ou vaginales et qui *détruisent rapidement la vitalité des spermatozoïdes,* il faut citer en première ligne les lavages avec des solutions d'acide phénique, de thymol, d'eau chlorée et de sulfate de cuivre.

En parlant des conditions qui entravent la rencontre de l'ovule et du sperme, il ne faut pas oublier que l'*excitation sexuelle de la femme* au moment du coït joue un rôle assez considérable quoique non encore défini.

Pour ma part, je regarde l'activité de la femme au moment du coït comme étant d'une grande importance pour le résultat final. Je considère *l'excitation sexuelle de la femme comme un facteur nécessaire* à la fécondation, soit que cette excitation produise par voie réflexe des modifications de la sécrétion cervicale propres à favoriser la pénétration des zoospermes dans la matrice, soit que, toujours par voie réflexe, il survienne dans la portion vaginale un travail destiné à hâter la progression du sperme.

Hohl, Litzmann et d'autres encore ont fait ressortir que chez les femmes nerveuses et irritables, l'attouchement digital du vagin provoque des sensations voluptueuses, un arrondissement du museau de tanche, un abaissement de l'utérus et une turgescence de sa partie vaginale, tous phénomènes qui sont regardés comme le complément nécessaire de la copulation. On reconnaît donc, pour l'entrée en érection de la portion vaginale, le besoin d'une excitation sexuelle préalable.

Eichstedt et Kehrer sont d'avis que le *modus coeundi* et la façon de se comporter de la femme ont une influence réelle sur la fécondation.

Moi-même, j'insiste sur ce fait que l'excitation vénérienne au moment du coït produit *par voie réflexe une augmentation d'activité des glandes du col utérin dont le but est de donner naissance à un liquide de sécrétion capable d'élever à un haut degré la motilité des spermatozoïdes*. Peut-être est-il permis d'admettre que *l'insuf-*

fisance de l'excitation sexuelle et l'absence de sensation voluptueuse chez la femme pendant le coït empêchent ce phénomène réflexe, destiné à favoriser l'introduction des filaments séminaux dans l'utérus.

L'influence de l'excitation génitale sur la menstruation est facile à constater. Par analogie, il serait donc téméraire de nier cette influence sur la réalisation de la fécondation.

On sait que chez les jeunes filles de la ville, les règles sont plus précoces que chez celles de la campagne, non pas seulement à cause de l'alimentation plus substantielle ou des fatigues physiques moins considérables, mais aussi en raison de conditions morales toutes spéciales. Il est également notoire que les jeunes filles travaillant dans les usines atteignent de très bonne heure la puberté.

Ces faits viennent corroborer l'opinion universellement et depuis longtemps répandue dans le peuple que la fécondation exige l'orgasme sexuel chez la femme. Les accoucheurs n'entendent-ils pas souvent des femmes se plaindre de *ne rien éprouver* au moment du coït, et rapporter à cette absence de sensations les insuccès de la cohabitation?

Une femme du monde, mère de plusieurs enfants, m'assurait que non seulement elle savait lorsque chez elle le coït serait suivi de conception, mais qu'elle pouvait à sa guise rendre les rapports sexuels fécondants ou non. Demeurait-elle passive, ou, comme elle disait elle-même, *laissait-elle faire et aller*, la fécondation n'avait pas lieu ; se laissait-elle au contraire entraîner

à des mouvements actifs et l'orgasme vénérien la sai-
sissait-il, la conception était certaine.

On désigne sous le nom de *dyspareunie* (jadis on
disait anaphrodisie) cet état anormal de la femme qui
fait que le coït au lieu d'être accompagné de sensations
voluptueuses, ne provoque au contraire que de la gêne
ou même de la douleur, qui fait par conséquent que
non seulement la femme n'apporte dans l'accomplissement de l'acte conjugal aucune ardeur, mais de la froideur et même du dégoût.

Cette aberration génitale spéciale n'est pas rare.
Elle est un symptôme d'états pathologiques variés qui
n'ont pas encore été analysés jusqu'à présent.

Chez un certain nombre d'animaux, la dyspareunie
est un phénomène normal en dehors de l'époque du
rut. Nous en voyons des exemples journaliers dans
toute chienne non en chaleur qui résiste avec vigueur
aux entreprises amoureuses du mâle.

*Chez la femme pubère, le désir sexuel ne se mani-
feste pas à une époque définie;* il existe en tout temps.
Il est vrai qu'il est augmenté et qu'il peut être porté
à son summum par des excitations physiques ou morales.

La dyspareunie est toujours pathologique et peut
exister à tous les degrés et avec toutes les nuances, depuis cette passivité apathique et froide si propre à dou-
cher l'impétuosité du mari, *dyspareunie vraie*, jusqu'à
cet état pitoyable accompagné de souffrances atroces,
de spasmes, allant jusqu'à la syncope et qu'on désigne
sous le nom de *vaginisme*.

Généralement les femmes qui souffrent de cette affection ne connaissent pas, si ce n'est pendant leurs rêves érotiques, la sensation orgastique spéciale qui se produit au moment de l'éjaculation.

Cette affection, accusée seulement par des symptômes subjectifs, est difficile à constater et surtout à contrôler. A-t-on dirigé son attention de ce côté et commence-t-on à questionner dans ce sens, certaines femmes simuleront la dyspareunie pour exciter la compassion du praticien et se faire considérer comme des victimes s'offrant en holocauste à Vénus sur l'autel conjugal. Cependant les assertions de la femme sont quelquefois dignes de foi, surtout lorsqu'elles sont corroborées par les affirmations du mari.

Les cas de dyspareunie ne sont généralement soumis au médecin que lorsque celle-ci est compliquée de stérilité. Le mari accuse sa moitié de froideur ; la femme déclare qu'elle ne conçoit pas parce que ses appétits sexuels ne sont pas satisfaits.

En réalité, la coïncidence de la dyspareunie et de la stérilité est tellement frappante qu'il est impossible de ne pas admettre une connexion étiologique entre ces deux états morbides. Sur 40 femmes stériles, examinées par moi au point de vue de la dyspareunie, j'ai constaté cette affection 12 fois, c'est-à-dire dans 30 o/o des cas.

Les femmes atteintes de dyspareunie et de stérilité se plaignent très fréquemment *de ne pouvoir retenir le sperme* qui, aussitôt éjaculé, s'écoule au dehors du vagin. La cause de cet accident, si bizarre pour ces femmes, paraît résider, en raison du défaut d'orgasme vénérien, dans l'absence de contractions réflexes du système musculaire génital qui accompagnent ordinairement le coït, ou bien dans une dilatation et un relâchement anormaux du vagin.

Donc, la stérilité en cas de dyspareunie s'explique par le fait de la non-retenue du sperme dans le vagin et de l'absence de travail sécréteur réflexe de la part des glandes du col, absence qui a pour conséquence de priver les spermatozoïdes du véhicule muqueux si favorable à leur immigration dans l'utérus.

Les éleveurs ont remarqué que chez les vaches et les juments, la semence s'écoulait parfois au-dehors du vagin immédiatement après le coït, et ils rapportent *cette inaptitude des animaux à retenir le liquide spermatique* à un rut trop peu prononcé. On recommande de provoquer la conservation intravaginale du sperme par des aspersions d'eau froide sur la région coccygienne et les parties génitales externes.

Les altérations pathologiques que j'ai constatées le plus fréquemment chez les femmes dyspareuniques que j'ai observées, consistaient en catarrhes chroniques des muqueuses vaginale et utérine, accompagnés de dilatation et de relâchement considérables du vagin et d'une augmentation notable du volume de l'utérus.

Dans trois de ces cas, le clitoris était remarquablement atrophié ; dans deux autres, je constatai des déchirures anciennes du périnée non cicatrisées. Je n'ai pas d'observations personnelles de dyspareunie due à l'hypertrophie des nymphes, lésion qu'on a accusée de provoquer cette affection. Dans plus de la moitié des cas, j'ai pu démontrer l'existence d'une *diminution de sensibilité de la muqueuse vaginale ;* dans deux cas même, j'ai trouvé une anesthésie sensorielle complète. L'hyperesthésie au contraire était constatée dans presqu'un tiers des cas, spécialement dans ces formes très accentuées de dyspareunie qui constituent le vaginisme.

Cette hyperesthésie est surtout très prononcée à l'entrée du vagin et, chez les vierges, au niveau de l'hymen. Aussi le moindre essai de cohabitation amène-t-il des contractions spasmodiques, involontaires du constricteur du vagin. Ces spasmes se produisent même au simple attouchement des parties avec le doigt ou avec une sonde.

Quelquefois la cause de la dyspareunie réside dans le peu de vigueur du mari, qui n'arrive pas à faire naître de sensation voluptueuse chez sa femme. La dyspareunie et par conséquent la stérilité sont encore amenées par l'antipathie inspirée par le mari ou l'aversion que font naître ses « vices ».

Chez les femmes qui sont mariées depuis un certain temps avec des hommes impuissants à les satisfaire, on est frappé du degré d'étiolement des organes génitaux. L'utérus est très mobile, presque toujours en rétroflexion, ses parois sont amincies et flasques, sa cavité a augmenté de dimension ; la portion vaginale est atone, terminée en pointe ; le calibre du vagin est plus considérable ; il y a de l'hypersécrétion du côté de toutes les muqueuses de l'appareil sexuel ; les fibres du bulbo-caverneux, du releveur de l'anus et des muscles du périnée sont dans un relâchement complet.

Presque toujours ces femmes se plaignent des accidents nerveux si variés qui forment l'entité morbide connue sous le nom d'hystérie ; elles deviennent chlorotiques et leur nutrition générale est en souffrance.

J'ai vu de nombreux exemples de cet état chez des clientes, des juives de la Pologne russe, où existe encore la coutume de marier les jeunes filles de 16 à 17 ans avec des jeunes hommes de même âge. La disproportion et l'incompatibilité sexuelles apparaissent peu de temps après le mariage ; elles ne font que croître, d'autant plus que le mari a perdu pas mal de sa puissance, grâce à des pratiques d'onanisme antérieures à l'union matrimoniale. Beaucoup de ces mariages restent stériles, et il est bien regrettable qu'il n'existe point de statistique à ce sujet.

Il arrive parfois que la dyspareunie est liée à une perversion du sens génital. Dans ce cas, les femmes s'adonnent à la masturbation, et sacrifient à *Amor lesbicus*, etc.

J'ai vu une femme de 30 ans, mariée et demeurée inféconde depuis 9 ans, qui se plaignait à moi de n'avoir plus de rapprochements sexuels depuis des années, parce que, pendant le coït, non seulement elle n'éprouvait aucune sensation voluptueuse, mais qu'elle ressentait même un dégoût prononcé pour l'acte vénérien. En revanche, elle était en proie depuis longtemps déjà à un besoin irrésistible de se livrer à des attouchements sur les organes génitaux de jeunes enfants des deux sexes : c'est dans ces attouchements qu'elle trouvait la satisfaction de ses désirs sexuels. En examinant cette femme, je trouvai l'utérus hypertrophié et en rétroflexion ; le vagin présentait une anesthésie complète.

Le défaut d'harmonie sexuelle, occasionnée par un défaut d'irritabilité génitale, frappe quelquefois des conjoints, qui, divorcés et remariés chacun de leur côté ont vu leur nouvelle union devenir féconde. Les faits de ce genre ne sont pas rares et ont déjà attiré l'attention des observateurs de l'antiquité, entre autres d'ARISTOTE. HALLER leur assigne comme cause le manque d'harmonie affective.

Des médecins français, et parmi eux VIREY, considèrent comme très importante pour la fécondation l'existence de *l'harmonie d'amour*. Peut-être, cette harmonie est-elle parfois empêchée par une disproportion matérielle dans les dimensions et la configuration des deux appareils génitaux.

D'ailleurs, celui qui a occasion de pénétrer dans les coulisses du mariage sait que la femme infidèle a plus de chances d'être fécondée par l'amant qu'elle aime que par le mari qui lui est devenu indifférent.

Les faits sont plus évidents encore dans l'espèce animale. Écoutons DARWIN : « Il n'est pas rare de voir tel mâle ne pas vouloir s'unir à telle femelle pour accomplir l'acte de la génération, alors qu'en les accouplant séparément avec d'autres individus, la fécondation a lieu des deux côtés, et qu'il n'y a aucune raison de considérer ce phénomène comme l'effet d'un changement de vie de ces animaux. La cause en est probablement dans une incompatibilité sexuelle congénitale du couple réuni. »

Je possède un grand nombre d'observations relatives à ce sujet que m'ont communiquées de grands éleveurs et qui ont trait au cheval, à l'espèce bovine, au porc, au chien de chasse, au chien en général, au pigeon, etc.

DUNCAN trouva parmi 191 femmes stériles, 39 anaphrodisiaques et 62 n'éprouvant pas la jouissance sexuelle. Il considère comme une cause essentielle de stérilité les anomalies de l'appétit sexuel.

C'est le moment de citer les rapports médicaux prouvant que la conception avait eu lieu dans des cas de viol et de cohabitation non consentie de la part de la femme ; dans des cas encore où le coït avait été pratiqué la femme étant ivre ou endormie, et où il n'avait été accompagné absolument d'aucune sensation voluptueuse. Donc l'érection, les mouvements et les sécrétions réflexes de l'utérus peuvent se produire indépendamment de toute influence voluptueuse. Ces faits ne sont cependant qu'exceptionnels, et ne méritent pas toujours qu'on y ajoute grande foi.

Dans bien des cas, où la conception avait été réalisée pendant une perte de connaissance, l'enquête a montré que cette dernière n'était pas tellement involontaire que la violence ne fût quelque peu *vis grata*.

DE MASCHKA rapporte l'histoire d'une jeune fille qui prétendait avoir été violée pendant une apsychie épileptique, mais qui *se souvenait* de tous les détails de l'attentat. Dans le cas relaté par Casper, qui a trait à une femme soi-disant violée alors qu'elle était en état d'ivresse, on découvrit qu'il ne s'agissait que d'une ébriété très légère accompagnée d'excitation sexuelle excessive.

Ce n'est jamais qu'avec une extrême réserve qu'il faut accueillir les histoires de fécondation pendant le sommeil, les pertes de connaissance, l'état magnétique ou le somnambulisme.

La meilleure preuve de l'importance de la sensation voluptueuse dans la production de la conception, c'est que chez la plupart des femmes, le sens voluptueux ne s'éveille que peu à peu après la première cohabitation *pour se développer progressivement*. Et la première conception a lieu quelque temps après le mariage, à une époque qui coïncide avec l'apparition de ce sens voluptueux. Même chez les femmes propres à la conception, l'aptitude à la fécondation ne se développe ordinairement qu'après un usage répété du coït.

D'après mes observations, sur un total de 556 femmes fécondes, la première naissance eut lieu 156 fois au bout de 10 mois de mariage, 199 fois au bout de 10 à 15 mois, 115 fois entre 15 mois et 2 ans.

Nous avons déjà parlé plus haut de l'influence de l'*âge* de la femme au moment du mariage et du développement plus ou moins complet de ses organes génitaux sur la précocité ou le retard dans l'imprégnation. D'après Spencer Wells, 4 femmes seulement sur 7 accouchent avant le 18e mois de mariage. Selon Puech, la parturition a lieu 5 fois sur 10 à la fin de la première

année d'union, 4 fois au bout de la deuxième et 1 fois
au bout de la troisième.

Evidemment cette inaptitude passagère à la conception peut aussi être causée par l'accomplissement initial
incomplet de l'acte copulateur, fait dont les deux conjoints peuvent être également coupables. Il est cependant impossible de nier que la femme est fréquemment
seule en cause, parce que ses organes génitaux, appe-
lés à de nouvelles fonctions, ont besoin d'une certaine
éducation et que son sens génital demande une excitation spéciale.

Je connais une femme qui se maria deux fois. La
première, elle conçut au bout de cinq ans; la seconde
fois, plus de six années s'écoulèrent avant qu'elle fût
fécondée. Un autre fait de ma clientèle, qui paraît bien
prouver que la stérilité est le résultat d'une excitation
sexuelle insuffisante par impuissance maritale, est le
suivant: Une jeune fille de 19 ans se marie avec un
quadragénaire affaibli par des excès vénériens. Ce n'est
que quatre ans après le mariage que le mari réussit à
déchirer l'hymen. Six ans après la déchirure, il y eut conception; et depuis, (10 ans) la femme est restée stérile.

Courty parle d'une femme d'un certain âge qui, malgré sa santé florissante, demeura inféconde pendant
quinze années de mariage. Au bout de ce temps, elle
eut un enfant de son amant. Ce premier rejeton eut
deux frères, mais cette fois du père *quem nuptiæ de-
monstrant*. Jamais, avant sa fécondation, cette femme
n'avait ressenti de sensation voluptueuse au moment
du coït.

WHITEHEAD constata parmi 541 femmes mariées, d'un âge moyen de 22 ans, qu'ordinairement il se passait onze mois et demi entre le mariage et le premier accouchement.

Des chiffres de SADLER, il résulte que les trois quarts des femmes accouchent de leur premier enfant un an seulement après le mariage.

DUNCAN donne comme moyenne entre le mariage et les premières couches (sur un total de 3722 cas) un intervalle de dix-sept mois ; dans presque les 2/3 des cas, la première naissance n'avait eu lieu que dans le courant de la seconde année.

Le tableau ci-dessous, qui est dû à ANSELL, comprend 6035 cas et donne les chiffres les plus exacts à ce sujet. L'intervalle moyen qu'il indique entre le mariage et le premier accouchement est d'environ seize mois.

ANNÉES ÉCOULÉES DEPUIS LE MARIAGE	NOMBRE DES PREMIÈRES NAISSANCES
1	3.159
2	2.163
3	421
4	137
5	69
6	26
7	21
8	11
9	7
10	7
11	5
12	4
13	3
14	2

L'*âge relatif* des époux a une certaine influence sur la fécondité ; celle-ci est considérable quand les conjoints sont du même âge ou que le mari est plus vieux d'un à six ans, c'est-à-dire quand la puissance virile peut facilement satisfaire au sens voluptueux de la femme.

A ce sujet, QUETELET conclut comme suit :

« Les mariages trop précoces favorisent la stérilité. La fécondité commence à diminuer chez l'homme à l'âge de 33 ans et chez la femme à 26 ans. Toutes choses égales d'ailleurs, elle est plus prononcée dans les cas où le mari est un peu plus ou au moins aussi âgé que la femme ».

Il est certains phénomènes physiques qui prouvent l'importance considérable de l'excitation de la sensation voluptueuse. De ce nombre est l'influence sur la conception de l'irritation du clitoris et de la position prise par la femme pour accomplir le coït, position qui varie avec la femme, mais qui seule est apte à amener le summum de la volupté et de l'orgasme génital. N'arrive-t-il pas qu'un mari vient vous raconter confidentiellement que sa femme n'éprouve de sensation voluptueuse qu'alors que le coït est pratiqué latéralement ou *more bestiarum*, ou que l'homme et la femme intervertissent au moment de la copulation, leur position normale respective ?

Les *excès de coït et d'excitation des organes génitaux* peuvent occasionner la stérilité. Cela se voit chez les prostituées qui ne conçoivent que très rarement. Nous l'avons constaté également pour des femmes qui, de leur propre aveu, s'adonnaient dès leur jeune âge à la masturbation et aux jouissances sexuelles artificielles.

Dans le dernier cas, il faut tenir compte, au point de vue de la genèse de la stérilité, de la fréquence des vices de développement ou du manque des organes génitaux internes. L'existence des modifications que l'onanisme imprime à l'appareil sexuel féminin, hypertrophie du clitoris, agrandissement et coloration bleuâtre des petites lèvres, rétroversion de l'utérus, névralgies et déplacements de l'ovaire, leucorrhée et ménorrhagies abondantes, doit faire soupçonner chez les femmes stériles la satisfaction anormale des appétits sexuels.

Chapman considère la masturbation comme une cause de stérilité.

Kussmaul fait ressortir la relation qui existe entre l'onanisme et la nymphomanie d'une part et le défaut de développement de l'utérus et des organes génitaux de l'autre.

Campbell cite une femme, ayant des habitudes d'onanisme, qui n'avait jamais été réglée et qui, à côté d'organes sexuels non développés, avait un kyste dermoïde de l'ovaire.

Aran constata chez une jeune femme, qui avait coutume de se masturber, un développement imparfait de l'utérus et de ses annexes.

Waddington relate également un cas où l'instinct sexuel excessif coïncidait avec un utérus deficiens.

Cohnstein a soulevé, il n'y a pas longtemps, la question de savoir *si l'aptitude de la femme à la conception était permanente* ou si le pouvoir générateur n'était pas plutôt lié, comme chez les animaux, à de certaines époques de l'année, s'il n'y avait pas pour la grossesse des moments de prédilection individuels.

Selon lui, le nombre des femmes présentant de ces moments est bien plus considérable que celui des femmes aptes à concevoir toute l'année; et il cite comme preuve à l'appui, l'observation suivante : Une femme de 33 ans qui avait, il y a quelques années, accouché avant terme d'un enfant mort, ne conçut plus depuis. Les organes génitaux de la femme et le sperme du mari étaient normaux. Pendant les trois années qui suivirent la première parturition on avait essayé, mais en vain, d'obvier à la stérilité par la dilatation du canal cervical au moyen de bougies, d'incisions, d'excisions, et de mesures diététiques relatives à la cohabitation.

Cohnstein détermina l'époque à laquelle aurait dû se terminer normalement la première grossesse. Cette époque était la mi-février. Il en conclut que si le coït était pratiqué au commencement de mai, la fécondation aurait lieu. Effectivement, la femme qui avait suivi le conseil donné, devint enceinte et donna le jour à une petite fille vivante et à terme.

Ce qui plaide contre l'hypothèse de ces époques de prédilection, c'est la répartition égale des naissances sur les différentes périodes de l'année dans les familles riches en progéniture.

On a dit aussi que certaines saisons, que certains mois de l'année étaient plus favorables que d'autres à la conception. Le maximum le plus important appartient au printemps, l'hiver vient ensuite. Du reste, le printemps a toujours été cité comme le moment le plus propice à la fécondation de la femme.

Les différences dans le chiffre des naissances, et par conséquent des conceptions, dépendent de conditions sociales telles que l'époque de la célébration du mariage, les occasions de rapprochement sexuel pendant les travaux de la maison et ceux des champs, etc.

VILLERMÉ s'est efforcé de prouver à l'aide de statistiques que les conceptions étaient plus nombreuses aux mois de mai et de juin, sous l'influence naturelle du printemps.

PLOSS répond par la négative à la question de savoir si la *femme* est plus apte à la fécondation à une certaine époque de l'année, c'est-à-dire dans les mois de mai et juin. Il penche au contraire pour l'existence de moments de prédilection chez *l'homme*.

BAKER-BROWN admet une forme de stérilité qui serait due à une influence « sympathique ou réflexe » consécutive aux affections des organes avoisinant l'utérus, telles que tumeurs vasculaires de l'urèthre, maladies du rectum (hémorrhoïdes fluentes, fistules, fissures, prolapsus, squirrhes, ascarides). « Ces affections, dit-il, agissent par les pertes de sang et les désordres menstruels qu'elles occasionnent, par la congestion pathologique qu'elles amènent dans le système utérin et par les névroses qui en sont la conséquence. »

Il faut citer ici l'observation rapportée par COURTY, d'une jeune femme chez laquelle la stérilité était due

à l'existence d'une fistule anale longtemps méconnue ;
la fistule guérie, la fécondation eut lieu.

On ne peut cependant considérer ces faits comme
une forme spéciale d'infécondité : il faut les ranger
dans la série des stérilités par obstacle à l'ovulation
ou à la conjonction de l'ovule avec le sperme.

Nous avons signalé, comme une condition sine quâ
non de la fécondation, le contact de l'ovule avec du
sperme de *composition et de conservation normales.*

Nous arrivons à l'étude d'une cause de stérilité qui
n'a attiré que depuis peu l'attention des accoucheurs
et dont *le mari* seul est responsable ; je veux parler
de l'*azoospermie.*

BIBLIOGRAPHIE

Anderson, Conception under mindre vanliga fœrhællanden. *Tœrh.*
 Svensk. Læk. Sællsk. Sammank. Stockholm 1868.

Aneshænsel, Schwangerschaft bei unzerstœrtem Hymen. *Aerztl.*
 Mittheilungen aus Baden. Karlsruhe 1868. Bd. XXII.

Bandl, Casuistische Mittheilungen aus der Poliklinik des Prof.
 Bandl in Wien von Dr. J. Heitzmann. *Wiener med.*
 Presse. 1884.

Bandl Ludwig, Die Krankheiten der Tuben, der Ligamente und
 des Beckenperitoneums. Erlangen 1882. (Im *Handbuch d.*
 allg. und spec. Chirurgie von Pitha-Billroth.).

Barnes R., On Dysmenorrhoa, metrorrhagia ovaritis and sterility
 depending upon a peculiar formation of the cervix uteri.
 Transactions of the obstetrical society of London 1866.

Beigel, *Pathologische Anatomie der weiblichen Unfruchtbarkeit*
 Braunschweig 1878.

Bœrleben, Schwangerschaft ohne Immissio membri. *Vierteljahrs-sch. f. gerichtl. u. œffentl. Medicin.* Berlin 1855. Bd. VII.

Bourgeoise, Observation d'une grossesse malgré la présence de la membrane hymen. *Journ. univ. d. sc. méd.* Paris 1824. Bd. XXXII.

Braun C. v. Fernwald, Ueber flexionen des Uterus. *Wiener med. Wochenschrift.* 1869.

Braun Fernwald, C. v. Ueber Conception bei Imperforatio hymenis und bestimmt nachgewiesener Unmœglichkeit der Immissio penis. *Wiener med. Wochenschr.* 1872.

Braun G., Ueber Schwangerschaft und Geburt bei unversehrtem Hymen. *Wiener med. Wochenschrift.* 1876.

Breisky, Die Krankheiten der Vagina in Billroth's *Handb. d. Frauenkrankheiten.* 1879.

Breisky, Stenosis vaginae bei einer Schwangeren. *Prager med. Wochenschr.* 1883.

Brill, Zwei Fælle von Schwangerschaft mit unverletztem Hymen. *Wratsch.* St Petersburg 1882.

Burgess E J., Pregnançy with unruptured and imperforate hymen. *Lancet.* London 1876.

Carter, Pregnancy occuring with apparently complete occlusion of the vagina. *Lancet.* London 1845.

Casper, Schwængerung ohne Defloration. *Wochenscrhift für die gesammte Heilkunde.* Berlin 1835.

Coste, *Embryogénie. Production des sexes* in Comptes rendus. 1856 u. ff.

Champion, Observation sur une femme devenue grosse de deux enfants malgré la présence de l'hymen etc. *Journ. un. d. sc. méd.* Paris 1819.

Charrier, *Du traitement par les alcalins d'une cause peu connue de stérilité.* Société de médecine de Paris, 1880.

Chiari, Ueber Entzündung der weiblichen Hydrocele. *Wiener med. Blætter.* 1870.

Davizac, Case of occlusion of the vagina in a pregnan wotman. *N. Orl. M. a. S. J.* 1844-45.

DOHRN, Ein Fall von Atresia vaginalis. *Archiv. f. Ginækologie* 1876.

DUCELLIEZ, *Influence de l'érection utéro-tubaire sur le mécanisme de l'introductiou du sperme dans les organes génitaux internes de la femme.* Strasbourg 1854.

DUNCAN, Case of pregnancy with unruptured hymen. *Tr. Edinb. Obst. Soc.* 1875. III.

EICHSTEDT, *Zeugung, Geburtsmechanismus* etc., 1859.

EMMET, *Risse des Cervix uteri als eine hæufige und nicht erkannte Krankheitsursache.* Uebersetzt von VOGEL. 1874.

EMMET A., Fall von Atresie. *Verhandl, der amerikanischen gynækol. Gesellschaft.* 1878.

ENGELMANN, Schwangerschaft bei Atresia vaginæ. *Deutsche Klinik.* Berlin 1852.

FEHLING, Casuistischer Beitrag zur Mechanik der Conception. *Archiv. für Ginækologie.* Berlin 1873.

FISCHEL WILH, Ein Beitrag zur Histologie der Erosionem der Portio vagin. uteri. *Arch. für Gyn.* Bd. XV u. XVI.

FLEISCHMANN, Erfahrungen über Schwangerschaft ohne vollstandig vollzogenen Beischlaf. *Zeitschr. f. Staatsarzneikunde.* Erlangen 1839. Bd. XXXVII.

FRANCIS, Impregnation without rupture of hymen. *Indian M. Gaz.* Calcutta 1871.

FRANKENBERG, Schwangerschaft bei gænzlich unverletztem Hymen. *Organ f. d. gesammte Heilkunde.* Aachen 1853.

FRANKENHAUSER, Die Bewegungsnerven der Gebærmutter. *Jena'sche Zeitschrift f. Medicin und Naturwissenschaften.* 1864.

FRANQUE, O. v., Schwangerschaft bei mangelhafter Immissio des Penis. *Wiener Medicinalhalle.* 1864.

FRITSCH H., Die Lageverænderungen der Gebærmutter in BILLROTH'S *Handb. d. allgemeinen und speciellen Chirurgie.* 1884.

FRITSCH H., Zur Lehre von der Tripperinfection beim Weibe. *Archiv für Gynækologie.* Bd. X. 176.

FURST LIVIUS, Ueber Bildungshemmungen des Utero-Vaginalcanales. *Monatsschrift für Geburtskunde.* Bd. XXX. 1868.

GALLARD, *Leçons chiniques sur les maladies des femmes.* Paris, 1873.

GRUNEWALDT, *O. v.,* Ueber die chron. Endometritis mit zæhem Secret. *St. Petersburger med. Zeitschrift.* 1875.

HAUSMANN, *Ueber das Verhalten der Samenfaden in den Geschlechtsorganen des Veibes.* 1879.

HEDDÆUS, *Die Contraction der Gebærmutter.* Wurzburg 1851.

HEIDENHAIN, *Studien des physiol. Instituts in Breslau.* Bd. III.

HEIM E., Ist Empfængniss ohne vollzogenem Beischlaf mœglich? *Wochenschrift fur die gesammte Heilkunde.* Berlin 1835.

HENNIG, *Der Katarrh der inneren weiblichen Geschlechtstheile.* 1862.

HENNIG, Die erworbenen Verengerungen der Scheide. *Archiv. f. Gynækologie,* 1874.

HENNIG, Ueber Hydrocele muliebrum. *Tagblatt der Naturforscherversammlung in Magdeburg.* 1884.

HENSEN, Physiologie der Zeugung in HERMANN's *Handbuch der Phys.* 1881.

HERZFELD, Fall von Atresie der Scheide und Schwangerschaft. *Viener med. Presse.* 1868.

HILDEBRAND, Ueber Krampf des Levator ani beim Coitus. *Archiv. f. Gynækologie.* 1872.

HOFMEIER, M. Folgezustænde des chronichen Cervixkatarrhs und ihre Behandlung. *Zeitschrift für Geburtshilfe u. Gynækologie.* Bd. IV. 1879.

HOLST, Schwangerschaft, Geburt u. Wochenbett bei Uterusknickungen. *Mon. f. Geb.* 1863.

HORWITZ, Ueber Scheideanomalien. *Verhandlungen der St. Petersburger Section für Geburtshilfe und Gynækologie* 1875-76.

JUNG, Ueber Unfruchtbarkeit der Frauen, bedingt durch Anomalien des Vaginalsecretes. *Viener med. Presse.* 1883.

KALTENBACH, Gynatresien. IN HEGAR und KALTENBACH's *operativer Gynækologie.* 1881.

KEBER, *De spermatozoorum introitis in ovula*, Konigsberg 1853.

KEHRER, *Beitræge zur aergl. experim. Geburtsh.* 1. Hett. Giessen 1864.

KIRCHSTEIN, Graviditas sine immissione penis. *Med. Ztg. Berlin.* 1855.

KLEBS, *Handbuch der pathol. Anatomie*, 1876.

KLOTZ, *Gynæknologische Studien über patholohische Vernæderungen der Portio vaginalis uteri.* Wien 1879.

KRONER, Ueber die Beziehungen der Urinfisteln zu den Geschlechtsfunctionen des Veibes. *Archiv f. Gynækologie.* 1882.

KRUGER, Atresie mit Conception. *Mag. f. d. gesammte Heilk.* Berlin 1820.

KUSSMAUL, *Von dem Mangel der Verkümmerung und der Verdoppelung der Gebærmutter.* Würzburg 1859.

KÜSTNER OTTA. Untersuchungen über den Einfluss der Korperstellung auf die Lage des Uterus. *Archiv f. Gynækologie.* Bd. XV.

LEBEDJEFF, Ueber Hypospadie beim Weibe. *Centralbl. für Gynækologie.* 1880.

LEOPOLD, Zwei Fælle von Schwangerschaft bei vollstændiger Impotentia coeundi. *Verhandlungen der Leipziger geburtsh. Gesellsch,* 1885.

LEUCKART, Artikel Zeugung in WAGNER's *Handwœrterbuch der Phys.* Braunschweig, 1853.

LOMER. Ueber die Bedeutung und Diagnose der weiblichen Gonorrhoe. *Deutsche med. Wochenschrift.* 1885. Nr. 42.

LOTT, *Zur Anatomie und Physiologie des Cervix uteri.* Erlangen 1872.

MARTIN ED., Ueber Dysmenorrhoe und Sterilitæt. *Zeitschr. für Geburtshilfe u. Frauenkrankheiten.* Bd. I, 1876.

MAURER, *Von der Ueberwanderung des menschlichen Eies.* Erlangen 1862.

MAYER LOUIS, Atresia vagin acquis. *Verhandlungen der Gesellschaft für Geburtshilfe.* Berlin 1866.

MŒLLER, Fall von Conception bei verschlossener Mutterscheide.

Zeitschrift f. Staatsarzneikunde. Erlangen 1843. 32. Ergansungsheft.

MORTON, Pregnancy with hymen unbroken. *Med. et Surg. Reporter.* Philadelphia 1869.

MOUGHTON, Occlusion of the vagina rendering penetration impossible but not obstructing impregnation and child bearing. *Dublin Q. J. M. Sc.* 1862. XXXIII.

MÜLLER P., Ueber utero-vaginale Atresien. SCANZONI's *Beitræge.* 1869.

NŒGGERATH, Ueber den Einfluss der latenten Gonorrhoe auf die Fruchtbarkeit des Weibes. *Transactions of the american gyn. society,* 1874.

OAKMAN, Pregnancy with a perfect hymen. *Lancet.* London 1866.

OGIER, Case of conception with occlusion of the vagina. *Charleston. M. Journ.* 1854.

OLSHAUSEN, Conception unter ungewœhnlichen Verhæltnissen. *Archiv für Gynækologie.* Berlin 1871.

PAULLINI, Quaedam vulva clausa, sponte tamen rupta, concipiens et pariens. *Misc. Acad. nat. curios.* Lipsiæ 1688.

PFLÜGER E., *Ueber die Eierstcœke der Sæugethiereund des Menschen.* Leipzig 1863.

PLOSS, Ueber die Geschlechtsverhæltnisse der Kinder bedingenden Ursachen. *Monatschrift für Geburtskunde.* Berlin 1858.

V. PREUSCHEN, Artikel Vagina und Vulva in EULENBURG's Real-Encyclopædie. 1883.

PUECH, *De l'atrésie des voies génitales.* Paris 1864.

RAE, Case of pregnancy with unperforate uterus. *Lancet.* London 1851.

RICHMOND, Atresie der Vagina. *Centralbl. f. Gynækologie.* 1877.

RŒBBELEN, Gravidatio sine immersione membri. *Deutsche Klinik.* Berlin 1854.

ROUGET, Des mouvements érectiles. *Journal de Brown-Séquard, Charcot et Vulpian* 1868.

ROUGET, *Journal de Physiologie de Brown-Séquard.* 1858.

RUGE et VEIT, Zur Pathologie der Vaginalportion. *Zeitschr. für Geburtsh. u. Gynækologie.* Bd. II. 2 Heft. 1878.

SÆXINGER V., Krankeiten des Uterus. *Prager Vierteljahrsschrift f. Heilkunde.* 1866.

SCANZONI V., Eine Schwangerschaft mit bestimmt nachgewiesener Unmœglichkeit der Immissio penis. *Wiener allg. med. Ztg.* 1864.

SCHAUTA, Graviditæt bei Hymen intactus bifenestratus. *Wiener med. Blætter.* 1880.

SCHENK, *Das Sæugethierei künstlich befruchtet.* Wien 1878.

SCHŒN, Vaginalverschluss, Conception und Geburt. *Allg. Wiener med. Ztg.* 1868.

SCHRŒN, Fall von Schwangerschaft bei unverletztem Scheiden-hautchen. *Zeitschrift für Staatsarzneikunde.* 1840.

SCHWABE, Conception bei verwachsener Scheide *Mag. f. d. ges. Heilk.* Berlin 1824, Bd. XVI.

SCHWARZ A., *Ueber Conglutinatio orificii uteri externi.* Mom-mingen 1880.

SIEBOLD V., Schwangerschaft bei unverletztem Hymen *Journal für Geburtshilfe.* Frankfurt a M. 1824.

SIMMONS A. singular case of complete closure of the vagina with subsequent conception. *St. Louis. M. and. S. J.* 1817 48.

SIMS, *Gebærmutter-Chirurgie,* übersetzt v. BEIGEL. 1866.

SIPPEL, Conception ohne Immissio penis. *Centralbl. f. Gynækol.* Leipzig 1881.

SORBAIT DE, De ingravidatione sine membri virilis intromissione. *Misc. Acad. nat. cur.* Lipsiæ 1672.

SPIEGELBERG, Experimentelle Untersuchungen, *Henle und Pfeuf-fer's Zeitschrift.* 1857.

SQUIRE, A. case of impregnation in a woman, whose vagina was scarcely permeable. *Tr. Med. Soc. London,* 1817.

STERN, Beitrag zur Casuistik einer Schwangerschaft trotz bestimm-ter Unmœglichkeit der Immissio penis. *Wiener med. Presse.* 1876.

Thury, *Mémoire sur la production des sexes chez les plantes, les animaux et l'homme.* Paris et Genève 1864.

Todd's *Cyclopaedia of. Anat. a. Phys,* Vol. V. Artikel v. *Farre.* 1859.

Tuppert, Ein Fall von Atresia uteri congenita mit nachfolgender Schwangerschaft. *Beitr. z. Geburtsh. u. Gynækol* Würzburg 1858. Bd. III.

Tyler Smith, *The pathologie and treatment of leucorrhoea.* London 1855.

Varges, Conceptio sine immissione. *Mag. f. d. gez. Heilk.* Berlin 1825. Bd. XIX.

Wagner R., Ist Empfængniss ohne vollzogenem Beischlaf mœglich? *Zeitschr. f. Staatsartzneikunde.* Erlangen 1838. 25. Ergænzungsheft.

Waldeyer, Artikel Eierstock in *Stricker's Handbuch der Gewebelehre.* Leipzig 1870.

Ward, A. case, in which conception followed very imperfect connexion. *Am. J. Obst.* Nev-York, 1879.

Weiss M., Einige seltenere Fælle von Atresia vaginæ. *Prager med. Wochenschr.* 1878.

Wernich, Verhalten des Cervix ut, wæhrend der Cohabitation. *Berliner klin Wochenschrift.* 1873.

West, Pregnant uterus with occluded vagin. *Cincin. Lancet and Obs.* 1871.

Wolff, Ueber die physiol. und. therap. Bedeutung des Coitus *Deutsche Klinik.* 1869

CHAPITRE IV

STÉRILITÉ PAR AZOOSPERMIE.

Les filaments spermatiques qui naissent par une transformation spéciale de certaines cellules contenues dans les canalicules séminifères, se mêlent dans le trajet qu'ils parcourent à des liquides provenant tantôt des épithéliums de revêtement, tantôt des organes glandulaires.

Ils traversent les canalicules du testicule tapissés d'épithélium prismatique, les vasa efferentia et l'épididyme revêtus de cellules prismatiques vibratiles, enfin le canal déférent, les vésicules séminales et l'urèthre tapissés par un épithélium cylindrique polymorphe.

Quelques-uns de ces épithéliums, surtout celui des vésicules séminales, sécrétent un liquide qui se mélange au sperme, lequel s'enrichit plus tard encore des sécrétions des glandes prostatique, et cowpériennes et du mucus urèthral.

Le sperme, au moment de l'éjaculation, est un liquide

blanchâtre, un peu opaque, d'une consistance crê-
meuse. Il renferme des masses à peu près sphériques
d'une substance élastique, gélatineuse, vitreuse, dia-
phane, incolore ou de coloration jaunâtre.

Au microscope, cette substance a une apparence
hyaline et contient une quantité de cavités plus ou
moins grandes, remplies, paraît-il, d'un liquide trans-
parent. Ces espaces sont fréquemment très étroits,
allongés et parallèles, de sorte que toute la masse prend
un aspect strié.

En traitant cette substance par l'eau, elle blanchit,
perd sa limpidité et devient granuleuse sous le microscope. Après un repos de vingt-quatre heures, elle se
dilue et se mélange si intimement à la liqueur séminale que la distinction devient impossible. Il est probable que cette matière n'est autre chose que le produit de sécrétion des vésicules séminales.

La partie vraiment liquide du sperme renferme les
éléments morphologiques suivants :

1º — Des masses microscopiques de *substance hyaline*
de configuration diverse ;

2º — De très nombreuses *granulations* petites et très
pâles, de nature albuminoïde, qui disparaissent par l'addition d'acide acétique ;

3º — Quelques *cellules* rondes ou ovales (environ
du volume des leucocytes) qui ont un (quelquefois
deux) noyau ordinairement petit et sphérique ;

4º — Un élément non constant, mais fréquent après un
coït répété, les *calculs prostatiques*, qui, d'après certains observateurs, proviendraient peut-être de la

vessie et de l'urèthre et qui se distinguent par leur coloration jaunâtre, leur forme irrégulière, tantôt ronde, tantôt ovale, tantôt triangulaire, et par] leur structure caractéristique. Ces concrétions] sont consti-

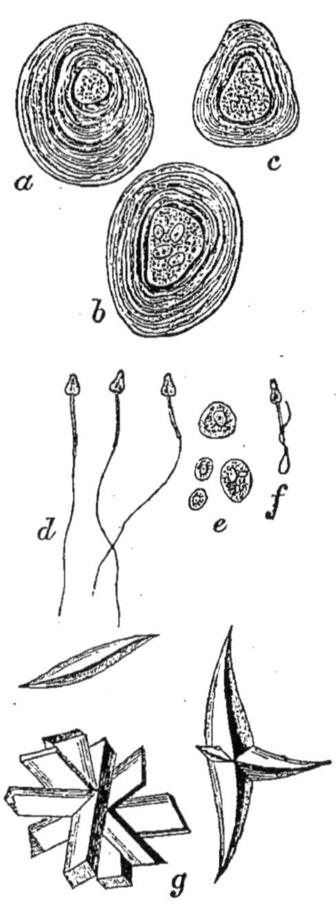

Figure 36. — Composition du sperme normal.

a, b, c : Calculs prostatiques, provenant d'un sperme normal.
d : Filaments spermatiques.
e : Grandes et petites cellules, quelques-unes remplies de granulations, éléments morphologiques du sperme.
f : Filament spermatique altéré par l'eau.
g : Cristaux spermatiques.

(d'après Bizzozero).

tuées par des couches concentriques d'une substance finement granuleuse au centre et qui possède parfois un ou plusieurs noyaux ovales ;

5° — Des *filaments spermatiques* en quantité innombrable ;

6° — Plus rarement et surtout chez les vieillards, on y rencontre encore quelques globules rouges de sang, des cellules épithéliales cylindriques, des granulations ou de petits amas de pigment jaune.

Les *filaments spermatiques*, d'une longueur d'environ 50 μ, se composent de deux segments, *la tête* ou segment céphalique, *la queue* ou segment caudal. La tête est longue de 4 à 5 μ, aplatie ou piriforme, selon qu'on l'examine de face ou de profil. La queue, longue environ de 45 μ, s'amincit graduellement à partir du segment céphalique ; son extrémité postérieure représente la partie contractile de l'élément et c'est à elle que seraient dûs les mouvements de l'animalcule (fig. 36.)

Les filaments spermatiques sont constitués par une substance très riche en sels calcaires et très réfractaire aux réactifs et à la putréfaction. Grâce à leur abondante minéralisation (21 o/o d'après FOREIBS), ils conservent leur forme primitive sous l'action de la chaleur.

Pour observer les mouvements des spermatozoaires, il faut se servir de sperme pur ou frais (fig. 37.)

Lorsqu'on traite par l'eau le sperme récemment éjaculé, les mouvements des filaments cessent au bout de peu de temps et le segment caudal s'enroule en spirale par son extrémité terminale autour de sa portion initiale, à peu près comme la corde d'un fouet autour de son manche. (Fig. 36, f).

Laisse-t-on reposer le sperme pendant vingt-quatre heures ou davantage, la portion vitreuse se dissout dans le liquide environnant qui alors se divise en deux couches, l'une supérieure plus fluide, l'autre inférieure

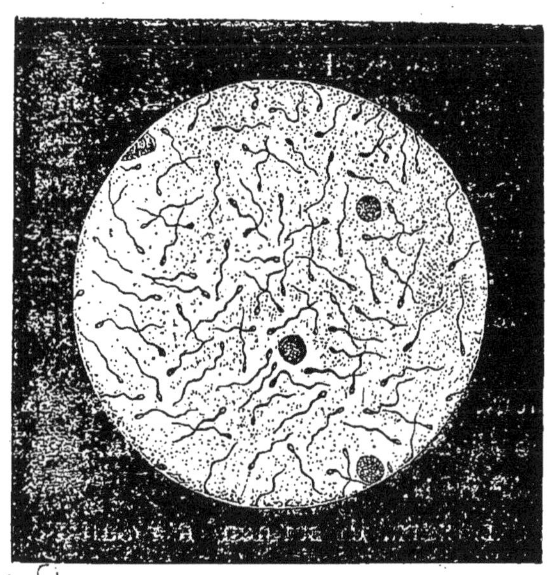

Figure 37. — Sperme normal.

plus épaisse et plus opaque. Dans la première, il n'y a que peu d'éléments morphologiques : la dernière, au contraire, en renferme beaucoup.

Ces éléments, décrits plus haut, sont fréquemment accompagnés de deux sortes de *cristaux*. Les uns ne se forment qu'après une décomposition assez avancée du sperme et sont constitués par du phosphate ammoniaco-magnésien ; les autres ont une composition chimique encore inconnue.

Ces cristaux appartiennent au système monocline ; ce sont des prismes ou des pyramides, à pans souvent incurvés, incolores ou d'une coloration légèrement ambrée ; ils se superposent parfois pour prendre de très-belles formes étoilées. (Fig. 36, g).

Ils sont solubles dans les acides minéraux et organiques, dans l'ammoniaque, insolubles dans l'alcool, l'éther, le chloroforme et l'eau froide, plus solubles dans l'eau bouillante.

Contrairement à quelques auteurs qui les considèrent comme constitués par du phosphate de chaux, du phosphate d'ammoniaque ou ammoniaco-magnésien, BOETTCHER les regarde comme des matières albuminoïdes.

Récemment, SCHREINER a prouvé que ces cristaux sont composés d'un phosphate dont la base répond à la formule $C^2 H^5 N$.

Selon FURBRINGER, ils seraient le résultat de l'action du sperme sur le mucus prostatique.

La quantité de sperme éjaculé dans le coït varie suivant l'âge, la taille de l'homme, la structure des testicules, la capacité sexuelle individuelle, suivant qu'il y a eu abstinence prolongée ou excès vénériens antérieurs. En général, elle varie entre 0, 750 et 6 centimètres cubes. SIMS déclare avoir recueilli bien des fois le sperme éjaculé aussitôt après la cohabitation et l'avoir mesuré ; il a trouvé généralement une quantité dépassant de dix gouttes la valeur de deux drachmes.

D'après Lott la vitesse de progression des spermatozoïdes est de 3,6 millimètres par minute. Henlé admet qu'un spermatozoaire parcourt une distance de 2 centimètres dans l'espace de 7 à 8 minutes.

On n'est pas encore fixé jusqu'à présent sur la durée de la vitalité des spermatozoïdes dans l'utérus. La solution de cette question aurait une grande importance pour l'étude, non seulement de la fécondation, mais de la menstruation.

Percy a publié un cas dans lequel il vit sortir du méat utérin des spermatozoïdes vivants 8 jours 1/2 après le dernier coït. Sims croit pouvoir affirmer d'après son expérience personnelle que les spermatozoaires ne vivent pas plus de 12 heures dans le mucus vaginal, mais que leur existence est bien plus durable dans les sécrétions du col. Examine-t-on celles-ci 36 à 40 heures après la cohabitation, on trouve à peu près un nombre égal d'animalcules vivants et de morts. Il est de ces spermatozoïdes qui vivent encore six heures après leur expulsion du col utérin.

Pour qu'il y ait puissance génératrice chez l'homme il faut, outre la *potentia coeundi,* c'est-à-dire le pouvoir de pratiquer le coït le pénis en érection, l'aptitude fonctionnelle du testicule, la perméabilité des voies séminales, canaux déférents et urèthre, et la *sécrétion d'un sperme normal.* Le fait qui nous intéresse spécialement est l'absence, chez l'homme, de *liquide séminal apte à la génération.*

Comme cause de cette absence, il faut citer en première ligne l'absence congénitale unie ou bilatérale des testicules, phénomènes très rares, surtout le second. Le manque de testicule est ordinairement accompagné de l'absence d'épididyme, de canal déférent et de vésicules séminales du même côté. Le développement plus ou moins parfait de l'autre testicule est d'une grande importance pour la *potentia coeundi*. L'examen seul du sperme nous apprend son aptitude fonctionnelle.

Le cryptorchidisme qui est plus fréquent, quoique relativement rare encore, est un état spécial qui n'implique pas nécessairement l'impotence fonctionnelle des testicules. Cependant le testicule non descendu dans les bourses a subi ordinairement un arrêt de développement; et le plus souvent le sperme qui en provient ne renferme point de spermatozoaires.

Une autre cause d'azoospermie réside dans l'atrophie des testicules avec réduction considérable de volume de la glande et disparition complète des canalicules séminifères et de leur contenu cellulaire. Cette atrophie est très rarement congénitale; la plupart du temps elle est le résultat de processus inflammatoires qui frappent le testicule ou l'épididyme (c'est surtout l'inflammation syphilitique qui conduit à l'hyperplasie du tissu conjonctif interstitiel et à l'étranglement et la destruction progressifs des canalicules séminifères), de compressions provoquées par les hernies, les varicocèles, les hydrocèles, les carcinomes, les tubercules et autres néoformations, d'affections constitutionnelles, de maladies du système nerveux central (émergence des plexus spermatiques), de dégénérescences régressives, suites d'excès vénériens, et enfin de la sénilité (transformation adipeuse des cellules, des canalicules séminifères et atrophie des testicules.)

L'*azoospermie* est un état spécial qu'il n'est possible de diagnostiquer qu'à l'aide du microscope. Dans l'azoospermie, l'homme possède une potentia cœundi normale, le sperme est éjaculé d'une façon normale aussi, mais la composition de la liqueur séminale n'est pas ce qu'elle doit être. Celle-ci est très liquide et a l'aspect de petit lait un peu brouillé ; dans sa partie sédimentaire, on trouve toutes sortes de détritus moléculaires, mais point de spermatozoïdes (fig. 38).

Lorsqu'en recherchant la part que peut avoir l'homme dans la stérilité du mariage, on ne se contente pas de demander si la copulation a eu lieu normalement et d'une façon répétée, si le coït a été pratiqué avant ou après les règles, mais qu'on examine bien chaque fois le sperme *au microscope,* on est étonné de voir combien l'on trouve souvent de liquide séminal dépourvu d'animalcules.

L'azoospermie peut être absolue ou passagère. C'est à KEHRER que revient le mérite d'avoir fait ressortir la fréquence de l'azoospermie comparée à celle de l'impuissance et de l'aspermatisme, et d'avoir montré que le mari très souvent n'a pas le moindre soupçon de cet état qui échappe au diagnostic du praticien, s'il n'a procédé à des investigations microscopiques (1). Il prétend qu'un quart au moins des mariages inféconds

(1) Cette question a été traitée magistralement par le professeur PAJOT. *Des obstacles à la fécondation dans l'espèce humaine.* Paris, 1885. G. Steinheil, éditeur.

sont dus à l'azoospermie du mari et que la responsabilité de ce dernier augmente encore, si on ajoute à ce total les cas où un restant de gonorrhée maritale vient infecter la femme, produit la blennorrhagie chronique de l'utérus et des trompes avec soudures tubo-ovariques consécutives, et par conséquent la stérilité.

L'azoospermie existe également, dit-on, chez les animaux. FABRICIUS cite le cas d'un étalon qui saillit magistralement une trentaine de juments, mais ne put

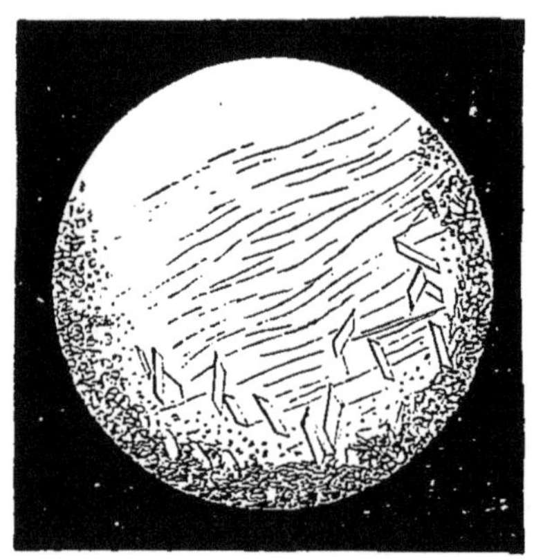

Figure 38. — Sperme contenant des cristaux, des cellules épithéliales cylindriques, de petites granulations à mouvement brownien, mais *pas* de spermatozoïdes.

jamais les féconder. A l'examen microscopique, on s'aperçut qu'il n'existait pas un seul filament spermatique dans le liquide séminal de la bête.

KEHRER a entrepris quelques expériences relativement à l'azoospermie avec des lapins. Il fit la ligature du canal déférent, des vaisseaux séminifères ou bien de tout le cordon spermatique et injecta de l'acide acéti-

que dans le canal déférent. Il produisit ainsi la stase du
sperme avec hypertrophie concentrique de l'épididyme
et destruction de l'activité sécrétoire du testicule, dont
il provoqua même une atrophie partielle.

L'atrophie testiculaire à la suite de ligature ou de
phlegmasie du cordon est plus considérable que celle
qui est consécutive à l'atrésie funiculaire ; donc, dans
tout état atrophique un peu important de ces organes,
il faut songer à la ligature ou à l'inflammation.

La rareté ou l'absence complète de filaments séminaux dans le sperme, c'est-à-dire l'oligozoospermie ne
sont pas nécessairement combinées à une altération
apparente de structure des testicules. On les trouve
chez des hommes dont les testicules ont subi des con-
tusions et des traumatismes, qui ont été atteints de
blennorrhagie et d'inflammation des deux épididymes
ou du cordon, sans lésion concomitante des testicules
eux-mêmes (soudure des conduits déférents) ; enfin à la
suite d'affections générales graves, de fatigues physiques prolongées et d'excès déréglés de coït.

Cette dernière condition étiologique nous conduit à
parler d'une forme spéciale d'azoospermie, qui pourrait se nommer azoospermie physiologique, qui n'apparaît que de temps en temps à la suite du coït par trop
répété. Dans ce cas, le sperme éjaculé n'est pour ainsi
dire plus que du mucus prostatique mêlé au produit de
sécrétion des vésicules séminales. Fürbringer constata
même dans un de ces cas la prédominance de la sécrétion prostatique sur la substance hyaline visqueuse
fournie par les vésicules séminales.

En considération de ce fait et d'autres du même genre, cet auteur croit pouvoir admettre que l'aptitude sécrétoire de la prostate disparaît bien plus tard que celle des testicules et des vésicules séminales.

J'ai trouvé très fréquemment l'azoospermie chez des hommes obèses présentant extérieurement tous les signes de la virilité et se vantant même d'être de vigoureux gaillards. Leur sperme ne contenait que peu ou point d'animalcules. Chez un individu de 22 ans paraissant être un homme dans toute l'acception du mot, et marié depuis trois ans avec une femme qui était traitée pour stérilité, je procédai à l'examen microscopique du sperme et ne trouvai pas trace de filaments séminaux. La cause de cette azoospermie était que le testicule n'était pas descendu dans le scrotum.

Sur huit individus dont le sperme était absolument vierge de spermatozoïdes, tous avouèrent avoir eu une blennorrhagie compliquée d'épididymite.

Le cas qui, entre autres, m'est le plus présent à la mémoire est le suivant :

Une dame de 28 ans, mariée depuis dix ans et restée stérile, a été traitée depuis plusieurs années par les accoucheurs les plus éminents pour sa stérilité et a visité les stations balnéaires les plus variées. Après une cure à Marienbad, son mari vint la rechercher et j'eus occasion d'examiner ce dernier. Voici le résultat de mes investigations : le pénis et les testicules sont normaux, les épididymes sont infiltrés, surtout le gauche ; le sperme que j'examinai 1/4 d'heure après l'éjaculation ne renfermait pas *un seul spermatozoïde*, mais seulement des détritus moléculaires graisseux. Le mari était donc absolument incapable de féconder sa femme.

Parmi quelques centaines d'observations, ROBIN trouva 4 individus, des plus robustes, n'ayant jamais eu d'affection vénérienne et présentant tous les signes de la virilité, mais non encore pères, et dont le sperme, quoique d'aspect normal, n'était pas visqueux et ne contenait absolument pas de filaments séminaux.

GIACOMINI a relaté 20 cas d'épididymite bilatérale ancienne où le produit de l'éjaculation était complètement privé de spermatozoïdes et ne présentait après refroidissement pas le moindre cristal spermatique ordinaire.

KEHRER a fait des recherches dans 40 cas de mariages inféconds sur la part revenant à chacun des conjoints dans l'étiologie de la stérilité, en s'efforçant d'avoir le sperme le plus frais possible pour l'examen microscopique. Sur ces 40 cas, dans la plupart desquels la stérilité datait de longtemps, il trouva 14 fois de l'azoopersmie et 2 fois de l'impuissance. Parmi les azoospermiques, il en était 8 qui avaient eu une orchite blennorrhagique[1]; dans ce nombre, il y en avait chez lesquels l'orchite avait été unilatérale. Pour les autres, on ne put établir la cause de l'azoospermie qui, chez presque tous, était accompagnée de toutes les apparences de la virilité.

En tenant compte de l'azoospermie temporaire, KEHRER considère que la cause de la stérilité réside dans l'azoospermie pour 29,7 o/o des cas, et dans l'impuissance

[1] Voir PAJOT, *loco citato.*

pour 5,4 o/o. Les citadins l'emportent sur les habitants de la campagne.

De même il pose en fait que dans 35,1 o/o des mariages stériles, l'obstacle à la conception provient du mari.

D'après ULTZMANN, le facteur étiologique le plus fréquent de l'infécondité du mariage, est l'azoospermie. Un sperme qui ne contient que des animalcules privés de mouvements est impropre à la fécondation.

Dans des circonstances favorables, l'imprégnation est encore possible avec un sperme qui, à côté de nombreux spermatozoïdes immobiles, renferme quelques filaments vivants (oligozoospermie). Les spermatozoaires *morts-nés* ont leur appendice caudal ordinairement replié ou roulé en spirale sur lui-même. Comme déviations du type ordinaire, ULTZMANN cite :

1° Des filaments à tête ronde, grosse, présentant un gonflement œdémateux ;

2° Des filaments bicéphales.

3° Des filaments à deux queues.

GROSS a eu sous les yeux 192 cas, tant maris que femmes, qu'il a examinés consciencieusement. La stérilité a dû être imputée au mari dans 33, c'est-à-dire dans 27 o/o des cas ; 31 fois par azoospermie, 2 fois pour aspermatisme. La proportion est, selon MANNINGHAM de 1 sur 30, d'après PAJOT de 7 sur 80, d'après MONDOT et COURTY de 1 sur 10, suivant NŒGGERATH de 8 sur 14 et suivant DUNCAN de 1 sur 8.

SCHLEMMER et BUSCH en examinant le sperme testiculaire d'une centaine de cadavres, y trouvèrent 34 fois

beaucoup, 39 fois *peu* et 27 fois *point* de spermatozoaires. Des recherches de Busch il résulte, en outre,
que les diathèses ont une influence considérable sur
l'azoospermie. Dans les testicules d'individus morts à
la suite d'affections chroniques diverses, il rencontra
des spermatozoaires 13 fois ; 13 autres fois il constata de l'oligozoospermie, et dans 11 des cas il ne découvrit aucun filament.

Une cause de stérilité plus rare, mais tout aussi
importante que l'azoospermie, est *l'aspermatisme* ou
incapacité de l'homme à éjaculer le sperme, soit au
moment du coït, soit sous l'influence d'autres irritations sexuelles.

Cet état pathologique spécial peut être congénital
ou acquis, permanent ou temporaire (il peut durer des
semaines seulement ou des mois). Il est dû à des altérations organiques du testicule, des affections de la
prostate, à des processus blennorrhagiques ou à des
troubles nerveux qui mettent obstacle à l'excitation
réflexe du centre éjaculateur. Aussitôt qu'elles sont
familiarisées avec le mécanisme du coït, les femmes
s'aperçoivent bien vite qu'en cohabitant avec un homme
asperme, elles ne sont jamais mouillées par le liquide
séminal.

J'ajoute que même en dehors de l'oligozoospermie
et de l'aspermatisme, il est des cas où c'est l'homme
qui constitue l'obstacle à la rencontre de l'ovule et du
sperme et devient la cause de la stérilité, et cela par
des vices de développement du pénis. J'ai observé
deux cas où rien chez la femme ne pouvait expliquer

l'infécondité et où c'est l'hypospadias trouvé chez le mari qui était seul coupable.

De par cette malformation, le sperme ne peut être lancé dans les parties supérieures du vagin au voisinage du museau de tanche ; il est éjaculé au contraire dans le segment inférieur d'où il s'écoule bientôt au dehors.

Parfois c'est un phimosis qui s'oppose à l'imprégnation, comme dans l'observation relatée par AMUSSAT. Dans ce cas l'obstacle est levé par l'opération.

Les sténoses très prononcées de l'urèthre peuvent amener la stérilité, malgré la composition normale du sperme, en arrêtant ce dernier à l'endroit rétréci et en l'empêchant ainsi d'être éjaculé. Ce n'est que lorsque l'érection a cessé et que le passage de l'urèthre est devenu plus libre, c'est-à-dire après le coït que le sperme sort du pénis relâché. Le sperme, en s'accumulant derrière le rétrécissement, peut même pénétrer dans la vessie, et ne s'écouler qu'au moment de la miction, mélangé avec l'urine.

Dans certaines parties de la France (Normandie) et dans la partie saxonne de la Transylvanie, il est d'usage que chaque ménage ne doit avoir que deux enfants (Zweikindersystem). C'est le résultat d'une stérilité relative obtenue artificiellement. Le procédé employé dans ce but consiste à exercer avec le doigt une compression énergique sur la partie de la verge en érection située au devant de la prostate, afin de provoquer le reflux du sperme dans la vessie et de mettre obstacle à l'éjaculation.

Quoique le fait ne soit pas démontré, il est permis de considérer le *mari comme responsable* de la stérilité dans le mariage, lorsqu'il a des frères mariés et demeurés sans enfants comme lui. J'ai vu plusieurs cas de ce genre.

Trois frères très bien portants et d'apparence virile, sont mariés depuis 14, 9 et 8 ans avec des femmes chez lesquelles l'examen le plus scrupuleux n'a permis de rien constater d'extraordinaire. Aucun des trois n'est père.

Trois autres frères, dont deux médecins, sont mariés l'un depuis 20, les autres depuis 4 et 14 ans, et n'ont pas d'enfants ; le premier a même convolé en secondes noces. L'un des trois, docteur en médecine, me disait être persuadé que la cause de leur stérilité résidait dans la quantité excessivement petite du sperme éjaculé.

De quatre frères, deux sont mariés et n'ont point d'enfants ; le troisième n'est devenu père qu'après que la femme eût fait une saison d'eaux !! Quant au quatrième, c'est un misogyne et un célibataire endurci.

BIBLIOGRAPHIE

ANKERMANN, *De motis et evolut fil, spermat. vanarum.* Regim. 1854.

BERGH, *Om Aspermatozi og Aspermatisme.* 1878.

BIZZOZERO, *Handbuch der klinischen Mikroskopie.* Uebersetzt von LUSTIG und BERNHEIMER. 1883.

CASPER-LIMANN, *Praktisches Handbuch der gerichtlichen Medicin.* Berlin 1881.

COOPER A., *Bildung und Krankheiten des Bodens.* 1832.

CZERMAK M, *Beiträge zun Lehre von den Spermatozoen*. Wien 1853.

DAVOSKY, Ein Fall von Hypospadie mit virulentem Harnrœhen-catarrh. *Deutsch. med. Wochenschrift.* 1880.

FARRE A., in *Jodd's Cyclopaed. of. Anat. and. Phys.* 1859.

FOLLIN, Études anatomiques sur les anomalies du testicule. *Arch. gén. de méd.* 1851.

FRIEDREICH, Ueber die Geschlechtsheile in forensischer Besie-hung. *Frieder. Blætter.* 1833.

FÜRBRINGER, *Zeitschrift für klinische Medicin.* 1881.

GOSSELIN, Nouvelles observations sur l'oblitération des voies spermatiques et sur la stérilité consécutive à l'épididymite bilatérale. *Arch. gén. de méd.*, 1853.

GROHE, *Virchow's Archiv.* Bd. 32.

HENSEN, Zeugung in *Hermann's Handb. d. Physiol.* 1881.

HOFMANN ED., *Lehrbuch der gerichtlichen Medicin.* Wien 1881.

HUBRICH, Casuistische Beitræge zur Lehre von der Zeugungsfæ-higkeit. *Friedereich's Blætter.* 1872.

KEHRER, *Beitræge sur klin. und. experimentellen Gynækologie.* 4 Bd. Giessen 1879.

KŒLLIKER, *Beitræge zur Kenntniss der Samenflüssigkeit.* Berlin 1841.

LALLEMAND, *Pertes séminales involontaires.* 1835-42.

LANDOIS, *Lehrbuch der Physiologie.* Wien 1884.

LA VALETTE, in *Stricker's Handb. de Gewebelehre.*

LE DENTU, *Des anomalies du testicule.* 1869.

LEUCKART in *R. Wagner's Handworterb. d. Physiol.* : Art. Zeugung.

LOTT, *Zur Anat. u. Phys. d. Cervix uteri.* 1872.

MASCHKA, *Handbuch der gerichtl. Medicin.* 3 Band : OESTERLEN, *Die Unfæhigheit zur Fortpflanzung.* 1882.

MAYER S., Bewegungen der Verdauungs Absonderungs-und Fort-pflanzungsapparate. In *Hermann's Handbuch der Physiologie.* 1881.

MOLESCHOTT et RICHETTI, *Comptes rendus.* Paris 1855.

MONTEGAZZA, *Rendiconti dell' Instituto Lombardo.* 1866.

NEWPORT, *Phys. Trans.* 1851.

ORFILA, *Médecine légale.*

PAULI ZACHIÆ, *quaest medico-legalium opus.* Frankfurt 1666. Tom. i lit. 3. De impotentia coeundi et generandi.

QUATREFAGES, Rech. expér. sur les spermat. *Annales des sc. natur.* 1850.

RELIKAN, *Das Skopzenthum in Russland.* 1876.

ROUBAUD, *Traité de l'impuissance et de la stérilité chez l'homme et la femme,* 1876,

SCHLEMMER, Beitrag zur Histologie des menschlichen Sperma u. s. w. *Eulenberg's Vierteljahrschr.* 1877.

SCHREINER, *Liebig's Annalen,* Bd. 194. 1878.

SCHWEIGGER-SEYDEL, Observ. sur le rôle des Zoospermes etc. *Annales des sc. nat.* 1841.

TRAXEL, Zeugungsunfæhigkeit eines Hypospadiaeus. *Wr. med. Wochenschrift.* 1856.

ULTZMANN, Ueber mannliche Sterilitæt. *Wr. med. Presse.* 1878.

ULTZMANN, Ueber potentia generandi und Potentia coeundi. *Wiener Klinik.* 1885.

CHAPITRE V

STÉRILITÉ PAR INAPTITUDE A L'INCUBATION DE L'ŒUF.

La fécondation de l'œuf, qui résulte de la pénétration dans l'ovule même d'un ou de plusieurs spermatozoaires, a lieu chez l'homme vraisemblablement dans le tiers supérieur de la trompe de Fallope.

L'entrée en activité de l'épithélium vibratile qui tapisse la trompe et les contractions péristaltiques des fibres musculaires annulaires du conduit tubaire font progresser l'ovule fécondé à travers l'oviducte jusque dans la cavité de la matrice. A ce moment, la muqueuse utérine forme de vastes bourgeons et villosités, et l'œuf, à sa sortie de la trompe, vient se loger dans l'espèce de sillon circonscrit par deux de ces villosités.

Le développement de ces végétations ne fait qu'augmenter par l'effet de l'irritation causée par la présence de l'ovule, de sorte que celui-ci, entouré d'abord d'un véritable rempart, est enveloppé bientôt de tous côtés, et séparé complètement de la cavité utérine. Voilà donc l'ovule niché, implanté dans la substance même de la muqueuse.

Pour cette *implantation,* la première des conditions est l'intégrité absolue de la muqueuse utérine. Les altérations morbides de cette membrane et, du reste, toute modification pathologique de structure du tissu utérin en général peuvent s'opposer à l'insertion de l'œuf et devenir ainsi une cause de stérilité.

La *muqueuse de l'utérus* est revêtue, à l'état normal, d'un épithélium vibratile à cellules elliptiques, dont les cils sont dirigés de haut en bas (déjà dans la trompe ils regardent l'utérus). Cet épithélium laisse voir à sa surface les orifices de glandes qui sont généralement des glandes utriculaires en forme de tire-bouchon ou en S, et qui sont séparées par du tissu embryonnaire à cellules sphériques. De ces dernières partent des tractus qui constituent la charpente de la muqueuse elle-même. Entre les cellules du tissu conjonctif de la muqueuse, on trouve presque toujours des leucocytes en migration.

A l'époque de la menstruation, la muqueuse utérine se congestionne et les glandes augmentent de volume. Ce phénomène amène des extravasations sanguines à la surface libre et entre les couches supérieures de la muqueuse, dont certaines parties constituantes sont éliminées.

Les affections de la matrice et de ses annexes qui mettent obstacle à l'implantation de l'œuf dans la muqueuse utérine et à son développement ultérieur, sont nombreuses ; aussi *l'inaptitude de la matrice* à donner asile à l'œuf et à en pratiquer l'incubation, est-elle une cause fréquente d'infécondité chez la femme.

Les arrêts et les vices de développement de l'utérus, même lorsqu'ils permettent la conception, peuvent occasionner la stérilité en entravant l'incubation de l'œuf fécondé. Nous avons insisté sur ce point en parlant des maladies utérines qui tendent à s'opposer à la rencontre du sperme et de l'ovule.

Les altérations pathologiques du revêtement séreux de la matrice, les exsudats périmétriques et paramétriques peuvent amener des déplacements de l'organe qui rendent celui-ci impropre à se dilater et à prendre le développement indispensable à la gestation.

Les maladies du muscle utérin peuvent également mettre obstacle à l'implantation de l'ovule ou empêcher l'utérus de se plier aux nécessités de la grossesse.

Quant aux néoplasmes intra ou extra-utérins, ils peuvent mettre un terme prématuré au développement de l'œuf fécondé. Mais ce sont surtout les affections de la muqueuse utérine elle-même qui la rendent incapable de constituer un nid à l'ovule et d'en mener l'incubation à bonne fin.

Tous les états inflammatoires qui sont accompagnés de ramollissement ou d'induration du parenchyme de l'utérus, de congestion et d'épaississement de l'endométrium et du paramétrium, sont un obstacle plus ou moins insurmontable à l'incubation normale de l'œuf. HIPPOCRATE déjà parle de l'atrophie de la muqueuse utérine comme d'une cause de stérilité « *Quand la matrice est devenue lisse et polie*, la menstruation est plus copieuse, moins colorée, plus aqueuse et plus fréquente ; le liquide séminal ne reste pas dans l'utérus, mais s'écoule au contraire au dehors. »

ALBERT LE GRAND également, dans son livre intitulé : ALBERTI COGNOMENTO MAGNI, *de secreti mulierum libellus, nuper amendis repugnatus* (édition Francfort s/Mein, 1580) au chapitre « De impedimentis conceptionis », considère l'altération de la muqueuse utérine comme un obstacle à la fécondation. « Les obstacles à la conception chez la femme, dit-il, sont multiples ; ils proviennent en partie d'une *trop grande humidité* ou d'une *trop grande sécheresse ou froideur de la matrice*, en partie d'une obésité trop considérable, parce que la graisse qui entoure l'utérus empêche la pénétration du sperme. Il est cependant à remarquer que parfois la semence de l'homme est semblable à de l'eau et impropre à la génération. »

VON GRUNEWALDT a insisté spécialement sur la différence qui existe entre la stérilité, c'est-à-dire *l'impotentia generandi* de la femme et *l'impotentia concipiendi*, c'est-à-dire l'incapacité de conception. En effet il y a une distance énorme entre l'impossibilité de contact de l'ovule avec le sperme et l'obstacle à l'implantation de l'œuf fécondé et à son développement ultérieur dans la cavité utérine. Cet auteur en vient même à conclure qu'il n'existe pas d'obstacles mécaniques absolus à la pénétration du sperme dans l'utérus autres que le rétrécissement du canal génital, et il affirme que l'incapacité de la matrice à mener à bonne fin l'incubation de l'œuf fécondé a bien autrement d'importance que l'impotentia concipiendi.

Ces conclusions nous paraissent très exagérées, car les exemples de fécondation malgré des obstacles mécaniques ne sont que des cas exceptionnels.

En revanche, il est inconstestable que pour amener la grossesse, il ne suffit pas de la conjonction du sperme avec l'ovule, mais qu'il faut que la texture et la nutrition de l'utérus rendent celui-ci capable de remplir son devoir, en d'autres termes, de continuer le développement de l'œuf fécondé.

C'est pourquoi il faut accorder aux maladies du parenchyme utérin une assez grande signification étiologique au point de vue de la stérilité ; cependant notre propre expérience ne nous permet pas de confirmer l'assertion de VON GRUNEWALDT qui prétend que ces affections sont l'obstacle *le plus fréquent* à l'aptitude génératrice de la femme.

Les métrites, les troubles circulatoires consécutifs aux stases veineuses dans les maladies cardiaques, peuvent amener l'*atrophie de la muqueuse utérine*. Cette dernière, arrivée à cette phase de dégénérescence, est mince et polie, et les glandes qu'elle renferme disparaissent ou se transforment en petits kystes.

Le processus est le même lorsqu'il s'agit de rétention des sécrétions dans la cavité utérine (hydromètre, hématomètre). Les épithéliums perdent probablement leurs cils vibratiles et paraissent alors lisses ; quelquefois ils ont subi une destruction complète. Il est évident que, dans ces cas, l'aptitude à la conception est influencée d'une façon très fâcheuse, puisqu'il existe de très grandes difficultés à l'implantation des villosités du chorion (KLEBS).

L'hyperplasie totale ou partielle du parenchyme utérin, accompagnée d'une augmentation de volume de l'organe tout entier ou simplement d'un allongement hypertrophique du col, peut mettre obstacle à l'incubation, qu'elle soit le résultat d'une endométrite catarrhale ou d'une hypostase veineuse consécutive à des lésions valvulaires, qu'elle provienne d'involution incomplète post partum ou enfin d'un excès d'irritation sexuelle, comme cela arrive chez les prostituées. Les changements de forme du col et les altérations qu'éprouve la muqueuse utérine dans les cas d'hyperplasie très prononcée — elle s'atrophie généralement et ne sécréte plus qu'un liquide aqueux — sont des obstacles également considérables.

L'hyperémie ou l'hypertrophie de l'utérus qui compliquent la *métrite chronique* peuvent s'opposer à la gestation en provoquant des hémorrhagies qui entraînent l'ovule au dehors. La métrite chronique empêcherait, en outre, la conception en ce que, par suite de l'hypertrophie excentrique de la matrice, l'ovule fécondé, même augmenté de volume, peut facilement glisser vers l'orifice externe et s'échapper au dehors.

Enfin, la même affection devient encore une cause de stérilité par les désordres de nutrition qu'elle amène, induration du tissu de l'utérus qui se resserre et devient plus dense, et l'aménorrhée consécutive. On sait que, dans la métrite chronique, si la conception a pu avoir lieu, les femmes avortent très fréquemment. Cela tient à une altération pathologique de l'endometrium, altération qui s'oppose au développement normal de la caduque : il survient des hémorrhagies et l'avortement se produit.

La production de ces accidents est due bien souvent à l'altération du muscle utérin et à l'hypertrophie du tissu conjonctif aux dépens des fibres musculaires, phénomènes qui, par suite de l'inégale répartition de la dilatabilité dans les différentes régions de la matrice, empêcheront celle-ci de prendre le développement nécessité par les phases diverses de la grossesse. Il est cependant impossible de nier qu'il y ait des femmes atteintes de métrite chronique très prononcée qui conçoivent parfaitement et donnent le jour à des enfants bien portants.

Von Grunewaldt fait rentrer dans les cas de stérilité due à la mésométrite ceux qui sont consécutifs à la puerpéralité, soit qu'il y ait eu phlegmasie accusée par les malades, soit que celles-ci ne se soient doutées de rien d'anormal. La plupart du temps, l'examen de ces femmes est négatif ; on ne constate ni déviations utérines, ni exsudats, ni congestions, ni affections de la muqueuse.

Von Grunewaldt donne comme caractéristique ce fait que certaines de ces femmes, après leur dernière fécondation, avortent ou accouchent prématurément pour ne plus jamais concevoir. Cette inaptitude à mener à bien l'incubation est le signe d'une stérilité dépendant de la dégénérescence des éléments utérins restés intacts jusqu'alors,

Cole, de San Francisco, présente comme une cause fréquente de stérilité la subinvolution de l'utérus qu'on trouve chez les femmes qui, après leur premier accouchement, n'ont gardé le lit que trop peu de temps. Il faut donc que le praticien s'assure, dans son examen, s'il n'est pas resté de lésions consécutives à un premier accouchement ou à un premier avortement.

L'*endométrite chronique* occasionne très souvent l'inaptitude à la fécondation par la tuméfaction catarrhale de la muqueuse qui frappe parfois toute la partie comprise entre le méat utérin et l'orifice abdominal des trompes, et qui entrave le passage et du sperme et de l'ovule. D'autres fois, lorsque le processus inflammatoire date de longtemps, c'est la dilatation de l'utérus et le poli de la muqueuse atrophiée qui s'opposent à l'insertion de l'ovule.

En effet, celui-ci, au lieu d'être couvé dans la matrice tombe au-dehors sans s'être développé ; et cette chute est le résultat de l'altération épithéliale de la muqueuse malade, altération qui est celle des catarrhes chroniques ordinaires : changements de forme de l'épithélium, disparition des cellules vibratiles et leur remplacement par des cellules cylindriques d'abord, et plus tard par des cellules polymorphes analogues à celles de l'épithélium pavimenteux.

La muqueuse elle-même est tuméfiée, sa vascularisation augmentée, ses glandes hypertrophiées et le tissu interglandulaire infiltré d'une masse de cellules embryonnaires (fig. 39).

Les produits de sécrétion sont constitués par des mu-

cosités sanguinolentes ou purulentes qui ont une influence nocive très grande sur la vitalité des spermatozoaires. Si l'endométrite dure longtemps, la muqueuse
s'atrophie, ses glandes sont détruites, et elle ne ressemble bientôt plus elle-même qu'à un simple stratum
conjonctif très mince.

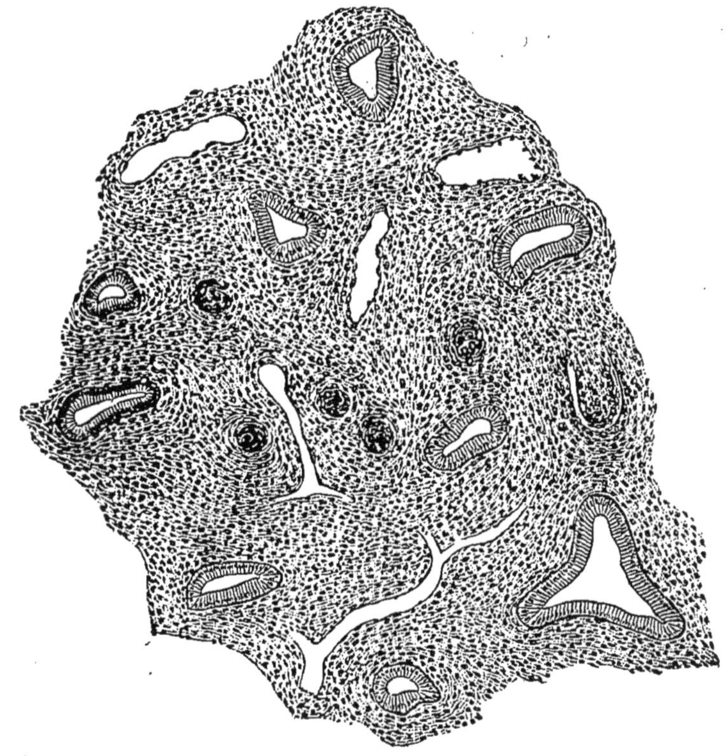

Figure 39. — Muqueuse utérine dans l'endométrite, d'après A. MARTIN.

Cette affection, qui provoque des désordres de nutrition jusque dans les éléments de revêtement des
glandes utriculaires et qui donne naissance à l'atrophie
et à la destruction de la muqueuse, rend absolument

impossibles l'implantation de l'ovule et la formation
d'une caduque normale, de sorte que, même dans le
cas de conception, l'ovule fécondé s'échappe au dehors
et meurt.

Les déplacements secondaires de l'utérus, dûs aux
états congestifs et exsudatifs de cet organe, contribuent
également à produire la stérilité.

Enfin, les phlegmasies endométriques prolongées
amènent la prolifération du tissu conjonctif du parenchyme et donnent lieu à l'hypertrophie proboscidienne
du col et à des sténoses de l'orifice externe et du canal cervical. On comprend dès lors combien est grande
l'importance étiologique de l'endométrite au point de
vue de la stérilité.

Cependant l'endométrite n'est pas une cause de stérilité plus fréquente que *l'infection blennorrhagique*,
car celle-ci entrave la fécondation non seulement en
s'opposant au contact de l'ovule avec le sperme, ainsi
que nous l'avons vu précédemment, mais encore et
surtout en produisant l'endométrite du col et même
du corps de l'utérus, la périmétrite et secondairement
la métrite parenchymateuse. Il est évident qu'un traitement approprié arrêtera la marche de ces affections;
les exsudats seront résorbés, le tissu redeviendra sain
et la conception pourra avoir lieu.

FRITSCH prétend avoir vu des cas non douteux de conception en dépit de l'existence d'une endométrite blennorrhagique.

La forme d'endométrite qui est le plus sûrement
suivie de stérilité est *l'endométrite exfoliatrice* ou

dysménorrhée membraneuse. On entend par dysménorrhée membraneuse cet état pathologique spécial dans lequel il s'échappe de l'utérus, surtout à l'époque des règles, des lambeaux membraneux ou des membranes entières ayant la forme d'une poche. L'incubation n'est pas possible dans ce cas et la stérilité est créée.

C'est DENMANN qui, en 1790, a attiré l'attention sur ce fait qui depuis a été confirmé par la plupart des auteurs. CHARPIGNON, HENNIG et BORDIER ont cependant observé des conceptions même dans ce genre d'affection. Sur 42 cas de dysménorrhée membraneuse collationnés par KLEINVÆCHTER, il y eut 4 grossesses pendant le cours de la maladie.

Quant à moi, j'ai observé deux cas d'endométrite exfoliatrice datant de l'époque du mariage (14 et 8 ans) qui résistèrent à toutes les médications, même au curage de l'utérus, et qui restèrent un obstacle insurmontable à la fécondation. Celle-ci devient possible, lorsque l'affection rétrocède de bonne heure, ainsi que l'ont constaté dans quelques cas SOLOWIEFF, FORDYCE, BARKER et THOMAS. Mais ces faits heureux sont exceptionnels, le mal ne disparaissant généralement qu'au moment de la ménopause.

J. VEIT a appelé récemment l'attention sur une forme d'endométrite que rien ne décèle pendant l'état de vacuité de l'utérus, mais qui se révèle après la conception par tout le cortège des symptômes de l'endométrite de la caduque (*endometritis decidua*) : hémorrhagies pendant la gestation, menaces d'avortement et avortements,

placenta prævia, hydrorrhée, rétention des parties de
l'œuf, retour d'avortements, etc.

Malgré l'influence considérable de l'endométrite sur
la genèse de la stérilité, MAYRHOFER exagère en disant
que la sténose elle-même du col ne provoque pas l'infécondité en entravant ou en empêchant la pénétration
des spermatozoïdes dans la matrice, mais en s'opposant
à l'excrétion régulière des mucosités que sécrète la
muqueuse utérine et dont la rétention devient une
cause d'irritation pour l'endomètre.

Il est certain que cette rétention y est pour quelque
chose, mais elle n'est pas tout. Elle y est pour quelque
chose parce qu'en empêchant l'écoulement au dehors
des liquides utérins, elle occasionne leur décomposition et produit des états morbides de la muqueuse qui
mettent obstacle à l'implantation, ou alors même que
celle-ci a lieu, à la nutrition convenable de l'ovule fécondé.

B. SCHULTZE et divers auteurs accusent le *curettage* de
la cavité utérine, si en honneur aujourd'hui, de rendre
très difficile la fécondation ultérieure, ou même de
l'empêcher complètement.

BENICKE a combattu ces accusations en réunissant
10 cas bien suivis dans sa propre clientèle, et dans lesquels les femmes ont conçu après avoir subi 13 fois le
curettage. Celui-ci avait été pratiqué énergiquement
avec la curette sans dilatation préalable du col.

L'intervalle le plus court entre le curettage et la conception fut de quatre à cinq semaines; ordinairement
l'opération était suivie de fécondation au bout de deux

mois et demi à dix-sept mois. Cet auteur affirme même que nous possédons dans le curettage le meilleur moyen de créer un cours normal à la grossesse dans les cas où il y a eu des avortements répétés.

Duvelius a relaté tout nouvellement 60 cas de grossesse à la suite de grattage de la muqueuse utérine.

Une influence fâcheuse, identique à celle des divers états morbides que nous venons de mentionner, est encore exercée dans certaines circonstances par la *paramétrite*. Le jour où le tissu conjonctif paramétrique, de par son état de sclérose et de rétraction cicatricielle, comprime et atrophie en partie les vaisseaux sanguins et lymphatiques du paramètre, il se produit, grâce aux relations intimes du tissu cellulaire pelvien avec l'utérus, des troubles circulatoires qui amènent une endométrite.

La stérilité consécutive à la paramétrite dépend tantôt de l'étendue, tantôt du siége du processus phlegmoneux. Les exsudats et les scléroses tubaires, les altérations de texture de l'utérus lui-même rendent facilement compréhensible que l'ovule, privé de sucs nutritifs de quantité et de qualité suffisantes, ne peut arriver à l'implantation, mais est purement et simplement éliminé, alors même qu'il a été vivifié par les filaments séminaux (von Grunewaldt).

Nous ne croyons pas devoir ranger le *carcinome utérin* au nombre des modifications de structure qui provoquent la stérilité ou entravent du moins la conception ; nous ne pouvons cependant pas, comme Cohnstein, considérer le cancer du col comme un facteur éminemment favorable à l'imprégnation.

D'après GUSSEROW, celle-ci est fréquente au début de l'affection, alors qu'il ne s'agit encore que d'infiltration carcinomateuse des couches profondes de la muqueuse ou de prolifération papillaire peu considérable.

La décomposition sanieuse des parties malades une fois créée, non seulement la cohabitation se fera plus rare, mais les obstacles au contact de l'ovule avec le sperme surgiront plus nombreux. Cependant, même dans le cas de destruction carcinomateuse très avancée du col, la fécondation est encore possible, et les ouvrages médicaux relatent une grande quantité de ces faits. Sur 127 cas de cancer de l'utérus, COHNSTEIN trouva 21 femmes devenues grosses pendant le cours de l'affection et alors que celle-ci datait déjà d'un certain temps (parfois d'un an).

Voici ce que dit WINCKEL au sujet de l'influence du cancer de la matrice sur la conception :

1. — La plupart des femmes atteintes de cancer de la matrice sont des femmes mariées.

2. — Ces femmes sont rarement stériles.

3. — Généralement, au contraire, elles ont été d'une fécondité extraordinaire.

Les autres *tumeurs de l'utérus* produisent la stérilité non seulement en créant un obstacle mécanique à la rencontre de l'ovule avec le sperme, mais encore en provoquant un état catarrhal et une hyperplasie de la muqueuse qui entravent l'incubation.

Ce sont surtout les *myômes* qui, en dehors de leur action mécanique, s'opposent à l'incubation de l'ovule. En effet, s'il existe dans les parois utérines une grande quantité de ces néoplasmes, la muqueuse de la matrice est ordinairement lisse et atrophiée et sa sécrétion devient aqueuse, de sorte que l'insertion de l'œuf fécondé offre les plus grandes difficultés.

Du reste, les recherches récentes de SCHORLER sur 822 cas de fibromyômes utérins ont prouvé que l'infécondité n'est pas causée seulement par la diminution de volume de la cavité et les altérations du parenchyme de l'utérus. Il a parfaitement constaté que les tumeurs sous-séreuses revendiquent une plus grande part dans la production de la stérilité que les sous-muqueuses, parce qu'elles occasionnent fréquemment des péritonites partielles dont les conséquences sont fâcheuses pour les organes annexes.

Dans les cas de *polypes* de la cavité utérine, si la conception a lieu, l'avortement est inévitable, parce que la rupture des capillaires hypertrophiés du néoplasme lui-même et des régions voisines entrave le développement normal du fruit de la conception. HORWITZ a cependant rapporté des faits où la grossesse arriva à terme malgré la présence de polypes dans la matrice.

Vu la fréquence si considérable des métrites et endométrites chroniques, il n'est pas étonnant que *l'état puerpéral* devienne une cause de stérilité ultérieure. La stérilité temporaire est souvent le résultat d'un *premier accouchement*. Le travail est, on le sait, ordinairement plus laborieux lorsque l'enfant est du sexe masculin que lorsque c'est une fille, et PFANKUCH, dans une statistique de 240 mariages, a démontré que chez 106 femmes ayant donné le jour à un garçon, l'intervalle entre les premières et les secondes couches à été en moyenne de 30,2 mois, tandis qu'il n'a été que de 27,4 mois chez les 134 autres qui avaient accouché d'une fille.

L'influence d'un état puerpéral antérieur sur la stérilité due à la mésométrite et à l'hyperplasie diffuse du tissu connectif utérin a été mise en relief par VON GRU-NEWALDT, qui donne les chiffres suivants. Sur 56 femmes affectées de métrite chronique, 46, 4 o/o étaient stériles; la stérilité était congénitale dans 19,2 o/o, acquise dans 80,7 o/o des cas. Sur 134 femmes atteintes de myométrite avec complications, il y avait 71,6 o/o de cas d'infécondité, dont 17,7 o/o d'infécondité congénitale et 82,2 o/o d'infécondité acquise. Enfin sur un total de 321 femmes souffrant d'endométrite, il trouva la stérilité dans 29,5 o/o des cas, à savoir 28,4 o/o de stérilité congénitale et 71,5 o/o de stérilité acquise.

D'un autre côté, il ne faut pas oublier que des grossesses antérieures augmentent l'aptitude à la conception. OLSHAUSEN fait remarquer avec raison que la dilatation de l'orifice du col produite par la parturition facilite la conception pour le restant de la vie. Ce fait devient surtout frappant lorsque, après une stérilité qui datait de plusieurs années et à laquelle on a remédié artificiellement ou autrement, la conception a lieu et que les grossesses se répètent coup sur coup.

Spiegelberg a insisté sur les *déchirures du col* comme causes de stérilité par obstacle à l'incubation de l'œuf. Olshausen dit que ces déchirures occasionnent l'avortement par la mise à nu, grâce à la solution de continuité du col, du pôle inférieur de l'ovule, et par la contraction de l'utérus consécutive à l'irritation ainsi produite. Horwitz ne craint pas, en général, la stérilité secondaire dans les cas de déchirures cervicales; il croit cependant que la conception pourrait rencontrer des difficultés lorsque la profondeur de la lésion est considérable et que l'utérus est fortement tendu, surtout dans le sens antéro-postérieur.

Von Grunewaldt fait ressortir l'importance du rôle que joue dans la production de la stérilité l'*inaptitude de la matrice à l'incubation*, comparée à celle des autres obstacles à la conception, dans les deux propositions qui suivent et qui sont certainement exagérées :

1 — La conception n'est qu'un chaînon de cette longue série de phénomènes qui ont pour but la procréation de l'espèce. Elle est d'une importance médiocre, lorsqu'on la compare aux processus vitaux bien autrement marquants qui s'accomplissent pendant la gestation.

2 — Le principal facteur de l'aptitude à la génération chez la femme, est son aptitude à l'incubation de l'œuf fécondé, aptitude qui est elle-même sous la dépendance d'une certaine intégrité des tissus constituants de l'utérus.

Pour von Grunewaldt ce sont les inflammations de ces divers tissus avec leurs conséquences qui sont la

cause la plus commune de la stérilité. Sur 496 femmes
stériles, il en rencontra 252 qui souffraient de plegma-
sies primitives plus ou moins accentuées de l'endométrium, du mésométrium et du paramétrium ; dans 150
autres cas, il existait de l'endométrite, de la mésométrite et de la paramétrite secondaires ; ce qui donne
une proportion de 50 o/o pour les cas où c'est le processus inflammatoire qui engendrait la stérilité. Dans
20 o/o seulement des cas, on ne put constater l'existence de cette condition étiologique d'infécondité.
Dans les 30 o/o restants, la stérilité était due à diverses anomalies des organes sexuels, combinées cependant à l'une ou l'autre de ces formes d'inflammation.

Mentionnons enfin comme obstacle à la fécondation
les *excès de coït* si fréquents dans les premiers temps
du mariage. Le coït trop souvent répété peut entraver
la fécondation en provoquant une congestion permanente de la matrice et consécutivement une irritation de la muqueuse utérine qui suscitera mille difficultés à l'implantation ovulaire. Témoin la métrite
chronique des prostituées qui fait que chez elles la
conception est très rare.

Par extension, on classera parmi les causes de cette
troisième forme de stérilité (par inaptitude à l'incubation) l'incapacité de la femme de mettre au monde un
enfant viable, alors que la conception et le développement de l'embryon ont été réels.

Cette incapacité peut tenir à la destruction intra-
utérine ou à une aberration organique dans le développement de l'œuf, par exemple au myxome du chorion

ou à d'autres anomalies de fécondation. Dans les deux cas, l'obstacle réside dans la constitution pathologique des membranes de l'œuf, que celle-ci provienne du sperme ou qu'elle soit d'origine ovulaire.

Il faut ajouter encore à ces faits ceux où l'œuf périt dans la trompe ou dans l'utérus, sans laisser aucun signe de cet avortement précoce. N'arrive-t-il pas que des femmes avortent tous les mois ? Elles expulsent toutes les quatre semaines une caduque vraie, parfaitement développée, dans laquelle cependant on ne trouve parfois pas trace d'un œuf. Cette élimination mensuelle cesse en même temps que le coït.

Nous dépasserions les limites de cet ouvrage si nous voulions nous occuper de tous les processus pathologiques qui non seulement empêchent l'incubation de l'ovule fécondé, mais entravent son développement ultérieur, en d'autres mots, qui provoquent l'avortement. Ces processus ne rentrent pas, d'ailleurs, dans la catégorie des causes vraies de la stérilité. Ce sont les altérations de texture de l'utérus avec hyperémie chronique de sa muqueuse, les déviations incurables de cet organe, les adhérences paramétriques et périmétriques causes de tiraillements incessants, l'ectropion du col *ex laceratione*, les affections générales et fébriles, les infections aiguës, les troubles chroniques de la circulation consécutifs aux maladies du cœur, des poumons, des reins et du foie, les affections constitutionnelles, telles que la syphilis, l'anémie, la chlorose, la scrofulose, le diabète.

BAERENSPRUNG, *Die hereditære Syphylis*. Berlin 1864.

CHROBAK, Artikel *Uterus* in *Stricker's Handbuch der Lehre von den Geweben*. Leipzig 1872.

COLE ET EDIS, Ueber Sterilitæt in *Verhandlungen der British medical Association*, 1881.

DÜVELIUS, Zur Kenntniss der Uterusschleimhaut. *Zeitschr. f. Geburtsh. u. Gyn*. X. Bd.

FOURNIER, *La syphilis et l'œuf* traduit par MICHELSON. Berlin 1881.

FRITSCH, *Die Lageveænderungen und Entzündungen der Gebær- mutter*. Stuttgart 1885.

GRÜNEWALDT, Ueber die Sterilitæt geschlechtskranker Frauen. *Arch. für Gynækologie*, VIII. Band.

GUSSEROW, *Die Neubildungen des Uterus*. Stuttgart 1878.

HILDEBRANDT, Ueber den Catarrh der weiblichen Geschlechts- organe. *Volkmann's Sammlung klin. Vortræge*.

HILDEBRANDT, *Ueber Retroflexion des Uterus*, Leipzig 1872.

KIWISCH V. ROTTEREAU, *Geburtskunde* etc. Stuttgart 1851.

KLEINWÆCHTER, Artikel « *Abortus* » in *Eulenburg's Real-Ency- clopædie*. 1885.

KLEINWÆCHTER, Ueber Dysmenorrhoea membranacea. *Wiener Klinik*. Wien 1885.

KLOB, *Patholog. Anatomie der weiblichen Geschlechtsorgane*. Wien 1864.

KUSTNER, *Beitræge zur Lehre von der Endometritis*. Jena 1883

LEOPOLD, *Archiv. f. Gynækologie*. Bd. VIII.

MUESCHKIR, *Endometritis decidualis*. St. Petersburg 1878.

OLSHAUSEN, Ueber chronische hyperplasirende Endometritis des Corpus uteri. *Arch. für Gynækologie*. VIII. Bd.

RUNGE, *Arch. f. Ginækologie*. Bd. XII und XIII und *Volkmann's Sammlung klin. Vortræge*. Nr. 179.

SCANZONI V. *Die chronische Metritis* Wien 1863.

Schroeder, *Krankheiten der weiblichen Geschlechtsorgane.* Leipzig 1884.

Seyfert, Ueber chronischen Uterusinfarct. *Wiener med. Wochenschrift.* 1862.

Slawjanski, *Archiv. f. Gynækologie.* Bd. IV.

Veit, Ueber Endometritis decidua. *Volkmann's Sammlung klin. Vortræge.* Nr. 254. 1885.

Winckel, *Ueber Myome des Uterus.* Leipzig 1876.

Wyder, Das Verhalten der Mucosa uteri wæhrend der Menstruation. *Zeitschrift für Geburtsh. u. Gynækol.* IX. Bd.

CHAPITRE VI

Il résulte de ce que nous avons vu jusqu'à présent que les causes de la stérilité chez la femme sont multiples. Elles opposent des obstacles à chacune des différentes phases de l'imprégnation, depuis la maturation de l'ovule, sa vivification par les zoospermes, sa migration vers la matrice jusqu'à son incubation dans la cavité utérine.

Le plus souvent la stérilité n'est pas produite par un facteur unique ; mais c'est la réunion de plusieurs, sinon de toute une série de conditions défavorables et d'états pathologiques qui entravent l'acte de la fécondation.

Etablir une statistique de la *fréquence de chacune des causes si variées de la stérilité*, avec les éléments dont nous disposons jusqu'ici, est d'autant plus difficile qu'on ne peut le plus souvent séparer ces causes l'une de l'autre.

Une affection de l'utérus peut amener la stérilité à la fois par *l'impotentia cœundi, concipiendi* et *ges-*

tandi ; l'ovulation peut être entravée en même temps par l'existence d'obstacles à la rencontre du sperme avec l'ovule, et par des altérations de structure organique qui empêchent l'incubation. Reste à savoir, dans ces cas, quelle est la *cause efficiente* de l'infécondité. Aussi les conclusions ne peuvent-elles jamais être absolument précises.

Sous ces réserves, et d'après mon expérience personnelle, je formulerai les conclusions suivantes :

La cause de stérilité de beaucoup la plus fréquente chez la femme réside dans les exsudats causés par les pelvipéritonites qui frappent la séreuse des ovaires, des trompes et de l'utérus, et par la *paramétrite,* avec son cortège d'adhérences et de soudures. *Ces affections peuvent être nées pendant la puberté ou dater du jeune âge ; elles peuvent encore, en cas de stérilité acquise, être la conséquence d'un processus puerpéral.*

Dans les 4|5 des cas de stérilité acquise, j'ai rencontré comme facteur étiologique des reliquats d'exsudats provenant de paramétrite et de périmétrite.

Le *pronostic,* dans ces conditions, dépend du degré de localisation et d'étendue de ces états inflammatoires ; il est relativement favorable, lorsque ces phlegmasies ont été constatées de bonne heure et soumises à une médication appropriée.

Viennent ensuite au point de vue de la fréquence étiologique les *anomalies de constitution,* scrofulose, chlorose, obésité, qui ont une influence nuisible sur le phénomène de l'ovulation. Là, le pronostic n'est favorable qu'alors que cette dernière, après s'être opérée normalement pendant un certain temps, n'est entravée que d'une façon temporaire.

Les *altérations de structure du parenchyme utérin*, considérées comme causes de stérilité, occupent par ordre de fréquence les places suivantes : *métrite* et *endométrite chroniques, état catarrhal chronique de la muqueuse cervicale, hypertrophie du col.* Dans ces cas, le pronostic est *relativement favorable*, lorsque ces altérations ne sont pas trop prononcées et qu'on peut y remédier par un traitement interne ou une intervention chirurgicale.

Citons encore les *vices de développement des organes génitaux,* surtout l'utérus infantile. Le pronostic en est *absolument fâcheux* ; aucun mode de traitement ne donnera ici de résultat.

Des motifs de stérilité moins fréquents sont la *sténose du col* et les *déviations de l'utérus,* ces dernières ordinairement combinées avec des affections du tissu utérin et des restants de pelvipéritonite. Le pronostic en est *peu favorable*, généralement parce que les états pathologiques qui ont amené ces lésions sont de date assez ancienne.

Plus les causes de stérilité sont multiples, plus le pronostic est défavorable.

L'*azoospermie* de l'homme est à mettre sur la même ligne que les déviations utérines au point de vue de la genèse de la stérilité.

Celle-ci est rarement le résultat de *tumeurs de l'utérus.*

Très souvent on ne peut assigner à l'infécondité une

cause anatomique, et il faut avoir recours, pour l'explipliquer, à la dyspareunie, au *défaut d'activité réflexe*,
etc. Dans ces cas, il est *difficile* d'édifier un pronostic,
d'abord parce que l'étiologie demeure obscure, et ensuite parce que la suppression des causes probables est
souvent rendue impossible pour des raisons morales ou
sociales quelconques.

J'ai observé à Marienbad, dans ma clientèle, 250 femmes stériles, dont 134 cas de stérilité *congénitale* et
207 de stérilité *acquise* ; j'ai examiné consciencieusement leurs organes génitaux et me suis rendu un compte
exact des conditions du milieu matrimonial. Voici à
quoi je suis arrivé. J'ai trouvé :

132 fois des *exsudats périmétriques, périovariques et paramé-*
		triques,
 58	»	de l'*obésité excessive,*
 40	»	de la *scrofulose,*
 17	»	de la *métrite chronique,*
 87	»	de l'*endométrite chronique,*
 48	»	d'une *rétroflexion de l'utérus,*
  6	»	d'une *antéflexion*			»
  1	»	d'un *utérus deficiens,*
 16	»		»	*infantile,*
  7	»	d'une *atrophie acquise de la matrice,*
  1	»	d'une *induration conique de la portion vaginale,*
  2	»	d'une *hypertrophie folliculaire* de la		»
 15	»	de la *sténose de l'orifice externe,*
 24	»		»	*du col,*
  1	»	d'une *atrésie acquise du vagin,*
  2	»	de la *dysménorrhée membraneuse,*

5 fois de la *persistance de l'hymen,*

9 » du *vaginisme,*

4 » des *myômes utérins,*

8 » d'une *activité réflexe insuffisante des organes génitaux de la femme,*

4 » du *catarrhe blennorrhagique,*

1 » de la *sténose du vagin par soudure ligamenteuse.*

Point n'est besoin de faire remarquer que dans certains de ces cas il y avait réunion de *plusieurs* de ces causes de stérilité.

Je ne puis malheureusement donner la proportion des guérisons, beaucoup d'entre ces femmes n'ayant plus reparu chez moi.

Je n'ai pas énuméré les cas où c'était l'homme qui était atteint du vice rédhibitoire, parce que je n'ai pu examiner le sperme chaque fois. Le nombre total de cas d'*azoospermie* que j'ai eu occasion de constater se réduit à 19.

En 1836, MAYER, le célèbre gynécologiste de Berlin, a publié la statistique des cas de stérilité observés par lui. Sur un chiffre de 272 cas, il trouva :

2 cas d'utérus deficiens,

60 » d'antéflexion,

37 » de rétroflexion,

3 » de rétroversion,

45 » de vulvite (dont 14 d'hymen persistant malgré
un mariage de plusieurs années),

51 » d'endométrite chronique,

25 » d'oophorite,

23 » de tumeurs ovariques,

12 cas de polypes utérins,

 6 » de fibromes utérins,

 1 » d'éléphantiasis des organes génitaux externes,

 6 » où l'on ne put reconnaître aucune altération.

J. Kammerer donne dans les *Transactions of the New-York Academy of medecine* une statistique comprenant 408 observations cliniques de stérilité. Les lésions rencontrées se répartissent de la façon suivante :

1 — *Anomalies de position* : Rétroversion : 20

Antéversion : 18

Latéroversion D : 10

» G : 10

Abaissement de l'utérus : 8

Prolapsus » : 8

2 — *Anomalies de structure du tissu utérin :*

Antéflexion : 83

Rétroflexion : 71

Hypertrophie : 63

Atrophie : 3

Atrophie du col : 1

Sténose de l'orifice externe : 24

Sténose du canal cervical : 11

Stricture de l'orifice utérin : 35

Fibromes : 10

Carcinomes : 5

Polypes : 6

3 — *Catarrhes* : Catarrhe utérin : 342 (1/8 des cas)

Dans la plupart des cas, le catarrhe ne dépassait pas le col ; la cavité utérine n'y participait que dans les flexions et dans les coarctations du canal cervical.

4 — Affections des organes annexes de l'utérus :

> Périmétrite ou péritonite : 12
> Adhérences solides consécutives à des pleg-
> masies antérieures : 82
> Tumeurs ovariques : 14
> Tumeurs périutérines : 7
> Blennorrhagie : 2
> Vaginite aigue et abcès du bassin : 1

KAMMERER ne compte que 3 guérisons de stérilité parmi les malades de son service hospitalier ; sur les 291 cas de sa clientèle civile, il y eut 25 accouchements à terme. Les résultats les plus avantageux furent obtenus dans les flexions, principalement les rétroflexions, et dans le catarrhe du canal cervical. Les cas les plus défavorables furent ceux d'antéflexion et d'adhérences étendues.

MONDOT qui a collationné 750 cas de stérilité chez la femme a trouvé que :

362 fois la stérilité provenait d'antéflexion et d'autres déviations utérines.

188 fois la stérilité provenait d'états inflammatoires de l'utérus,

51 fois la stérilité provenait de tumeurs de l'utérus,

2 fois la stérilité provenait d'absence de l'utérus,

217 fois la stérilité provenait de causes inconnues de l'utérus.

Dans 27 cas, l'infécondité pouvait être rapportée à la vaginite blennorrhagique, dont 20 à la vaginite blennorrhagique chronique. Sur les 7 femmes dont l'infection ne faisait que débuter, le traitement institué fut suivi de fécondation au bout de 2 à 5 ans.

262 d'entre les 490 femmes stériles observées par Von Grunewaldt souffraient d'inflammations primitives plus ou moins prononcées de l'endometrium, du mesometrium et des annexes ; 150 autres d'endométrites, de mésométrites et de paramétrites secondaires. Cela fait donc une proportion de plus de 50 o/o pour les cas où ce furent les phlegmasies qui engendrèrent la stérilité. Dans 20 o/o seulement des cas, on ne put constater de trace de processus inflammatoire et de ses conséquences dans les tissus constituants de la matrice. Dans les derniers 30 o/o, l'infécondité était le résultat d'anomalies variées des organes sexuels, compliquées toutefois d'une ou de plusieurs des phlegmasies précitées.

Nous avons déjà vu que Von Grunewaldt fait jouer dans la genèse de la stérilité un rôle étiologique considérable aux troubles de nutrition des éléments histologiques de l'utérus.

Sur 56 femmes atteintes de métrite chronique, il indique 46,4 o/o de stérilité dont 19,2 o/o de stérilité congénitale et 80,7 o/o de stérilité acquise.

Sur 134 femmes atteintes de myométrite et conséquences, il indique 71,6 o/o de stérilité, dont 17,7 o/o de stérilité congénitale, et 82,2 o/o de stérilité acquise.

Sur 321 femmes atteintes d'endométrite, il indique 29,5 o/o de stérilité dont 28,4 o/o de stérilité congénitale et 71,5 o/o de stérilité acquise.

Sur celles affectées de paramétrite, il indique 57 o/o

de stérilité, dont 36 o/o de stérilité congénitale et 64 o/o de stérilité acquise.

Pour la périmétrite, la paramétrite et les adhérences consécutives, il revendique la plus grande part sinon la totalité de l'influence causale sur la stérilité, et cela dans près de 10 o/o des cas.

Chez 30 o/o des femmes frappées d'infécondité, celle-ci était due principalement à diverses anomalies des organes génitaux.

Quant aux rapports qui existent dans ces cas entre la stérilité acquise et la stérilité congénitale, voici des chiffres : 88,3 o/o des femmes atteintes de lésions du col et du canal cervical n'avaient jamais été enceintes ; il n'y avait eu de grossesses que chez 11,6 o/o d'entre ces femmes.

Dans les mêmes cas, von Grunewaldt constata 7 fois une hypertrophie proboscidienne de la portion vaginale ; 7 fois tantôt un développement imparfait, tantôt une insertion vicieuse de cette même portion, ou les deux réunis.

Sur 114 cas de rétroversion et de rétroflexion, il y avait 70 cas, c'est-à-dire 61,4 o/o de stérilité, dont 34,3 o/o de stérilité congénitale et 66,7 o/o de stérilité acquise.

D'autre part, parmi 77 femmes atteintes d'antéflexion ou d'antéversion, 57 ou 74 o/o avaient perdu l'aptitude à la procréation ; 63,1 o/o d'entre elles n'avaient jamais été grosses ; l'infécondité était acquise dans 36,8 o/o des cas.

Le chiffre des antéversions comparé à celui des rétroversions est relativement petit, 77 sur 114 ; mais les antéversions sont, en revanche, une cause bien plus fréquente de stérilité que les dernières ; à ce point de vue les deux affections sont entre elles comme 74 est à 61.

Selon von Grunewaldt, la stérilité créée par l'endométrite donne 8,4 o/o de guérisons ; celle produite par la myométrite donne 3,1 o/o de guérisons ; et celle amenée par les deux états pathologiques réunis reste incurable.

Les résultats sont bien plus favorables dans la stérilité due à la paramétrite ; les guérisons surviennent dans une proportion de 9 o/o. Le pronostic est bien moins fâcheux encore dans l'infécondité provenant de déviations utérines : dans l'antéversion et l'antéflexion, la rétroflexion et la rétroversion, la proportion des guérisons dépasse le chiffre de 10 o/o. Elle est de 7,5 o/o dans les cas où, à côté d'états morbides divers, il y avait rétrécissement du canal cervical ou de l'orifice externe, ou les deux à la fois.

Les chiffres fournis par Chrobak sont également intéressants. Sur 763 femmes qui consultèrent ce praticien, 212 étaient frappées de stérilité et 131 d'entre elles demandaient un remède à leur infirmité. Dans 109 cas la stérilité était congénitale et dans 22 cas acquise ; 33 de ses clientes, dont 29 atteintes de stérilité congénitale et 4 de stérilité acquise, ne voulurent se soumettre à aucun traitement ou furent congédiées, les chances de guérison étant nulles. Parmi ces dernières, il se trouvait :

4 cas d'utérus infantile,
4 » de fibroïdes de l'utérus,
1 » de tumeur solide de l'ovaire,
3 » de développement rudimentaire de la portion vaginale.

Les 22 autres cas non traités étaient :

9 cas d'antéflexion,
2 » de rétroversion,
2 » d'endométrite du corps,
9 » de catarrhe cervical,
1 » de métrite chronique,
2 » de cas d'induration conique du col,
1 » d'exsudat para-utérin,
1 » d'hypertrophie infravaginale,
1 » de pyomètre latéral.

Sur les 98 femmes qui subirent un traitement, 27 ne donnèrent point de leurs nouvelles. C'étaient :

4 cas d'utérus infantile avec antéflexion,
5 » d'antéflexion et d'antécourbure sans sténose, mais avec dysménorrhée,
1 » d'antéflexion avec conicité et induration du col,
1 » de vaginisme,
2 » de catarrhe cervical,
1 » d'antéversion avec catarrhe utérin et rigidité de l'orifice externe,
5 cas de rétroflexion et rétroversion,
1 » de latéroversion avec catarrhe cervical,
3 » de sténose de l'orifice externe,
1 » de métrite chronique ulcéreuse,

1 cas de paramétrite gauche,

1 » d'utérus infantile.

1 » d'anémie avec organes génitaux normaux.

Enfin, sur les 71 femmes qui réclamaient l'intervention de Chrobak, et chez lesquelles le résultat du
traitement put être contrôlé, il existait :

29 cas d'inflammation : de la muqueuse utérine, de la tunique musculaire, de la séreuse, du paramétrium — 40,8 o/o avec 10 guérisons 34,5 o/o

25 cas de déviations utérines sans état inflammatoires avec 17 guérisons......... 36,0 o/o

9 cas de sténose du canal cervical ou d'altérations de forme du col, sans complications, avec 5 guérisons.

11 cas où ces deux dernières lésions sont
réunies, avec 6 guérisons. — 55,5 o/o

3 cas de développement imparfait de la matrice,
avec.................................... 1 guérison.

3 cas de vaginisme, avec............... 3 »

1 » de vaginisme compliqué de tumeur
fibroïde de l'utérus, avec........... 0 »

1 cas de défaut de potentia cœundi de la
part de l'homme. On fit la dilatation
progressive de l'orifice du vagin, ce
qui facilita le coit, c'est-à-dire la grossesse, avec............................ 1 »

En résumé 40, c'est-à-dire 56, 3 o/o des femmes traitées par CHROBAK devinrent aptes à la conception ; 31, soit 43, 7 o/o demeurèrent stériles.

KEHRER considère les adhérences péritonéales comme la cause la plus commune de la stérilité chez la femme (33, 3 o/o) ; viennent ensuite, selon lui, et beaucoup plus rarement, la sténose (8,3 o/o), l'aménorrhée chlorotique (4,1 o/o), le fibrome sous-péritonéal (4,1 o/o) et le vaginisme (4,1 o/o). Dans 35,1 o/o des mariages inféconds, il trouva que la faute provenait du mari.

Dans la minorité des cas, où la cause de la stérilité du mariage incombait à la femme, il constata 2 fois la coarctation du canal cervical (et dans les 2 cas, la conception suivit la section de la bride cicatricielle) ; 2 fois, il rencontra de l'aménorrhée due probablement à une affection et à un défaut de développement congénital des ovaires ; 7 fois une immobilisation de l'utérus par des pseudomembranes et une soudure de même origine des organes génitaux internes.

MONDOT indique comme cause de stérilité dans les 750 cas observés par lui :

> 362 fois l'antéversion ou d'autres déviations,
> 118 » des états inflammatoires divers,
> 51 » des tumeurs utérines,
> 2 » l'absence absolue de matrice.

Dans 217 cas, l'étiologie demeura inconnue.

LÉVY (de Munich) a trouvé 57 fois du catarrhe utérin sur 60 femmes traitées pour la stérilité. Dans tous ces cas, les zoospermes étaient très rares dans la matrice, et ceux qui y étaient logés avaient perdu leur motilité après 5 heures de séjour au plus tard.

Kulp et Jaquet relatent l'histoire de 39 femmes stériles en traitement à la Clinique gynécologique de
Berlin ; 28 de ces observations sont très complètes. Il
y avait parmi elles 17 nullipares, dont l'une mariée
depuis 18 mois, 3 depuis trois ans, 5 depuis quatre
ans, 1 depuis cinq ans, 2 depuis six ans, 1 depuis
huit ans, 1 depuis douze ans, 1 depuis treize ans, 1
depuis seize ans, 1 depuis trente-six ans. L'infécondité
reconnaissait pour causes :

l'antéflexion. . . . . dans 2 cas
l'antéflexion avec endométrite et sténose
    de l'orifice externe. . . . .   » 2 »
l'antéflexion avec endométrite. . . . .   » 1 »
la sténose du méat utérin. . . . . . .   » 2 »
le rétrécissement du canal cervical. . .   » 2 »
l'antéversion avec rétrécissement de
    l'orifice externe. . . . .   » 1 »

la rétroversion { une fois avec fixation du fond de la matrice à la paroi postérieure du bassin. une fois à la suite de tumeur ovarique anté-utérine. }   » 2 »

la rétroflexion avec adhérences. . . . .   » 1 »
la rétroversion. . . . .   » 1 »
le défaut de développement de l'utérus.   » 2 »

Les 11 autres avaient déjà eu plusieurs enfants :
1 d'entre les 8 unipares avait accouché 4 1/2 ans auparavant, (fausse couche de 4 mois).

2 d'entre les 8 unipares avaient accouché 7 ans auparavant;

1 d'entre les 8 unipares avait accouché 8 ans auparavant ;·

2 d'entre les 8 unipares avaient accouché 9 ans auparavant;

1 d'entre les 8 unipares avait accouché 10 ans auparavant;

1 d'entre les 8 unipares avait accouché 22 ans auparavant;

1 des 3 bipares avait avorté 1 1/2 ans auparavant; (après 3 mois de grossesse).

1 des 3 bipares avait eu une couche laborieuse 12 ans auparavant;

1 des 3 bipares avait été accouchée au forceps 18 ans auparavant.

Dans ces divers cas de stérilité acquise (à part le cas de sténose) les inflammations exsudatives péri-métriques ou paramétriques avaient laissé derrière elles des adhérences de la matrice.

A l'examen des 11 femmes restantes on trouva :

7 cas de sténose cervicale, dont 1 compliqué d'anté-flexion et 1 compliqué de rétroversion,

2 » d'antéflexion, dont 1 par suite de rétraction des ligaments utéro-sacrés,

1 » de rétroflexion d'un utérus adhérent,

1 » de tumeur de l'ovaire.

L. MEYER dans son ouvrage sur la stérilité, rapporte :

14 cas d'infécondité due à des difformités de l'utérus,

11 cas d'infécondité due à la sténose du canal cervical,

40 » à des difformités de la portion
vaginale,

10 » à l'antéversion,

9 » à l'antéflexion primitive,

3 » à l'antéflexion avec hypertrophie de l'utérus.

24 » à l'antéflexion secondaire,

4 » aux rétroversions et rétroflexions primitives,

3 » à la rétroversion secondaire,

21 » à la rétroflexion secondaire,

6 » à un fibrome peu avancé du
col seul,

2 » à un fibrome très avancé,

25 » à des tumeurs sous-périto-
néales,

14 » à des tumeurs interstitielles,

6 » » dont le siège
ne put être précisé,

5 » à des tumeurs sous-muqueuses

3 » à des polypes fibreux,

2 » à l'endométrite généralisée,

6 » à l'endométrite fongueuse,

7 » à la métrite du col,

11 » à la métrite chronique,

4 » à la dégénérescence du tissu
conjonctif utérin, etc.

MARION SIMS, qui a réuni 250 femmes stériles, a chez

218 d'entre elles, porté spécialement son attention sur l'état du col, afin de se rendre compte jusqu'à quel point les lésions cervicales pouvaient être incriminées dans la production de la stérilité. Dans les 218 cas, il rencontra :

un col fléchi	19	fois
» » et conique	31	»
» » conique et induré	21	»
» droit, conique et induré	4	»
» » » induré et allongé	109	»
» » » non induré mais allongé	7	»
» non conique, mais induré et hypertrophié	14	»
» granuleux	10	»
» granuleux et conique	3	»

En somme, 71 cas de flexion accompagnée de conicité ; 147 de col non incurvé, dont 123 avec conicité. Il en résulte que la conicité du col doit être accusée de provoquer l'infécondité dans 85 o/o des cas.

Le même auteur trouva, parmi 250 cas de stérilité congénitale, 103 antéversions et 68 rétroversions, soit un total de 171 déviations utérines ; et sur 255 cas de stérilité acquise, 61 antéversions, 111 rétroversions, soit un chiffre de 172 déviations.

En additionnant les deux séries, on arrive pour une somme de 505 cas de stérilité à un total de 343 déplacements de la matrice, dont 164 antéversions et 179 rétroversions.

Sur 255 unipares devenues stériles, SIMS a constaté 38 fois des tumeurs fibroïdes ainsi réparties :

Fibroïdes de la lèvre postérieure 2

Fibroïdes pédiculés de l'utérus.
- de la paroi antérieure .. 2
- » postérieure . 2
- du côté gauche 1
- » droit.... 1

      6

Fibroïdes non pédiculés de l'utérus.
- du fond............... 2
- de la paroi antérieure . 5
- » postérieure . 8
- du côté droit.......... 5
- » gauche........ 0

      20

Fibroïdes intrapariétaux.
- du fond............... 1
- de la paroi antérieure .. 7
- » postérieure . 1

      9

Fibroïdes intra-utérin, partant de la paroi postér^re.. 1

Sur 250 nullipares, les causes de stérilité étaient compliquées 57 fois (Sims) de présence de tumeurs fibroïdes à savoir :

Fibroïdes pédiculés.
- de la paroi antérieure .. 2
- « postérieure . 2
- du fond.. 1

      5

Fibroïdes non pédiculés.
- de la paroi antérieure .. 8
- » postérieure . 18
- du côté gauche... 2
- » droit.......... 2

      21

Fibroïdes interpariétaux.
- du fond 3
- de la paroi antérieure .. 23
- » postérieure . 5

      31

Beigel a examiné avec soin un total de 125 femmes stériles. Chez 11 seulement d'entre elles, il ne put trouver le motif de la stérilité. Chez les 114 autres, les

conditions étiologiques étaient pour ainsi dire palpables.
Voici le résultat de ses investigations:

Tumeurs de l'utérus............... 19 ⎫
Tumeurs de la portion vaginale... 6 ⎬ Tumeurs.. 29
Glandes de Naboth volumineuses. 1 ⎭

Antéversions......... 3 ⎫
Rétroversions .... 8 ⎪ Versions 20
Latéroversions droites 3 ⎪
Latéroversions gauches 1 ⎭

Antéflexions.......... 6 ⎫
Rétroflexions......... 5 ⎪ Flexions 12
Latéroflexions droites. 0 ⎪
Latéroflexions gauches 1 ⎭

⎫ Déviations 34

Prolapsus utérins.................. 2

Portion vaginale rostriforme...... 2 ⎫
—   —   cunéiforme...... 4 ⎪
—   ·   —   en forme de tablier 3 ⎬ Anomalies de confor-mation... 17
—   —   très-courte....... 2 ⎪
—   —   conique.......... 2 ⎭
Utérus infantile.................... 4

Inflammation et hypertrophie de la portion vaginale. 8
Ulcérations.. 1
Fibroïdes du bassin. 1
Tumeurs indéterminées.. 1
Vaginite chronique.. 2
Syphilis. 3
Métrite chronique. 7
Stricture du canal vaginal. 1
Suppression subite des règles. 1

D'après ce tableau, les versions et les flexions auraient été des causes de stérilité dans 1 sur 3 des cas observés par BEIGEL, ce qui donne à ces affections une valeur étiologique considérable.

WINCKEL a fait des recherches très instructives *sur le cadavre* de 150 femmes, qui avaient succombé dans l'âge où l'aptitude à la génération est la plus grande (15 à 50 ans).

Chez une femme de 43 ans qui avait enfanté, il rencontra une atrésie du tiers supérieur du cylindre vaginal.

Il trouva, en outre, un cas de rétrécissement de l'orifice utérin interne, 9 cas d'atrésie bilatérale des trompes (3 seulement de ces femmes avaient accouché) dont 3 où les ovaires étaient tellement enveloppés d'adhérences que l'émigration de l'ovule paraissait chose absolument impossible.

Il vit 6 cas de sténose du méat utérin compliquée cependant d'autres altérations pathologiques, 15 cas de polype cervical ou intra-utérin également réuni à d'autres causes de stérilité, 15 cas de myome, 9 cas d'oblitération complète de l'orifice externe des trompes de Fallope, 3 cas de soudures multiples entre celles-ci, les ovaires et la matrice, 3 cas de tuberculose tubaire ; soit 15 cas d'anomalies des trompes.

Enfin, 2 fois, il trouva des kystes bilatéraux de l'ovaire et 30 fois des kystes unilatéraux de différentes grosseurs.

Quant à la statistique des cas où c'est *l'homme* qui est responsable de la stérilité, les auteurs qui se sont occupés de la question donnent les chiffres suivants :

COURTY indique une proportion de   1 sur 10

GROSS	—	—	33 —	192
KEHRER	—	—	14 —	40
MANNINGHAM		—	1 —	30
MONDOT	—	—	1 —	10
NŒGGERATH		—	8 —	14
PAJOT	—	—	7 —	80

BIBLIOGRAPHIE

BEIGEL, *Die Krankheiten des weiblichen Geschlechtes.* 1875.

CHROBAK, Ueber weibliche Sterilitæt. *Wien. med. Presse.* 1876.

GRÜNEWALDT, Ueber die Sterilitæt geschlechtskranker Frauen. *Archiv. für Gynœkologie.* Bd. VIII. 1875.

JAQUET, und KULP, *Bericht der gynækologischen Klinik in Berlin.*

KAMMERER, Transactions of the New-York Academie of medecine (*Lancet,* 1871).

KEHRER, *Beitrœge zur klinischen u. experimentellen Geburtshilfe u. Gynœkologie.* 1879.

LEVY, *Bayer. arztl. Intelligenzblatt.* 1879.

MEYER L., *Die Krankheiten des Uterus als Ursache der Sterilitœt.* Kopenhagen 1880.

MONDAT L., *De la stérilité chez la femme.* 1880.

SIMS, *Klinik der Gebærmutterchirurgie.* 1871.

CHAPITRE VII

TRAITEMENT DE LA STÉRILITÉ.

Nous relatons ici, à titre de document historique curieux, les remèdes qu'HIPPOCRATE recommande contre la stérilité.

Remède de purification pour une femme qui ne devient pas grosse : « Prenez trois hémines de poil de bœuf, des cheveux de vierge ou de femme, des copeaux de bois de cèdre et des baies vertes de laurier, pilez le tout dans un mortier et mêlez. Creusez une fosse, allumez-y du charbon sous un vase dans lequel vous mélangerez les substances pilées avec de l'urine de bœuf. Posez par-dessus une chaise-percée que vous garnirez d'armoise, d'hysope et d'origan ; placez-y la femme et l'y laissez jusqu'à sudation. Puis donnez-lui un bain chaud dans lequel vous aurez mis de l'armoise et des baies de laurier : appliquez-lui un pessaire intra-utérin, composé d'un bulbe d'armoise ou de jacinthe que vous aurez trempé dans du vin blanc et enveloppé de laine. « Faites cela trois jours et permettez ensuite à la femme les rapports sexuels. »

Pessaire intra-utérin préparant la fécondation :
Fabriquez un pessaire avec du carbonate de soude, de
l'encens et du miel, et appliquez-le. »

Lorsque l'utérus est *dur* et que la femme *ne conçoit
pas,* prenez trois demi-congios attiques de vin, de préférence doux et mélangé avec moitié eau, le quart de
racines et de semences de fenouil, et une demi-hémine
de pommade rosat, et versez le tout dans un vase. Per-
forez le couvercle de celui-ci, introduisez-y un tuyau
et chauffez avec cet appareil le conduit génital. Après
la fomentation, appliquez comme pessaire un bulbe de
scille que vous laisserez en place jusqu'à ce que la
patiente déclare que le museau de tanche est ramolli et
béant ».

« Si vous voulez qu'*une femme devienne enceinte,*
il faut la nettoyer elle et sa matrice, la faire déjeûner
copieusement et lui faire boire du vin pur. Puis vous
appliquerez en guise de pessaire intra-utérin un mélange de miel, de carbonate de soude, de carvi et de
résine enveloppés dans un morceau de toile. S'il se
produit un écoulement d'eau, posez à la femme des
pessaires noirs émollients et conseillez-lui la cohabitation ».

« Si vous désirez qu'une femme devienne grosse,
nettoyez-la, elle et son utérus et introduisez dans ce
dernier un lambeau de toile usée, fine et sèche, trempé
dans du miel ou du suc de figues. Vous l'y laisserez
jusqu'à dilatation de l'orifice du museau de tanche,
puis vous le ferez pénétrer plus avant encore. S'il y a
écoulement d'eau, la femme prendra des injections

d'huile et de vin, accomplira le coït et boira avant de cohabiter une infusion de pouliot dans du vin de cèdre ».

Le *traitement de la stérilité* a pour but d'obvier aux causes de cette infirmité. C'est dire combien l'intervention thérapeutique offre de *difficultés* et combien les moyens employés sont *incertains*.

Il faut, avant toutes choses, établir une *anamnèse exacte* des conditions où se trouvent les organes génitaux des deux sexes, ne pas examiner la femme seule, mais, lorsque celle-ci ne présente pas d'obstacle apparent *absolu* à la conception, tourner ses investigations du côté du mari.

On tiendra compte, chez la femme, du développement sexuel, de l'époque de la puberté, de la nature de la menstruation, savoir si celle-ci est troublée au point de vue de la quantité de l'écoulement sanguin, si elle survient régulièrement, si elle est accompagnée d'accidents dysménorrhéiques.

On doit rechercher surtout si la femme a présenté des symptômes de scrofule dans sa jeunesse, ou des tares constitutionnelles héréditaires : il faut s'informer du degré de fécondité des membres de la famille, demander si les parents et les grands-parents n'avaient que peu d'enfants ou un seul, si les sœurs de la mariée sont également stériles, si celle-ci a des frères dont le mariage est demeuré infécond.

Puis il faut se mettre au courant des *détails concernant les rapports sexuels* ; pour cet interrogatoire on rencontrera une certaine résistance de la part de la femme. Cette résistance cédera cependant, si le praticien interroge avec le calme, la gravité et la dignité professionnelles convenables.

Ces détails comprenant la manière de pratiquer le coït, la fréquence des rapports sexuels, les sensations de la femme avant et après les rapprochements, l'existence ou l'absence de sensation voluptueuse ou de sensation douloureuse, le degré de pénétration du membre viril, l'écoulement plus ou moins rapide au dehors du vagin du liquide séminal, etc.

J'ai été consulté un jour par une jeune femme, mariée depuis trois ans avec un veuf, et de ses réponses j'ai pu conclure que le mari pratiquait presque toujours le coït avec un condom, sans que sa conjointe se doutât le moins du monde de la fraude. Cet individu avait eu plusieurs enfants du premier lit, et n'était probablement pas disposé à en avoir d'autres avec sa seconde femme.

L'exploration des organes génitaux de la femme doit être très minutieuse pour qu'elle mène à la découverte des causes souvent multiples de l'infécondité. Elle doit débuter par les organes génitaux externes, dont la simple inspection fera reconnaître les anomalies s'opposant à la conception.

La femme sera examinée dans la position horizontale et dans la station verticale ; parfois même, afin de s'assurer de l'existence de certaines déviations utérines, est-il nécessaire de la faire placer dans le décubitus génu-pectoral. Le doigt et le spéculum nous apprendront le plus ou moins de perméabilité, la configuration, la profondeur, le calibre, la direction, la température, le degré d'humidité du vagin, les rapports de ce dernier avec la portion vaginale de l'utérus, la longueur du col, la conformation des lèvres du museau de tanche et l'état des sécrétions cervicales.

L'investigation bimanuelle nous dira le volume, la forme, la mobilité et la position respectives de l'utérus, des ligaments ronds, des replis vésico-utérins, de la vessie, de la paroi antérieure du bassin ; elle nous renseignera sur la grosseur et la configuration des ovaires, des ligaments larges et des trompes, sur l'existence dans ces organes ou dans leur voisinage de tumeurs ou d'exsudats.

L'emploi de l'hystéromètre nous fera connaître les dimensions et le degré de viabilité du conduit cervical, la conformation de la cavité utérine, son calibre et sa profondeur, l'épaisseur de ses parois, la direction de son canal et la présence possible de tumeurs. Dans certains cas, il faudra pour faire faciliter la pénétration du doigt dans la matrice, la dilatation sanglante ou non du canal cervical.

Les sécrétions vaginales et celles du col demandent à être soumises à l'analyse chimique et à l'examen microscopique. Enfin, en cas d'atrésie ou de coarctation du vagin, on devra pratiquer le toucher rectal combiné avec la palpation abdominale, la femme étant appuyée sur les coudes et les genoux.

Dans les cas où l'on peut interroger le mari d'une femme stérile, il faut l'examiner également, se rendre compte de l'état de ses organes génitaux et de sa constitution générale, tout en lui demandant ce qu'il a pu remarquer d'anormal dans l'acte de la cohabitation.

Il est inutile d'insister ici sur l'importance d'une infection blennorrhagique ou syphilitique antérieure au mariage.

On examinera avec grand soin l'appareil de la génération, afin de voir s'il existe des vices de développement des organes sexuels, des affections des testicules et des conduits déférents ou des hernies. Il est indispensable aussi de regarder *chaque fois* le sperme au microscope. J'ai l'habitude de procéder à cet examen immédiatement après le coït avec du liquide spermatique recueilli dans un condom ; si je trouve ce liquide *normal*, je me procure le plus tôt possible après la cohabitation quelques gouttes du mucus vaginal ou cervical de la femme et je leur fait subir la même épreuve, afin de me rendre compte des modifications qu'éprouve la liqueur séminale dans les organes génitaux de la femme.

Il n'est pas rare de constater que les spermatozoïdes, si nombreux et si vivaces dans le sperme pur, ont perdu leurs mouvements et leur vitalité une fois mélangés aux sécrétions du col et du vagin, — preuve que ce n'est pas la semence qui est la *materia peccans*.

Le médecin a d'ailleurs besoin de toute son autorité pour arriver à pouvoir examiner le sperme marital. Il est des hommes, en effet, qui pour avoir des enfants soumettront très volontiers leur femme à toutes les explorations, à toutes les opérations, et qui, lorsqu'il s'agit d'exhiber de leur sperme pour l'analyse, se débattent avec la plus grande vigueur. Ils regardent comme une injure grave le moindre doute sur leur aptitude à la génération, et s'y croient d'autant plus autorisés qu'ils ont pleine conscience de leur *potentia cœundi*. Ils ne peuvent comprendre que celle-ci ne s'identifie pas avec la puissance génératrice (*potentia generandi*) ; il faut, du reste, le leur pardonner, car la notion de cette distinction n'est pas de date bien ancienne parmi les médecins. Aussi l'épouvante de ceux qui se croyaient des héros d'amour, est-elle d'autant plus forte, quand ils apprennent qu'au point de vue de la procréation de l'espèce, ils se trouvent sur la même ligne que les eunuques.

L'investigation minutieuse et complète éclairera certainement le praticien sur la nature et le nombre des causes *efficientes* de la stérilité. Quel que soit le cas soumis à l'observation, on devra se poser les questions suivantes :

L'ovulation est-elle entravée ?

Existe-t-il des altérations héréditaires ou constitutionnelles de l'ovule qui rendent celui-ci impropre à être fécondé ?

Le sujet présente-t-il des affections organiques des ovaires ou des conséquences de ces affections qui empêchent la maturation de l'ovule et la rupture du follicule ?

Existe-t-il des obstacles à la conjonction du sperme avec l'ovule ?

Sont-ce des modifications pathologiques des ovaires

ou des parties avoisinantes qui entravent la déhiscence de l'ovule arrivé à maturité ?

Sont-ce des affections tubaires ou du voisinage qui font que l'ovule émigré ne parvient pas dans la trompe et que celle-ci, s'il y a pénétré, est incapable de le faire progresser jusque dans l'utérus ?

L'arrivée dans l'utérus et la marche en avant ultérieure du sperme sont-elles empêchées par quelque déplacement de l'utérus tout entier ou seulement de la portion vaginale ?

La faute en est-elle à une dystrophie du col ?

Est-ce le rétrécissement du canal cervical qui constitue l'obstacle au passage de la liqueur séminale ?

Est-ce l'oblitération du vagin et, par conséquent, l'impossibilité d'exécution du coït qui s'opposent à la pénétration du sperme ?

Ou bien celui-ci, tout en arrivant dans le vagin et l'utérus, est-il tellement altéré par les sécrétions de ces organes que les zoospermes sont inaptes désormais à la fécondation ?

A-t-on affaire à de l'inaptitude à l'incubation ovulaire ?

Le parenchyme utérin est-il modifié de telle façon que, malgré le contact du sperme avec l'ovule, celui-ci ne peut se développer, ou ne le peut que pendant un temps insuffisant, et que partant l'incubation ne peut être normale ?

Est-ce le mari qui est atteint du vice rédhibitoire ?

Le sperme est-il impropre à la fécondation ?

Y a-t-il chez le mari des maladies constitutionnelles

ou des désordres organiques de l'appareil sexuel qui entravent ou empêchent la cohabitation et la féconda-tion ?

Les rapports des conjoints permettent-ils de con-clure à une stérilité relative seulement et due à de la dyspareunie ?.....

Sims exagère certainement lorsqu'il prétend que c'est à la chirurgie seule qu'on doit demander la guéri-son de la stérilité. Et en effet, ceux même des gynéco-logistes qui reculent le moins devant l'intervention opératoire, sont obligés de reconnaître que les espé-rances téméraires qu'on avait fondées sur les moyens mécaniques de guérison, ne se sont pas réalisées. Nous avons vu, en étudiant les causes de la stérilité qu'il est bien des obstacles à la stérilité qu'on ne peut lever par les procédés de la chirurgie ; et nous avons insisté sur l'importance étiologique majeure des adhé-rences consécutives aux péritonites, périmétrites et paramétrites, ainsi que sur l'influence des anomalies constitutionnelles et des troubles de l'innervation.

Le point le plus important de la thérapeutique de la stérilité n'est donc pas l'intervention opératoire, mais une médication propre à *relever la nutrition générale*, à faciliter *l'hématopoïèse* et la *résorption* des produits pathologiques qui existent dans l'appareil sexuel.

En effet, dans le plus grand nombre des cas de stéri-lité, il s'agit de combattre l'anémie, la chlorose, la scrofule, de favoriser l'ovulation et de provoquer la métamorphose régressive des exsudats péri-utérins et para-utérins.

Vient ensuite au second rang le *traitement local* des affections génitales, traitement qui trouve surtout ses applications dans la nécessité de remédier aux flexions et aux versions utérines et de rendre leurs propriétés normales aux sécrétions de la muqueuse de l'appareil génital.

Au contraire, la tâche du chirurgien sera très-restreinte ; et celui-ci n'aura à intervenir que quand la stérilité sera le résultat d'anomalies de formes et de dimensions de l'hymen et du col de l'utérus, de communications anormales du vagin avec les organes voisins ou de néoplasmes du tractus sexuel d'ablation possible.

Le médecin réfléchi qui étudie en détail chaque cas d'infécondité, qui soumet à ses investigations non seulement la femme, mais le mari et les conditions du milieu matrimonial, ne se servira du couteau que rarement, malgré l'avis de Sims ; et bien souvent il aura la joie de mener la guérison à bonne fin sans avoir fait la moindre tentative opératoire.

Quelques remarques sur la *prophylaxie de la stérilité chez la femme* ne seront pas inutiles.

Depuis longtemps, les éleveurs savent qu'il est nécessaire que les animaux destinés à l'accouplement soient d'excellente constitution et qu'ils aient atteint l'âge de la maturité sexuelle; ils connaissent l'influence favorable sur la fécondité d'une bonne alimentation et d'un croisement approprié des diverses variétés de race, ainsi que les fâcheux effets de la consanguinité. Eh bien ! ce n'est pas seulement dans le règne animal, mais dans l'espèce humaine aussi, que la pro-

position suivante de Darwin trouve sa justification :
« En général, ce seront les mâles les plus robustes et
qui remplissent le mieux leurs devoirs sexuels qui
auront la postérité la plus nombreuse ».

Donc, au point de vue préventif, il est indispensable
de tenir compte, pour la jeune fille qui va se marier,
du degré de développement général d'abord et de
celui de l'appareil génital en particulier. Dans nos
contrées, ce développement est ordinairement complet à l'âge de vingt ans. Il faut ensuite que le mari ait
quatre ou cinq ans de plus que sa femme, qu'il soit de
forte constitution et de puissance sexuelle normale ;
il est nécessaire enfin que les conjoints n'aient aucun
lien de consanguinité.

Peut-être cette dernière considération est-elle l'origine de cette coutume si répandue chez les peuplades
sauvages et barbares qui défend à l'homme de prendre
femme dans la même tribu : je veux parler de *l'exo-
gamie.*

Dans l'Europe civilisée, au contraire, les classes
élevées de la société qui ont pourtant tout intérêt à
avoir une nombreuse lignée ne prennent pas la moindre
précaution prophylactique contre la stérilité ; les jeunes filles se marient trop tôt et avec de proches parents
qui sont déjà épuisés parfois par les excès vénériens.
Il n'est donc pas étonnant que la proportion des mariages stériles dans la haute société européenne soit,
comme nous l'avons déjà fait ressortir, de beaucoup supérieure à celle des unions infécondes dans les classes
moyennes des villes et des campagnes.

Un certain contraste entre les tempéraments respectifs des époux semble favoriser la fécondation ; en même temps il est à désirer qu'il y ait quelque harmonie dans la conformation extérieure des deux conjoints.

Un facteur d'une importance extrême pour le traitement préventif de la stérilité est un régime diététique convenable pendant la puberté : la jeune fille doit éviter tout ce qui peut avoir une influence nuisible sur la menstruation. Devenue femme et parturiente, elle doit être surveillée de près par le médecin.

Chez la jeune fille, les mouvements désordonnés, les sauts, la danse, le patinage, l'équitation, le refroidissement des organes génitaux, pendant la période cataméniale surtout, amènent des lésions traumatiques et inflammatoires de l'ovaire, du péritoine et du tissu cellulaire pelvien qui produisent la stérilité. C'est surtout à l'enfant insouciante, pudique et inexpérimentée qui ne convient pas volontiers qu'elle a ses règles, quand elle doit aller au bal ou sur la glace, qu'il faut représenter le danger de cette légèreté.

N'hésitez pas non plus à prévenir les adolescentes adonnées à la masturbation de ce qu'elles se préparent pour l'avenir ; dites-leur qu'elles sèment la graine d'où germeront plus tard des affections utérines avec leurs conséquences si fâcheuses.

Avertissez enfin les jeunes femmes que la stérilité s'acquiert pendant les couches, par suite d'involution imparfaite de la matrice, de déviations de cet organe, de restes d'exsudats et de catarrhes utérins.

Il convient encore de conseiller tant à la jeune fille qu'à la femme de prêter toute attention au processus menstruel, de garder un repos plus ou moins complet pendant les règles et, en tous cas, d'éviter les changements brusques de température, les refroidissements, les fatigues violentes et les ébranlements du bas-ventre. Il faut défendre tout coït et toute excitation sexuelle pendant cette période.

Après l'accouchement, il faut contrôler avec soin le degré de rétraction de l'utérus, et ne laisser lever la malade qu'après involution complète et normale de l'organe de la gestation. Toute affection sexuelle locale doit être surveillée avec soin et combattue dès le début.

Pour que rien ne soit négligé dans la prophylaxie de la stérilité, il est nécessaire que *les deux époux soient suffisamment instruits* sur la conduite à tenir pendant la nuit de noces.

La sottise des mères qui laissent jusqu'au dernier moment ignorer à leur fille les mystères de la cohabitation, donne lieu souvent à des scènes tristes et pénibles. Je connais une jeune fille qui n'avait jusqu'après le mariage aucune notion de ce que pouvait être l'amour physique et qui sentit son idéal tellement lésé par l'impétuosité entreprenante du mari, qu'elle abandonna son nouveau domicile la nuit même et pour toujours. L'époux lui-même, qui a déjà pratiqué la cohabitation est souvent embarrassé quand il s'agit d'accomplir le coït en face d'une vierge qui ne peut lui prêter l'assistance habituelle. C'est dans ces cas que des manipulations maladroites créent enfin le vaginisme.

Quant aux *voyages de noces*, malheureusement toujours en honneur, ils sont extrêmement pernicieux. Les organes génitaux de la femme, déjà irrités par les rapports sexuels, y sont exposés aux fatigues des allées et venues en chemin de fer, et des pérégrinations pédestres, aux refroidissements, etc.

N'oubliez jamais non plus de recommander aux jeunes mariés de conserver une juste mesure dans la jouissance des plaisirs nouveaux, car les excès de ce genre provoquent très souvent de la colpite et de la métrite aiguës.

Enfin, il serait du devoir du médecin de s'opposer, dans l'intérêt de la jeune fille, à un mariage dont la précocité peut créer la stérilité. La jeune fille ne doit devenir épouse que lorsqu'elle a atteint tout son développement physique, et spécialement, toute sa maturité sexuelle.

Le traitement de la stérilité, comme celui de n'importe quelle affection, doit avoir pour base la connaissance exacte des conditions étiologiques de l'affection. C'est pourquoi, les anomalies de la menstruation qui sont en rapport avec l'infécondité méritent toute notre attention ; en première ligne, l'absence de règles ou un flux cataménial trop rare.

Dans les cas d'*aménorrhée* ou de *menstruatio parca*, il faudra rechercher s'il y a des imperfections de développement des organes sexuels (absence ou développement rudimentaire de l'utérus et des ovaires, utérus fœtal ou infantile, atrophie congénitale de la matrice), s'il existe une affection des ovaires (oophorite, tumeurs

et tuberculose ovariques), si l'utérus a subi des altérations pathologiques (métrite et endométrite aiguës,
métrite chronique, paramétrite involution précoce ou
atrophie de l'utérus), si le sujet est atteint de maladies
générales constitutionnelles (chlorose, phtisie, polysarcie) ; enfin, si l'on doit incriminer des changements
brusques dans les conditions de vie et de milieu, spécialement le passage subit de la campagne à la ville et
d'occupations actives à un travail sédentaire, ou bien
encore des perturbations d'ordre psychique.

Le traitement sera dirigé de préférence contre les
troubles de nutrition et les modifications morbides de
l'appareil génital. Il va de soi qu'ici les toniques et les
résolutifs joueront le principal rôle ; nous reviendrons,
d'ailleurs, sur ce point.

C'est seulement dans les cas où il survient des molimina menstruels ou des phénomènes congestifs supplé-
mentaires dans d'autres organes qu'il faudra employer
les emménagogues.

On irritera, pour atteindre le but désiré, la muqueuse
et le parenchyme utérins à l'aide de stimulants appro-
priés, par exemple, par des scarifications périodiques
de la portion vaginale, par l'usage circonspect du
cathéter et parfois de pessaires intra-utérins, par l'hy-
drothérapie locale, bains de sièges et douches utérines
tièdes, douches froides sur le bassin et les extrémités
inférieures, applications de glace sur la colonne lombaire, bains de siège et pédiluves chauds, fomentations
chaudes et épithèmes de sable chaud sur les lombes
et le sacrum, ventouses sèches ou scarifiées sur la région

sacrée, sinapismes sur la partie interne des cuisses et le bas-ventre. Comme médicament interne, l'aloès demeure le plus convenable, à cause de son action purgative. J'ai obtenu quelques résultats avec l'apiol.

L'aménorrhée des obèses est rapidement améliorée et guérie par l'usage des eaux sulfatées sodiques. J'ai observé à Marienbad des femmes obèses chez lesquelles un traitement de quatre à six semaines fut suivi de réapparition des menstrues et de conception après une aménorrhée de plusieurs années.

A. MARTIN fait remarquer que l'efficacité des sources de Marienbad dans l'aménorrhée des obèses est vraiment merveilleuse. RŒHRIG eut occasion de voir huit guérisons de ce genre dues exclusivement à l'usage des mêmes eaux.

Les bains de mer rendent des services dans l'aménorrhée des femmes débiles, lymphatiques ou scrofuleuses.

Aux chlorotiques on administrera le fer ; on les enverra dans les pays montagneux ou sur les bords de la mer ou encore dans les stations d'eaux minérales ferrugineuses.

Si la stérilité coïncide avec la *ménorrhagie*, il faudra s'informer si la cause en réside dans une affection générale (phthisie, maladies du cœur, du foie ou des reins) ou dans quelque modification anatomique de l'appareil sexuel (métrite et endométrite, rétroflexion, tumeurs de l'utérus, etc.).

Dans la *dysménorrhée*, il faut tenir compte de la possibilité des métrites, endométrites et périmétrites, et diriger le traitement en ce sens. On devra examiner aussi le sang menstruel pour voir s'il ne renferme pas des lambeaux de muqueuse utérine (endométrite exfoliatrice); car dans ce cas, il n'y a que peu d'espoir de guérir la stérilité.

Là où il s'agit, comme causes d'infécondité, de *néomembranes* provenant de pelvipéritonites, de périmétrites, de périovarites et de paramétrites — et selon nous, ce sont là les facteurs étiologiques les plus fréquents —, on fera usage des purgatifs légers, de bains et de fomentations tièdes, d'iodure de potassium et d'iodoforme. Cette dernière substance est particulièrement efficace, lorsqu'on l'emploie selon la méthode préconisée par nous. On imprégne un tampon d'ouate avec une solution de

> Iodoforme.. .... 1 partie
> Glycérine............ 10 parties

désodorisée par quelques gouttes d'essence de menthe poivrée et on l'introduit dans le fond du vagin, où on le laisse plusieurs heures pendant la nuit. En même temps, on frictionne avec cette solution, pendant deux à trois minutes, les parties inférieures de la paroi abdominale et les régions inguinales, et on les recouvre durant plusieurs heures avec de la gutta-percha laminée.

On peut se servir également de tampons trempés dans un glycérolé d'iodure de potassium (4 pour 30), iodé au besoin. Le badigeonnage du col et de la voûte vaginale avec la teinture d'iode (badigeonnage interne) est d'une efficacité incontestable, surtout lorsqu'il est combiné avec l'application du même médicament sur la paroi abdominale. Cette manière de faire est recommandée spécialement par BREISKY.

La continence stricte est indispensable pendant le traitement : il faut éviter toute excitation génitale et faire garder un repos physique et complet.

La conduite à tenir est la même dans la métrite et l'endométrite chroniques.

L'importance des *maladies de l'endomètre* comme cause de la stérilité, exige que le médecin porte toute son attention sur les affections de la muqueuse génitale.

Le traitement prophylactique comprend tout d'abord des soins de propreté rigoureux, des lavages, des bains, et cela dès le jeune âge. L'apparition de la puberté, de la menstruation, la vie conjugale, les couches ne feront qu'accroître la nécessité de ces mesures hygiéniques, des ablutions et des bains locaux et généraux, du séjour dans l'air frais des forêts, dans les montagnes, au bord de la mer.

Les sujets disposés à contracter des affections catarrhales des muqueuses devront s'endurcir systématiquement par des ablutions froides suivies de frictions, par des bains de mer ; les anémiques et les scrofuleux se soumettront à l'usage intus et extra des ferrugineux et des iodés, principalement des bains de boue ferrugineuse et d'eaux mères salines.

Le traitement local des cas aigus consistera dans l'emploi du froid sous forme de fomentations glacées ou au moyen de mon réfrigérateur vaginal, dans celui des saignées locales, scarifications ou acupuncture de la portion vaginale, application de sangsues sur le bas-ventre, et celui des purgatifs énergiques.

Dans les cas chroniques, outre les irritations vagi-nales et les scarifications du col, on fera usage de caustiques qui seront portés sur les surfaces malades soit sous forme d'injections, soit avec le secours des porte-caustiques, après ou sans dilatation préalable du canal cervical. Ce seront principalement des injections de perchlorure de fer, de nitrate d'argent, de teinture d'iode, d'acétate de plomb, d'acide phénique, d'alun ou de tannin ; des applications intra-utérines de crayons médicamenteux à base de chlorure ferrique, de sulfate de cuivre, d'oxyde de zinc et d'acide tannique.

Lorsqu'on n'a besoin d'agir que sur la partie infé-rieure de la muqueuse de la portion vaginale, les irri-gations vaginales et les tampons imprégnés de ces substances modificatrices sont suffisants. Si la mu-queuse du col présente des granulations ou des kystes, l'éponge préparée est tout indiquée pour écraser ces végétations.

B. SCHULTZE a prôné récemment, dans les affections de la muqueuse du corps, les irrigations méthodiques et longtemps continuées avec des caustiques peu éner-giques. Le plus souvent le succès couronnera vos ef-forts. Mais lorsque les moyens ci-dessus ont échoué, il sera indispensable de faire disparaître les parties mala-des à l'aide du curage avec la cuiller tranchante ou la curette.

Dans *l'endométrite exfoliatrice* (dysménorrhée membraneuse), FORDYCE BARKER s'est bien trouvé de l'emploi de l'iodoforme. Il s'agissait d'une femme, mère de six enfants, atteinte depuis quelque temps de cette maladie. FORDYCE BARKER dilata le col et y introduisit tous les trois jours un crayon d'iodoforme. La femme guérit et redevint enceinte. KLEINWÆCHTER et FRITSCH ont recommandé dans cette affection le curage de l'utérus.

Pour aider à la résorption des exsudats et favoriser la circulation utérine, les bains de siège et les grands bains tièdes, les douches, paraissent être d'une grande utilité. Les douches doivent être administrées avec de grandes précautions : il faut graduer avec soin la hauteur de la chute et la température de l'eau, pour ne pas produire d'effets nuisibles. Des irrigations vaginales chaudes, faites deux fois par jour dans la position horizontale, le bassin élevé, et répétées pendant un certain temps, seront d'un grand profit pour l'utérus malade et les parties avoisinantes.

Chez les individus scrofuleux et anémiques, le traitement local ne suffit pas ; il faut les astreindre à un régime régulier, les soumettre à une alimentation fortifiante quoique légère, leur faire respirer un air frais et pur, leur administrer des ferrugineux, de l'huile de foie de morue, etc.

Les *affections catarrhales du vagin* réclament des irrigations tièdes, plusieurs fois renouvelées dans la journée, avec des solutions de sulfate de cuivre, de sulfate de zinc (5/1000), d'acide pyroligneux rectifié,

d'eau créosotée (3 à 5 cuillerées à bouche pour 1 litre),
d'eau blanche (ex. 20 gr. d'extrait de Saturne).

Quand l'abondance des sécrétions vaginales fait crain-
dre que leur réaction acide ne nuise à la motilité des
spermatozoïdes, les irrigations et les injections doivent être faites non pas seulement avec de l'eau tiède,
mais avec une solution de sucre à 15 o/o, additionnée
de 1/1000 de potasse caustique, solution dans laquelle
les filaments séminaux conservent la vivacité de leurs
mouvements pendant un temps extraordinairement
long. Si l'injection est faite le soir, peu de temps avant
le coït, son influence favorable aura une certaine durée.
J'ai observé un cas de blennorrhée vaginale profuse
où la grossesse fut le résultat de cette pratique.

En général, la sécrétion simple du catarrhe n'empêche pas la migration des zoospermes. La multiplication
de l'espèce serait, en effet, singulièrement entravée, si
toute femme ayant des flueurs blanches était condamnée
à rester stérile. Toutefois, il est nécessaire dans ce cas
que le sperme du mari contienne des spermatozoïdes
en grand nombre et pleins de vitalité ; car malgré son
innocuité relative, le mucus catarrhal suffira pour
amener la mort des animalcules, si ceux-ci sont rares
et vieillots.

CHARRIER indique comme donnant d'excellents résultats dans l'acidité des sécrétions utéro-vaginales, le
mélange, dans un litre d'eau, d'un blanc d'œuf et de
59 grammes de phosphate de soude. Il rapporte l'observation de deux femmes, bien portantes et mariées
depuis quatre ans, chez lesquelles l'emploi d'injections

avec cette solution fut suivi au bout de six semaines
de la disparition de l'acidité, et bientôt après de grossesse.

Dans les cas où l'on se croit autorisé à admettre que
la pénétration du sperme dans l'utérus est entravée par
la *viscosité du mucus cervical*, on pourra faire usage
des différents moyens propres à liquéfier cette sécrétion.
Le plus simple consiste dans l'introduction, quatre à
six heures avant le coït, d'ouate (ouate de BRUNS) (1)
trempée dans de la glycérine.

D'après les recherches de KŒLLIKER, le phosphate de
soude est éminemment favorable à la motilité des spermatozoaires. On pourrait donc essayer l'emploi, peu de
temps avant le coït, d'injections vaginales avec une solution de ce sel ou de tampons qu'on en aura imprégnés.
On regarde encore comme propre à venir en aide à
la conservation de la vitalité des zoospermes, l'addition
aux liquides à injecter d'une certaine quantité de sucre
ou de glycérine.

L'infection blennorrhagique est une cause très commune de stérilité ; elle mérite donc une attention spéciale de la part du praticien. Les travaux de O. OPPEN-
HEIMER sur les conditions d'existence des gonococcus
nous apprennent que les facultés reproductrices de ces
micro-organismes sont détruites par des solutions de
nitrate d'argent à 2 o/o, et qu'une solution à 1/20.000
de sublimé suffit pour les faire périr. Ils résistent mieux
au chlorate, au permanganate de potasse et au chlorure

(1) Voir : *Les méthodes antiseptiques de pansement*, par HABART, traduit par
WEISS, Paris (Steinheil 1887).

calcique, substances bien moins actives que les eaux chlorée, bromée et iodée. Les sels des métaux à densité considérable (acétate plombique, sous-nitrate de bismuth, alun, acétate d'alumine, sulfate de zinc, sulfate de cuivre, sulfate de fer, chlorure de zinc, perchlorure de fer, nitrate d'argent, nitrate de mercure, sulfate mercurique), auxquels on reconnaissait une action antiseptique et microbicide spéciale, se montrèrent en partie absolument inefficaces contre les gonococques ou ne détruisaient ces derniers qu'en solutions concentrées. Pour presque tous, le degré de concentration, permettant de les employer sans produire de cautérisation, restait insuffisant pour entraver le développement des microbes.

Neisser recommande, d'après ses expériences, l'emploi, dans la vaginite blennorrhagique chronique, d'irrigations vaginales avec une solution de nitrate d'argent de 1/3000 à 1/2000, de salicylate de soude à 5 o/o, jusqu'à disparition durable des microzoaires. En somme, il faut faire un usage prolongé, régulier et méthodique d'une substance de causticité minime.

Dans l'*endométrite blennorrhagique virulente*, il faut pratiquer des injections et irrigations intra-utérines avec des solutions d'azotate d'argent depuis 1/10 jusqu'à 1/200 et de sublimé à 1/1000. On se servira à cet effet de la seringue de Braun ou du cathéter utérin en verre, construit par Fritsch.

Dans les cas rebelles, ce dernier arrose la cavité utérine avec un à deux litres de solution médicamenteuse, afin d'éloigner tous les micro-organismes par la desquamation des couches supérieures de l'épithélium dans lesquels ils ont pénétré. Dans un but identique, il a préconisé l'introduction dans l'utérus de bandes de gaze iodoformée, avec lesquelles le nettoyage de la muqueuse se fait parfaitement.

L'*atrophie* primitive de l'utérus dans la débilité générale et la chlorose, peut guérir et la fécondation redevenir possible. Cette guérison exige une bonne alimentation, la tonification de l'organisme et la médication ferrugineuse, combinées parfois au traitement local : bains de siège, douches, scarifications de la portion vaginale, pessaires intra-utérins, électricité. Voici le traitement local qui m'a le mieux réussi dans cette infirmité.

Je fais faire d'abord pendant quelque temps des injections vaginales froides, afin de rendre aux parties leur tonicité normale ; de temps en temps, je pratique le cathétérisme de l'utérus, pour que l'irritation produite par la pénétration du corps étranger amène une augmentation de développement de la musculature de l'organe. Le traitement doit avoir une certaine durée, car les résultats favorables se font parfois attendre. L'accomplissement répété du coït, peut être avantageux en tant qu'agent d'excitation.

Dans l'*arrêt de développemement primitif*, aussi bien que dans l'*atrophie secondaire* de l'utérus, avec aménorrhée ou menstruatio parca, on a recommandé l'emploi de tuteurs (crayons) intra-utérins, dans le but d'élever le degré d'hypérémie des organes génitaux, de placer ceux-ci dans de meilleures conditions de nutrition et de provoquer une excrétion sanguine plus abondante.

Il ne faut se servir de ces instruments qu'avec la plus grande circonspection. E. et A. MARTIN préconisent les tuteurs métalliques en zinc et en cuivre, qu'ils regardent comme plus irritants pour la muqueuse utérine. L'épaisseur et la longueur de ces tuteurs sont en rapport avec le calibre du col et la profondeur de la matrice ; ils devront être d'un centimètre et demi environ plus courts que l'axe vertical de l'utérus. En enlevant ces instruments après quatre à cinq mois de séjour dans la matrice, A. MARTIN a trouvé une amélioration très satisfaisante dans un quart de cas d'atrophie utérine ; il y eut des femmes traitées de cette façon qui devinrent multipares et accouchèrent toujours à terme. Dans les cas où cette anomalie sexuelle est compliquée de catarrhe utéro-vaginal et de périmétrite, le traitement de ces dernières affections devra toujours précéder celui de l'anomalie elle-même.

Dans le *vaginisme*, la thérapeutique doit tendre à diminuer l'hyperesthésie des organes génitaux et à préparer la voie au membre viril par la dilatation douce et progressive de l'entrée du vagin. Il va de soi que toute tentative de coït devra être proscrite pendant la durée du traitement. On commencera par faire disparaître toute affection inflammatoire éventuelle des organes sexuels externes à l'aide de fomentations tièdes d'eau de GOULARD ou d'une solution d'acétate d'alumine. La solution à laquelle je donne la préférence est celle-ci :

Alun . . . .   1 partie
Sous-acétate de plomb .   5   —
Eau distillée.   100   —

Je la remplace quelquefois par un simple mélange de poudre de talc de Venise et d'oxyde de zinc. Dans les cas où l'hypéresthésie de l'anneau vulvaire est rebelle, la cautérisation énergique de toute la région avec le nitrate d'argent pur présente des avantages réels.

Tout récemment, on a remplacé les suppositoires morphinés et belladonés, en honneur jadis, par des badigeonnages de chlorhydrate de cocaïne à 2 o/o, dont on fait le plus grand éloge. Moi-même je les ai employés une fois avec succès.

Dans les cas opiniâtres où la douleur résiste à tous les moyens, des gynécologistes, et Sims en tête, ont conseillé comme ressource suprême l'hyménotomie. (Voir plus loin.)

Après avoir remédié aux causes d'irritation et à la douleur, on entreprendra la dilatation méthodique du vagin. Le procédé le plus pratique est d'opérer cette dilatation dans le bain avec une série de spéculums de bains d'un volume de plus en plus considérable. Cela est moins douloureux et moins barbare que la dilatation forcée et permet aux femmes, au bout d'un certain temps, de se soigner elles-mêmes.

Il est très important d'indiquer au mari comment il devra accomplir le coït après la guérison du vaginisme, afin d'éviter les rechutes.

La coutume américaine, consistant dans la chloroformisation par le médecin de la femme atteinte de vaginisme et l'exécution du coït par le mari pendant le sommeil anesthésique, pour obtenir la conception, aura certainement du mal à acquérir droit de cité en Allemagne (1). Nos mœurs s'accommodent mieux de la pratique qui consiste à badigeonner les organes génitaux externes et le vagin, immédiatement avant le coït, avec une solution de 2 à 5 o/o de chlorhydrate de cocaïne. Quoi qu'il en soit, l'orgasme vénérien fera défaut dans les deux cas.

Voici en quoi consiste la méthode de traitement de SCANZONI : abstention absolue du coït; au début, lavages modérés des organes sexuels externes avec de l'eau de GOULARD ; puis, lorsque la rougeur inflammatoire a cédé, badigeonnages des parties hyperesthésiées avec une solution d'azotate d'argent à 1/30.

SCHRŒDER a retiré de bons effets d'une solution au 1/50 d'acide phénique.

Après disparition de la rougeur, lorsque le toucher vaginal n'occasionne plus que peu de douleur, on introduit quotidiennement dans le vagin des spéculums en verre opaque de calibre de plus en plus considérable et on les y laisse durant une demi-heure à une heure. La dilatation est-elle suffisante et la sensibilité devenue pour ainsi dire normale, la cohabitation pourra être autorisée.

Eu égard à l'étiologie du vaginisme, il faut conseiller aux jeunes maris inexpérimentés de s'informer de

____

(1) Et en France (note du trad.).

l'état des lieux, afin de ne pas créer cette affection par la maladresse de leurs tentatives.

Dans la *dyspareunie*, on devra rechercher avec soin si cet état morbide n'est pas dû à une maladie organique quelconque de l'appareil sexuel, maladie qu'il faudra combattre. La plupart du temps, on ignore d'où provient ce trouble de l'innervation génitale. Mais comme presque toujours il existe simultanément de l'anémie, on commencera à guérir celle-ci à l'aide d'un traitement rationnel et alors il n'est pas rare de voir disparaître également les accidents dyspareuniques.

On a essayé, dans les cas où la stérilité a été rapportée au défaut *d'appétit sexuel* et à l'absence de toute jouissance génitale au moment de la cohabitation, de réveiller le sens endormi par des modifications appropriées apportées à l'acte du coït et par d'autres moyens encore. Nous avons dit plus haut quelle importance nous accordons à l'existence d'un certain degré d'excitation voluptueuse pour la production des réflexes nécessaires au mécanisme de la fécondation.

Il est des autorités médicales, entre autres AMBROISE PARÉ, qui recommandent, pour remédier à la stérilité, de provoquer un désir violent par des caresses et des badinages. Tout récemment, DUNCAN a fait ressortir combien le désir et l'appétit génital portés à un degré convenable sont des agents précieux pour favoriser la fécondation.

L'appétit sexuel est accru par la séparation de temps en temps répétée des deux conjoints. Qu'on envoie donc la femme pour quelques mois dans une station balnéaire, etc., loin de toute occasion de cohabitation. L'influence bienfaisante de ces séparations est bien moins frappante dans la stérilité congénitale que dans l'infécondité acquise, alors que les femmes ont déjà eu des enfants.

Il y a des exemples remarquables de guérison de la stérilité à la suite de la convalescence des maladies fébriles. Ne pourrait-on les expliquer par la séparation momentanée des époux?

STADFELDT prétend que parfois le cathétérisme utérin et les manipulations qu'exige l'examen gynécologique suffisent pour « stimuler l'activité génitale de la femme » et provoquer l'excitation indispensable à l'ovulation et à la fécondation.

Un traitement hygiénique est quelquefois très utile pour guérir la stérilité. Cela est vrai surtout pour les cas où celle-ci est le résultat d'excès de coït; il n'est pas rare de voir la conception entravée dans les premiers mois qui suivent le mariage, parce que mari et femme, durant la lune de miel, boivent à même à la coupe du plaisir. Là, il faudra mettre un frein aux passions, et limiter les rapports à un ou deux par semaine. Souvent même, il sera indispensable de laisser dans un repos complet l'appareil sexuel de la femme, de séparer l'épouse du mari pendant quelques semaines et l'envoyer par exemple dans quelque ville d'eaux.

Dans les cas où c'est *l'alcoolisme* qui est la cause de la stérilité, l'indication thérapeutique se résume à la suppression de l'usage des boissons alcooliques. DUNCAN parle de femmes adonnées à l'alcoolisme et sté-

riles depuis des années qui, observées de près et se-
vrées de toute liqueur spiritueuse pendant une année,
redeviennent fécondes.

Si le séjour aux stations balnéaires, même d'ordres
les plus divers, donne tant de succès contre la stérilité,
ce n'est que parce que le traitement y est à la fois hygiénique, médicamenteux et psychique, et aussi parce
que la femme se trouve quelque temps isolée de son
mari.

Les différents procédés balnéothérapiques, tant boissons que bains, activent *les phénomènes de résorption*
dans et autour de l'utérus et de ses annexes, favorisent
la liquéfaction et la disparition des exsudats et ra-
mènent à l'état normal les conditions de nutrition de la
matrice.

Nous produisons de plus une *action dérivative* sur
les organes génitaux malades, en administrant à l'intérieur des eaux minérales qui irritent l'intestin et stimulent ses fonctions de sécrétion, ou encore en provoquant au moyen des bains une révulsion énergique sur
la surface cutanée. Les diverses variétés de bains deviennent tantôt d'excellents *antiphlogistiques* dans les
inflammations et hyperémies aiguës de l'utérus ou de
ses annexes, tantôt des astringents précieux contre les
congestions des organes pelviens, contre la paralysie,
la dilatation et la surcharge des vaisseaux utérins,
ainsi que contre l'hypersécrétion de la muqueuse de
l'appareil génital.

Certaines eaux minérales alcalines modifient favo-
rablement la *réaction pathologique des mucosités* de

l'appareil sexuel si dangereuse pour la vitalité des zoospermes. Il en est d'autres qui sont de puissants *toniques* pour les femmes atteintes de maladies des organes génitaux, qui relèvent l'organisme tout entier, qui stimulent la nutrition, l'hématopoièse et l'innervation.

Les cures minérales sont d'autant plus efficaces qu'elles changent du tout au tout la manière de vivre de la malade. Celle-ci est sous le coup d'impressions et d'émotions nouvelles ; elle respire un air plus frais et plus pur, elle est obligée de prendre de l'exercice plus fréquemment et de vivre dans une abstinence sexuelle de plusieurs semaines.

La métrite et l'endométrite chroniques se trouvent bien surtout des eaux sulfatées, sodiques froides de Marienbad, Tarasp, Elster (1), et des eaux chlorurées sodiques de Kissingen, Nauheim et Hombourg, qui en agissant sur le canal intestinal, diminuent la pression sanguine des vaisseaux abdominaux et combattent la congestion hypostatique chronique de l'utérus et de ses annexes. L'usage interne des eaux dans ces stations est puissamment secondé par les bains salins, les bains de boue ferrugineuse et d'eaux mères thermales.

Chez les femmes débiles et délicates qui présentent à côté du catarrhe des organes génitaux, des phénomènes catarrhaux des muqueuses en général, on em-

---

(1) Bien que les lecteurs français n'aient pas grand profit à tirer de l'énumération des villes d'eaux allemandes qui va suivre, nous avons cru devoir respecter le texte original, sans l'augmenter de la liste des stations françaises, qui correspondent à chaque ville allemande. Les ouvrages médicaux sur la matière sont d'ailleurs nombreux.

ploiera les eaux alcalines chlorurées d'Ems, Gleichemberg, Neuenahr, Rohitsch et Vichy.

Chez les individus anémiques, où c'est l'hypersécrétion de la muqueuse génitale qui domine la scène, on fera bien d'employer intus et extra, plus souvent qu'on ne l'a fait jusqu'à présent, les eaux ferrugineuses sulfatées d'Alexisbad, Muskau, Ratzes, Levico, Roncegno et Parad.

Les individus scrofuleux seront envoyés de préférence dans les stations où les eaux contiennent de l'iode et du brome, à Aschaffenburg, Durkheim, Hall, Ischl, Krankenheil, Kreuznach, Münster, Kœsen, Reichenhall, Pyrmont; ils feront usage des eaux mères thermales de Rehme et Nauheim, ainsi que de celles de Cannstadt Elmen, Kollberg, Kreuth, Wittekind, etc.

Les eaux froides sulfatées sodiques de Marienbad et de Tarasp sont surtout indiquées dans les cas où la stérilité est la conséquence de l'obésité.

Dans les cas d'anémie et d'irritabilité nerveuse considérable, on se trouvera bien de l'usage des eaux martiales de Boklet, Cudowa, Driburg, Elster, Franzensbad, Kœnigswarth, Marienbad, Pyrmont, Reinerz, Rippoldsau, Schwalbach, Spa, Saint-Moritz, Steben, etc.

Les reliquats d'exsudats consécutifs aux processus péri et paramétriques sont influencés d'une manière très favorable à côté des bains d'eaux mères salines, par les bains de boue ferrugineuse d'Elster, de Franzensbad, et de Marienbad, combinés avec l'administration interne de ces eaux minérales.

Dans le vaginisme, dans l'hyperesthésie en général

et l'irritabilité nerveuse, on retire parfois de bons effets des eaux adoucissantes et sédatives de Badenweiler, Landeck, Romerbad, Schlangenbad, Tobelbad, Tüffer et Wildbad.

Les douches vaginales avec de l'eau tiède renfermant de l'acide carbonique ou avec le gaz acide carbonique lui-même rendent de grands services dans la *dyspareunie* accompagnée d'anesthésie de la muqueuse du vagin.

La dyspareunie est-elle un symptôme de torpeur générale chez des individus obèses et lourds, l'air des Alpes ou le séjour au bord de la mer seront d'une grande utilité. On enverra ces femmes pendant l'été en Suisse, à Engelberg, Grindelwald, Saint-Moritz, ou bien sur les côtes de la mer du Nord, sur les différentes plages de la France et de l'Angleterre.

Parmi les opérations chirurgicales qui ont donné le plus de résultats dans le traitement de la stérilité, la dilatation du col utérin avec ou sans effusion de sang, occupe le premier rang. Cependant, l'expérience a singulièrement restreint les indications de cette opération dans ces dernières années. On peut dire, en général, que l'intervention artificielle, c'est-à-dire la dilatation, la discision, l'excision conoïde, etc., sera opportune lorsque le canal cervical est tellement rétréci qu'il semble s'opposer au passage du sperme, ou que, alors même que la pénétration du liquide séminal est possible, l'excrétion du mucus utérin se trouve entravée.

. L'indication est la même pour les cas où la difformité du col empêche l'entrée de la liqueur séminale. L'amputation de la portion vaginale ou bien encore l'excision cunéiforme (cette dernière d'après le procédé de KEHRER) seront indiquées dans les cas de conicité ou d'hypertrophie de cette portion.

OLSHAUSEN fait remarquer que la dilatation forcée ne convient pas aux cas très nombreux dans lesquels la stérilité est due à des flexions compliquées de sténose de l'orifice interne, mais à ceux, assez rares, où l'infécondité résulte de la structure anormale de l'orifice externe.

Il considère même cette méthode comme indiquée non seulement dans cette dernière infirmité, mais même dans les cas où, le museau de tanche étant normal ou à peu près et ayant la conformation et les dimensions de celui d'une vierge, il n'existe absolunent aucune lésion organique et où rien ne peut expliquer la stérilité. Il admet, en ce cas, que l'obstacle à la conception réside dans l'étroitesse normale du museau de tanche virginal combinée à une perturbation de nature quelconque inconnue.

Pour OLSHAUSEN, la dilatation du col produite par le premier accouchement étend son influence favorable à la conception sur la vie génitale de la femme tout entière.

KEHRER a grandement raison lorsqu'il prétend que la constatation d'un orifice utérin étroit ou d'une anomalie du même genre n'est pas suffisante pour autoriser l'emploi du sécateur, et qu'il ne faut opérer que si l'exploration la plus minutieuse n'a pas réussi à amener la découverte *d'autres obstacles plus sérieux.*

En tous cas, il faut être très réservé dans l'édification du pronostic de l'hystérotomie cervicale. Car les résultats ne sont pas toujours aussi favorables que ceux publiés par MARTIN et BRAUN. E. MARTIN a opéré 384 femmes stériles, dont 97, c'est-à-dire 25 o/o, conçurent après l'opération. Le traitement par discision donna à C. BRAUN 23 succès sur 66, c'est-à-dire 34 o/o de femmes qui devinrent fécondes. HARDTMANN a pratiqué la discision du col sur 6 sujets, chez 5 desquels survint la grossesse.

Les chiffres collationnés sous toutes réserves par CHROBAK, qui, en réunissant 483 cervicotomies faites par HARDTMANN, G. BRAUN, MARTIN, KEHRER et lui-même, trouva 148 guérisons de stérilité, soit 30,7 o/o, paraissent exagérés à HEGAR et KALTENBACH. Ces derniers sont même d'avis que les chiffres de KEHRER (9 succès sur 35 opérées, soit 25, 7 o/o) sont trop peu élevés pour pouvoir fournir des données statistiques certaines.

D'après eux, la discision et l'amputation ne donnent des résultats brillants que quand, à côté de la sténose, il existe encore d'autres vices de conformation, déplacements et anomalies de consistance de la portion vaginale, qui à leur tour entravent la pénétration du sperme et la dilatabilité du col comme, par exemple, la conicité et la rigidité de cet organe.

La division du canal cervical en cas d'anomalies de forme et de calibre est très rationnelle ; cela ressort des résultats acquis. C'est ainsi que des femmes, restées stériles pendant des années, sont fécondées très facilement après une première conception, et ce fait ne peut être rapporté qu'aux modifications imprimées au col par les accouchements antérieurs. Ce sont justement des modifications de cette nature que nous nous proposons de créer au moyen de la discision.

Dans certaines flexions et versions, on entreprend cette opération dans le but surtout de donner au méat utérin une direction plus favorable à la pénétration du liquide spermatique ; ainsi dans l'antéversion, on fend la paroi antérieure, dans la rétroversion la paroi postérieure, et dans la latéroversion la paroi latérale portant le même nom que la déviation.

WINCKEL, pour qui la sténose de l'orifice externe ne constitue un obstacle à la fécondation que lorsqu'elle est accompagnée de catarrhe folliculaire et *d'hypersécrétion muqueuse* du col, ne fait que dans ces seuls cas la discision suivie de cautérisation de la muqueuse.

La discision du col se pratique au moyen d'instruments spéciaux (métrotomes) le plus souvent dans le sens transversal — discision bilatérale — rarement dans le sens sagittal, de façon à donner au canal cervical la forme d'un entonnoir évasé du côté de l'orifice externe. Dans l'allongement considérable et la conicité du col et dans l'hypertrophie de la portion vaginale, on enlève aux deux lèvres du museau de tanche des lambeaux cunéiformes, (SIMS, HEGAR et KALTENBACH, DUNCAN).

SIMPSON, qui a recommandé l'incision bilatérale du col, se servait d'un couteau à lame étroite et cachée et à long manche. E. MARTIN employait un instrument analogue mais à double lame, l'hystérotome à deux tranchants. D'autres comme Sims, Braun et Olshausen font l'opération avec un simple bistouri boutonné à lame convexe et muni d'un manche très long ; ils incisent d'abord un des côtés, puis l'autre et pratiquent une section complète de la portion vaginale au niveau des lèvres du museau de tanche ; de cette façon, l'orifice externe présente immédiatement une fente transversale très large. Si l'incision du col ne remonte pas très haut, il est impossible de produire une ouverture convenable du segment inférieur.

Gusserow, après avoir fait l'incision bilatérale, sectionne une seconde fois chacune des deux lèvres, Kehrer les taille en trois ou quatre lambeaux cunéiformes et crée par cette discision rayonnée, un museau de tanche dont l'orifice est largement ouvert et a une forme étoilée.

Quelque simple que soit cette opération, il se peut que les incisions soient trop profondes et qu'elles provoquent des accidents. En tous cas, il est indispensable de prendre les précautions antiseptiques les plus rigoureuses. Le point principal et qui offre le plus de difficultés est de faire durer les résultats obtenus par l'intervention chirurgicale, en empêchant la cicatrisation entre elles des surfaces de section.

A cet effet on a proposé de bourrer la cavité cervicale avec un tampon glycériné, de disjoindre les bords de la plaie avec la sonde, d'introduire des dilatateurs à deux branches, à vis ou à ressort, ou encore des pessaires intra-utérins en beurre de cacao. On peut agir ainsi à partir du troisième jour de l'opération. Hegar renouvelle son pansement tous les deux jours jusqu'à ce que l'épiderme soit formé, ce qui demande environ trois semaines.

Le rétrécissement de l'orifice externe consécutif à la discision a amené SIMON à exciser le cône cervical en ce qu'il appelle *mantelformig* et à réunir les lèvres de la plaie.

Quant à SCHRŒDER, il emploie la discision de plus en plus rarement dans la sténose et les diverses anomalies de configuration de l'orifice externe ; il considère comme bien plus rationnel de pratiquer une incision bilatérale, d'enlever des morceaux cunéiformes à chaque lèvre, et d'élargir le méat utérin en suturant le lambeau cervical après l'avoir un peu replié en dehors. La largeur de l'orifice sera en rapport avec l'étendue dans laquelle auront été unis latéralement les lambeaux des deux lèvres antérieure et postérieure. La suture des incisions latérales donnera un orifice externe large, béant et de conformation normale.

La *dilatation non sanglante* du col, présente tout autant de dangers que la précédente, et elle est moins efficace. On la produit au moyen de l'éponge préparée, de la laminaire, de la racine de gentiane, etc., toutes substances qui absorbent bien les liquides et augmentent ainsi considérablement de volume. On se sert encore de dilatateurs en acier dont les branches, introduites fermées, sont ensuite écartées, de bougies en métal ou en gomme d'un calibre fixe et progressif.

Les premiers agents, outre qu'ils nécessitent un emploi longtemps prolongé, ont l'inconvénient d'exercer une action fâcheuse sur le tissu du col. HAUSS-

MANN a trouvé au bout de deux heures la surface de l'éponge recouverte d'épithélium et il a constaté dans les mucosités excrétées des éléments microscopiques de l'agent dilatateur. Au bout de une demi-heure, la décomposition des mucosités était fortement avancée. En général, l'action des dilatateurs spongieux est lente et leur application douloureuse ; de plus, dans l'allongement hypertrophique du col, ils ne réussissent que rarement.

Tout récemment, ils ont été cependant défendus chaleureusement par B. SCHULTZE. Il a montré que la laminaria digitata donne d'excellents résultats, quand la dilatation du col est entreprise en vue de faciliter la conception, mais à la condition d'observer une stricte antisepsie.

HEGAR et KALTENBACH sont des adversaires déterminés des dilatateurs métalliques à branches tant prônés par SIMS. D'après eux, la pression excentrique ne se répartit pas également et n'atteint que les parties contiguës aux branches ; les ressorts en sont gênants et le nettoyage des instruments est trop minutieux.

Ils ont fait construire (1), et ils s'en sont très bien trouvés, des bougies cylindriques, à extrémité conique, en gomme durcie. Il faut en avoir un grand nombre sous la main. On les introduit dans le col en augmentant de calibre au fur et à mesure que la dilatation avance. Le diamètre de la moins épaisse est de 2 millimètres ; il augmente pour chacun des numéros suivants, de

____

(1) Consulter HEGAR et KALTENBACH, *Traité de gynécologie opératoire* traduction française par le Dr P. Bar. — G. Steinheil, éditeur, Paris 1884.

1 millimètre par numéro. Leur longueur est d'environ 12 à 14 centimètres, non compris la poignée, légèrement aplatie, qui a environ 5 centimètres de long. Elles sont extrêmement faciles à nettoyer et à désinfecter.

PEASLEE se sert de bougies cylindro-coniques en acier; HANKS emploie des dilatateurs ovoïdes et creux en gomme durcie, LAWSON des bougies coniques de différents calibres.

WILSON recommande vivement son dilatateur à deux lames pour pratiquer la dilatation rapide dans les cas de dysménorrhée due à la flexion utérine, de sténose organique et inflammatoire du col et d'excrétion insuffisante du mucus cervical. Des cas de stérilité datant de plusieurs années furent guéris bien des fois, 6 fois sur 7, par ce procédé et suivis de conception à une époque très rapprochée de l'intervention chirurgicale.

La méthode préconisée par FRITSCH, mérite de fixer l'attention. Cet opérateur pratique la dilatation rapide du canal utérin avec des dilatateurs rigides en acier, absolument comme fait SIMON pour l'urèthre. Après avoir exploré le trajet avec un cathéter ordinaire, on chloroformise la femme, et on introduit pendant le sommeil une sonde plus forte qui, arrivée à l'orifice interne, est maintenue solidement dans cette position. Extérieurement on saisit l'utérus et on le fait glisser et reglisser vigoureusement le long de la sonde. Celle-ci est enlevée et fait place à un numéro de plus gros calibre, et ainsi de suite.

La force qu'on est obligée d'employer étant très considérable, il serait très imprudent de pratiquer par le vagin des poussées sur la sonde si on ne les contrôlait soigneusement du dehors. L'anesthésie chloroformique est toujours indispensable.

AHLFELD recommande pour la dilatation des sténoses du col l'emploi de canules cervicales, sortes de tuteurs creux en gomme durcie, longs de 4 à 5 centimètres, qui se terminent par un bouton sphérique ou ovale, dont les dimensions sont exactement graduées par millimètres.

Après avoir déterminé le diamètre praticable du canal cervical à l'aide des sondes de SCHULTZE, on choisit une canule dont le bouton a un diamètre supérieur de 1 millimètre à celui de la partie rétrécie; on la trempe dans de l'eau phéniquée bouillante à 5 o/o et on l'introduit dans le canal cervical, absolument comme une tige de laminaria, après lui avoir donné la courbure nécessaire, jusqu'à ce que le bouton de la canule se trouve immédiatement au-dessus de la stricture. L'utérus entre en contraction pour chasser le corps étranger, et celui-ci dilate ainsi le segment sténosé.

Une fois expulsée, ce qui arrive ordinairement dans les 24 heures, quelquefois au bout de 3 jours seulement, la canule est remplacée par une deuxième, puis par une troisième d'un calibre plus fort. A ce moment, la dilatation qui est d'environ 6 à 8 millimètres est suffisante.

La dilatation pratiquée avec des dilatateurs gradués et maniés avec précaution, chaque séance durant quelques minutes seulement, n'offre aucun danger. Il suffit de dilater l'orifice externe. La dilatation ovale et transversale semble créer des conditions plus favorables à la fécondation que la dilatation circulaire.

L'intervention opératoire destinée à remédier à la stérilité est encore utile dans les difformités du col, qui créent un obstacle à la conception. Elle est donc indiquée surtout dans la conicité de cet organe.

Quant à *l'allongement hypertrophique*, il réclame l'amputation qui dans un cas observé par moi, a été suivi de fécondation.

Dans le cas *d'ectropion* de la muqueuse cervicale, on guérira d'abord le catarrhe ; puis on suturera la ou les déchirures du col. Quelquefois il faudra exciser la muqueuse malade ; dans ce cas, on réunira également les solutions de continuité latérales, après en avoir avivé les bords avec les ciseaux (opération d'EMMET). Nous avons déjà parlé de cas de ce genre, où la stérilité fut guérie par l'opération.

Les *atrésies de l'orifice utérin externe* sont des obstacles à la fécondation, faciles à vaincre. L'ouverture se fait à l'aide d'un trocart, d'un bistouri à long manche ou de ciseaux mousses, en ayant soin de guider l'instrument avec le doigt. Les simples conjonctions épithéliales, les soudures du moignon cervical avec le vagin sont aisément dissociées avec la sonde.

Les oblitérations acquises de l'orifice interne cèdent le plus souvent également à la pression de l'hystéromètre ou se dilatent spontanément sous l'influence d'éponges préparées introduites dans le segment inférieur perméable du canal. S'il existe simultanément une endométrite catarrhale, il faudra cautériser la cavité utérine, et empêcher la réocclusion par le maintien en position de bougies en gomme durcie ou d'autres corps étrangers (KALTENBACH).

Dans *l'absence ou l'atrésie congénitales du vagin*, l'intervention opératoire n'est indiquée que si ces anomalies ne sont pas accompagnées d'autres vices de développement des organes sexuels capables de s'opposer à la conception. L'atrésie hyménéale et l'atrésie vaginale membraneuse réclament simplement la ponction avec un bistouri ou un trocart; au contraire, l'opération devient très difficile dans l'atrésie vaginale très prononcée; il faudra éliminer des masses de tissu cordé avec les instruments tantôt tranchants, tantôt mousses, ou au moyen du cautère galvanique. La restauration vaginale artificielle ne donne que des résultats peu satisfaisants et cause une mortalité considérable.

FLETCHER a créé avec succès un vagin artificiel à une femme de 22 ans dont le conduit copulateur était absolument fermé et qui ne présentait aucun symptôme de rétention. L'urèthre était dilaté par les efforts du coït. Peu après l'opération, les règles apparurent et la femme devint grosse.

Les cas de *cloaque* (atresia ani vaginalis) et de *fistules utérines*, causes de stérilité, seront justiciables de l'intervention chirurgicale.

La *persistance de l'hymen* due à la trop grande résistance de la membrane ou à la puissance insuffisante du mari, exige la dilatation ou l'incision. J'ai deux observations de ce genre, où l'hymen était intact encore un an et demi après le mariage, et cela par suite d'érections insuffisantes chez le mari. Pour sauvegarder la dignité de celui-ci, je pratiquai la dilatation progressive de l'orifice hyménéal, dilatation qui permit rapidement l'accomplissement du coït devenu moins laborieux.

Dans le *vaginisme*, nous l'avons déjà dit, Sims a préconisé l'hyménotomie. Mais ce moyen est peu sûr et ne doit même pas être recommandé dans les cas où le vaginisme n'est provoqué que par des processus inflammatoires ; car les faits ont prouvé que l'hyperesthésie se porte au même degré sur la cicatrice consécutive à l'excision.

Sims fait cependant le plus grand éloge de son procédé. Il a opéré 59 femmes atteintes de vaginisme, et quoique chez beaucoup d'entre elles, cette affection fût accompagnée d'autres obstacles à la conception, telles que menstruation douloureuse, contraction de l'orifice externe, conicité du col, tumeurs fibreuses ou déviations utérines, 6 de ses opérées devinrent grosses. Il pense que parmi celles dont il n'eut plus de nouvelles, il y en eut certainement d'autres encore chez lesquelles la guérison eut lieu.

Nous ne recommanderons pas davantage dans le vaginisme la *dilatation forcée*. Si on la faisait, il faudrait mettre en œuvre l'antisepsie la plus rigoureuse, car on a vu survenir à la suite de cette opération de fortes hémorrhagies et des phénomènes inflammatoires, quelquefois même de la vaginite purulente. Il ne faut accueillir qu'avec réserve la communication récente de Goodell (*New-York, Méd. journ.*, 1884) qui se vante

d'avoir guéri par la dilatation rapide 18 o/o de femmes
stériles « aptes à la conception. »

Dans les *versions et flexions utérines*, on remédie
fréquemment à la stérilité à l'aide de moyens *mécaniques*. Le traitement orthopédique, le port de pessaires
et de tuteurs intra-utérins rendent quelquefois des services, même alors que la position normale rendue à la

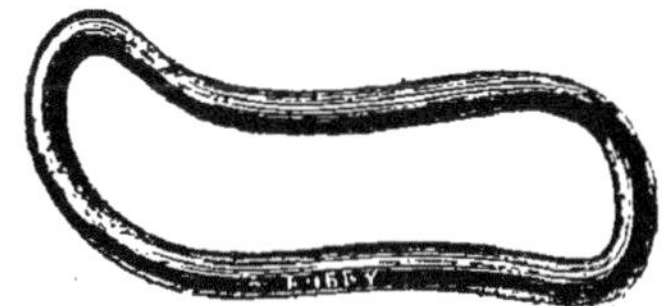

Figure 40. — Pessaire de HODGE.

matrice n'est que temporaire. On a réussi dans certains
cas à amener la conception en replaçant l'utérus dans
sa situation normale, grâce à l'hystéromètre. Ces sortes de « cures miraculeuses » doivent, à notre avis,
être rapportées bien moins à la réintégration de l'utérus
à sa place naturelle, qu'à l'élimination par le cathétérisme du mucus épaissi, visqueux ou purulent qui obli-
térait le canal cervical et le rendait imperméable.

Le traitement mécanique méthodique des déviations
utérines a d'abord pour but, de rendre à l'organe dé-
placé sa position primitive avec le secours soit de la
main, soit d'instruments spéciaux. Dans les déplacements où l'on ne saurait arriver à une contention durable, les pessaires donneront quelque résultat. En
faisant choix d'un pessaire, il ne faut pas perdre de vue
qu'il ne doit pas devenir un obstacle au coït. Les anneaux de MAYER en caoutchouc vulcanisé, les pessaires·

leviers de Hodge, ceux de B. Schultze à formes si
variées conviendront parfaitement dans ces cas (fig.
40 et 41).

Le traitement rationnel des flexions ou la suppression
même momentanée de la déviation créent des conditions plus favorables à la fécondation. Avec les pessaires de Hodge, de Sims, de Schultze, qui prennent
peu de place et n'empêchent pas le coït, on parvient

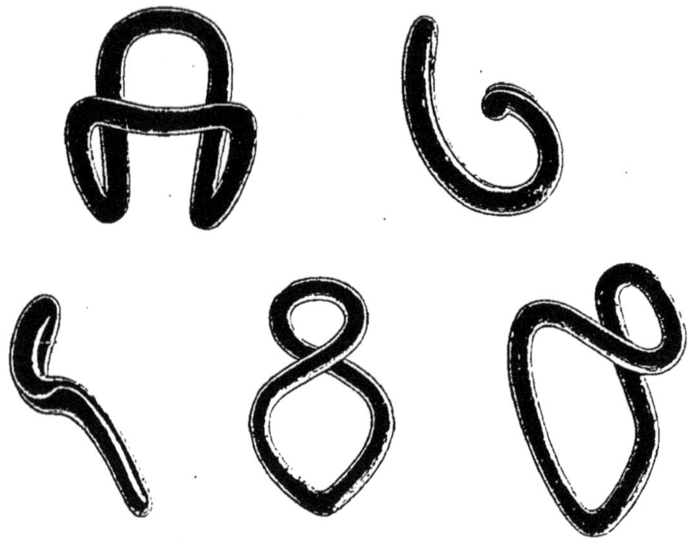

Figure 41. — Pessaires de Schultze de différents modèles.

fréquemment à remédier à la stérilité. Un redressement
passager ne durât-il que quelques heures, le mari
pourra souvent le mettre à profit pour assurer la conception.

Il ne faut pas oublier de traiter chez les jeunes sujets,
en même temps que les flexions et les versions utéri-

nes, la nutrition générale en instituant un régime tonique et fortifiant.

Les figures ci-dessous montreront le mécanisme technique du redressement bi-manuel de l'utérus rétrofléchi, tel que le pratique B. S. Schultze.

Dans la figure 42, l'indicateur et le médius de la main gauche ont relevé jusqu'au niveau du promontoire le fond de l'utérus, situé auparavant à la hauteur de la troisième vertèbre sacrée, au point*. La main droite, qui palpe la paroi abdominale, vient à leur secours et cherche à saisir le fond de l'utérus arrivé à cet endroit. La manœuvre est difficile si la paroi est épaisse ou si elle n'est pas quelque peu relâchée.

Une certaine pression sur la portion vaginale ou mieux sur le segment supravaginal du col facilitera l'ascension du fond de la matrice vers le promontoire, si la flexibilité de l'organe est normale, à plus forte raison si l'utérus en rétroversion est rigide. L'indicateur et le médius sont-ils dans le vagin, la pression sera exécutée dans la direction sagittale avec l'index entourant la portion vaginale ; les deux doigts sont-ils dans le rectum, ce qui dans le cas de vagin court et rigide est plus avantageux, c'est le pouce qu'on introduit dans le vagin pour opérer cette pression.

La main droite saisit donc le fond et le dirige vers la paroi antérieure du bassin pendant que la portion vaginale continue à être refoulée en arrière dans le sens sagittal. Dans la figure 43, le mouvement vient d'être terminé. Les doigts de la main droite ont amené le fond jusque derrière la symphyse pubienne, et

pendant que le médius de la main gauche fixe la portion vaginale en haut et en arrière de sa position normale, l'indicateur qui explore la paroi antérieure du
vagin, se rend compte si le fond de l'utérus se trouve
réellement entre lui et la main droite appliquée sur
l'abdomen.

Si cette manœuvre reste sans résultat, il sera bon

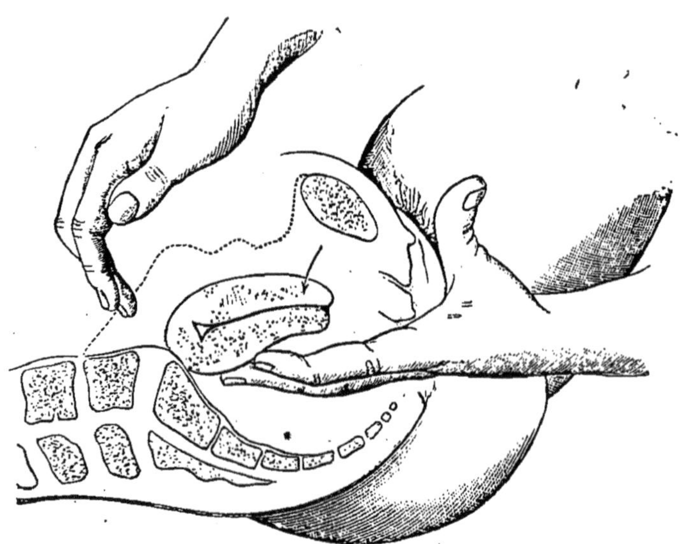

Figure 42. — Redressement bi-manuel de l'utérus rétrofléchi.
(1/3 de grandeur naturelle).

d'employer les *pessaires intra-utérins*, surtout dans
les cas où l'antéflexion est accompagnée de relâchement et d'atonie primitifs ou d'induration ancienne des
tissus avec menstruatio parca, et où elle se complique
d'accidents dysménorrhéiques, de strangurie et de
névroses réflexes. WINCKEL et OLSHAUSEN ont publié

des observations, où la conception eut lieu malgré le port de tuteurs intra-utérins.

D'autres cependant ont relaté des cas de péritonite consécutive au coït pratiqué dans ces conditions. En tous cas, les cas de périmétrite, de paramétrite et de péritonite aiguës à terminaison fatale, qu'on a observés

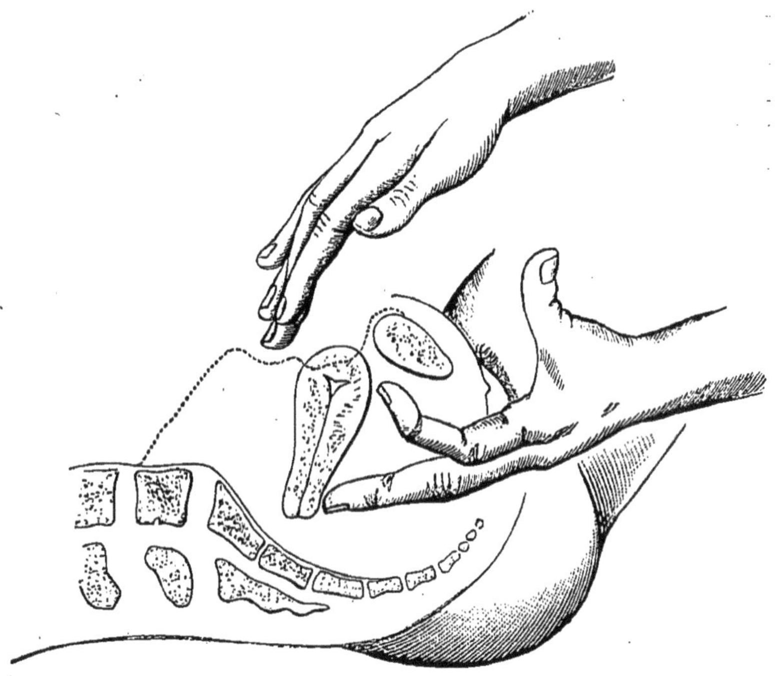

Figure 43.— Redressement bi-manuel de l'utérus rétrofléchi. (1/3 de grandeur naturelle.) (La manœuvre est terminée).

dans ces circonstances conseillent la plus grande prudence de la part des femmes qui portent de ces redresseurs intra-utérins. Il ne faut en appliquer que s'il n'existe aucun état inflammatoire de l'utérus et de ses annexes, aucune adhérence, résultat de phlegmasies antérieures, aucune tumeur, aucune hypéresthésie de la matrice; il faut enfin que la femme ne soit pas sujette aux ménorrhagies et aux métrorrhagies.

Les tuteurs intra-utérins les plus recommandables sont les tuteurs creux en verre de FEHLING, dont le poids est minime et qui sont facilement maintenus par l'aspiration produite sur la muqueuse par les trous qui garnissent ces instruments. Avant de les introduire, on les remplit d'iodoforme et on obture leur extrémité inférieure. Leur application est enfin précédée d'une irrigation vaginale et au besoin de la chloroformisation de la malade.

Dans *l'antéflexion*, les pessaires intra-utérins peuvent être remplacés par le redressement et la rétroflexion méthodiques de l'utérus à l'aide de la sonde. On opère le redressement au début une fois, plus tard deux fois par semaine, et aussitôt que la mobilité de l'organe le permet, on le fléchit complètement en arrière. S'il n'existe pas d'adhérences, le but désiré est atteint souvent au bout d'une ou de quelques séances. Si l'antéflexion est due à des adhérences, le premier point du traitement sera de mobiliser la matrice; et ce n'est que lorsque ce résultat est obtenu, que le redressement peut être éxécuté sans douleur notable et sans danger. La destruction des adhérences s'obtient par l'emploi de la sonde; mais elle exige plusieurs séances, car ce n'est qu'avec prudence et lenteur qu'il faut opérer le refoulement du corps de l'utérus en relevant petit à petit le manche du cathéter. Lorsque l'organe est devenu complètement mobile, on relève le manche d'un seul coup et, sans retirer l'instrument, on le fait tourner sur son axe de façon à ce que la convexité de la courbure soit dirigée vers le pubis ; puis on en dirige le manche en haut, c'est-à-dire en avant, le plus possible. Ce procédé a été préconisé récemment et à nouveau par U. Richter.

Si dans les cas de déviations utérines, la stérilité doit être rapportée à des processus inflammatoires de l'utérus ou des organes voisins ou à un catarrhe du corps ou du col, le traitement sera nécessairement dirigé contre ces affections. Il faudra employer les résolutifs déjà indiqués (application de tampons imprégnés d'iodure de potassium et d'iodoforme sur la portion vaginale) ; régulariser les selles, ordonner des exercices musculaires bien choisis et exiger la contention convenable du bas-ventre (éviter la position accroupie, défendre les corsets trop étroits).

Tous les moyens qui tendent à améliorer la crase sanguine et à fortifier la constitution exercent une influence favorable sur la dysménorrhée et la stérilité consécutives à ces déplacements. Partant de ce principe, Bandl fait faire deux fois par jour, avec de l'eau chaude, des irrigations vaginales abondantes dans la position horizontale ; il a obtenu par ce traitement très simple des succès assez fréquents.

Parmi les moyens *mécaniques* de combattre la stérilité, il ne faut pas omettre les *divers modes anormaux de cohabitation*, dont le but est de favoriser la pénétration du sperme dans le col et la prolongation du séjour de la semence dans le vagin. Il convient de citer ici le vieux remède consistant dans l'accomplissement du coït, la femme étant dans le décubitus génu pectoral, le corps soulevé par les coudes et les genoux. Pour aider à la progression du sperme vers les parties profondes de l'appareil génital, HEGAR et KALTENBACH conseillent à la femme de conserver cette posture quelque temps encore après l'acte copulateur, pendant que le mari relève de temps en temps avec douceur la région du bas-ventre pour la laisser retomber tout à coup.

Nous trouvons dans CASPER l'observation d'une femme stérile atteinte de scoliose très prononcée, qui ne conçut et n'accoucha qu'après avoir pratiqué la copulation *couchée sur le ventre.*

GUENEAU DE MUSSY relate le procédé de fécondation suivant, qui est très caractéristique et semble appartenir à une époque relativement éloignée de nous : « Sed haud illicitum mihi visum est, si post diversa tentamina diutius uxor infeconda manserit, ipsum maritum digitum post coïtum in vaginam immittere, et ita receptum semen uteri ostio admovere. Et cum ostiolo uteri hæret, ut in pervium canalem, spermatozoïdum motibus faventibus, prodeat, sperare non absurdum. »

EUSTACHE cite l'observation de la femme d'un médecin chez laquelle ce procédé eut un succès complet.

Dans la rétroflexion de l'utérus avec déplacement en avant très accentué de la portion vaginale, j'ai recommandé de pratiquer le coït, la femme assise sur son mari. Dans cette position, le fond de l'utérus tombe en bas et en avant tandis que la portion vaginale retombe et est refoulée en arrière.

Pour faire pénétrer le sperme mécaniquement dans la cavité utérine, alors que le rétrécissement du canal cervical est occasionné par une flexion de la matrice, on s'est servi de diverses variétés de sondes. Celle de Hausmann est forte et flexible à la fois ; à deux centimètres au-dessous du bouton se trouvent deux petits talons, à direction transversale, courts et arrondis, destinés à repousser dans l'intérieur du corps le plus de mucus cervical possible, avec le moins possible de tiraillements.

S'il s'agit d'une rétroversion avec formation d'un cul-de-sac dans la voûte vaginale postérieure, Pajot conseille à la femme de s'arranger de façon à ne pas aller à la selle pendant trois ou quatre jours. Dans l'antéversion, ce sont les urines qu'elle devra retenir, et dans les versions latérales, elle se couchera pour pratiquer le coït sur le côté vers lequel est tournée la portion vaginale.

Arthur Edis recommande dans la rétroversion de redresser l'organe, la femme étant appuyée sur les coudes et les genoux, d'introduire ensuite un pessaire et de faire accomplir le coït dans cette même posture.

Lorsque l'on viendra vous demander de désigner le *moment le plus favorable à la conception*, vous pourrez désigner, ce qui est d'ailleurs conforme à l'opinion générale, les 2 ou 3 jours avant l'époque des règles ou les 5 à 8 jours qui suivent cette période.

Sims conseille aux maris qui désirent vivement avoir des enfants de cohabiter avec leur femme les 3e, 5e 7e jour après la menstruation, et les 5e et 3e jour avant qu'elle n'apparaisse à nouveau, mais une fois par jour seulement. Le coït doit avoir lieu au lit le soir, et non le matin avant le lever, car la position horizontale favorise la rétention, la position verticale, l'expulsion du liquide séminal.

L'assouvissement trop fréquent de l'appétit sexuel est nuisible à différents points de vue ; il a d'abord une influence fâcheuse sur la quantité et la qualité du sperme et peut provoquer chez l'homme le mieux portant une oligozoospermie ou un aspermatisme passagers. Il ne faut pas non plus user d'artifices pour s'exciter au coït ; le désir du rapprochement sexuel doit être spontané.

Je ferai mention, en terminant, de la fécondation artificielle, quoique jusqu'à présent l'importance pratique de ce remède contre la stérilité soit demeurée minime. En présence des obstacles mécaniques si nombreux qui s'opposent à l'entrée du sperme dans la cavité utérine, on a eu l'idée, et en cela on s'inspirait des expériences récentes de pisciculture, d'introduire la liqueur séminale directement dans le col à l'aide d'instruments.

SPALLANZANI et ROSSI injectèrent au moyen d'une seringue du sperme de chien dans le vagin d'une chienne en chaleur ; l'opération fut suivie de fécondation.

M. SIMS, entrant dans la voie tracée, essaya de tourner la difficulté d'introduction du liquide séminal dans l'utérus en injectant l'agent fécondant directement dans cet organe. Il fit de nombreuses expériences et prétend que dans un cas, il vit se produire la grossesse. Les femmes soumises à l'expérimentation avaient toutes une sténose du canal cervical ; d'eux d'entre elles étaient atteintes de flexion ; chez toutes, il était impossible que la semence pénétrât dans la matrice.

Il commença par l'injection de 3 à 4 gouttes de liquide spermatique, et comme cette injection provoquait de violents accidents, il n'injecta plus après qu'une goutte ou une demi goutte. Sur 27 essais de fécondation artificielle, la conception eut lieu une fois. Cette observation mérite d'être reproduite : la femme avait 28 ans, était mariée depuis 9 ans, mais n'avait jamais eu d'enfants. Depuis la puberté, elle souffrait plus ou moins de dysménorrhée, accompagnée fréquemment de troubles généraux tels que syncopes, vomissements, céphalée. Elle avait une rétroversion avec hypertrophie de la paroi postérieure de l'utérus ; le col était induré et conique, le canal cervical rétréci, surtout au niveau de l'orifice interne.

A tous ces obstacles mécaniques s'ajoutait encore l'impuissance du vagin à retenir le sperme. Sims avait visité cette femme plusieurs fois immédiatement après le coït et n'avait jamais trouvé la moindre goutte de sperme dans le vagin, quoique le liquide séminal y eût été lancé en abondance. Le gynécologiste anglais commença par redresser la matrice et à la maintenir dans sa situation normale à l'aide d'un pessaire approprié. Puis il pratiqua les injections spermatiques et les continua pendant près d'un an. Il en fit deux immédiatement avant la menstruation, huit autres à des époques diverses, les deux dernières sept jours après la disparition du flux cataménial. Il débuta avec 3 gouttes de sperme, pour ne plus injecter à la fin qu'une demi-goutte. Il se servit d'une seringue en verre, placée dans de l'eau chauffée à 98° Fahrenheit.

Comme la sortie du bain et l'intromission dans le vagin de l'instrument produisaient forcément une diminution de température dans le conduit, SIMS y laissait la seringue pendant quelque temps avant d'y introduire la liqueur séminale, afin d'être sûr que l'instrument avait atteint la même température que le liquide contenant les spermatozoaires.

Il enfonçait l'instrument avec précaution dans le canal cervical et faisait faire au piston un demi tour, destiné à expulser une demi goutte. Au bout de 10 à 15 secondes, il retirait la seringue et ordonnait à la femme de demeurer couchée au lit pendant 2 ou 3 heures. La conception se produisit au bout de la 10ᵉ opération. — C'est le premier et le seul cas authentique où la fécondation artificielle ait été suivie de succès.

En France, GIRAULT, GIGON, LESUEUR et DELAPORTE ont été très heureux dans leurs tentatives de fécondation artificielle. Et les résultats favorables qu'ils ont obtenus ne sont pas précisément faits pour décourager les expérimentateurs et les faire renoncer, comme SIMS, à cette méthode de traitement de la stérilité (*Note du traducteur*) (1)

Mais le cas de SIMS *n'est pas* considéré comme *probant*, parce que les injections ont été précédées et suivies de cohabitation. Il est donc impossible d'affirmer que ce sont les spermatozoïdes injectés et non ceux

(1) Consultez MATHIAS DUVAL, fécondation artificielle, Art. *Génération*, in Dictionnaire de Jaccoud, tome XV, page 175.

éjaculés avant ou après l'opération qui se sont rencontrés avec l'ovule d'autant plus que Sims avait préalablement redressé l'utérus au moyen d'un pessaire.

J'ai échoué moi-même, malgré les précautions les plus minutieuses, dans un cas où tout semblait à priori devoir être favorable à la réussite (hypospadias prononcé chez le mari, sperme abondant et riche en filaments vivaces, organes génitaux de la femme absolument normaux.

Je ne connais point de succès dûs à cette méthode, mais je sais bien que son emploi a parfois été suivi d'accidents très désagréables et surtout dangereux, telles que la périmétrite et l'inflammation du paramètre. On accuse d'ailleurs le sperme, dont le mouvement moléculaire est intense, d'avoir une grande tendance à subir des altérations pernicieuses.

Georges Harley de Londres a répété bien des fois les injections de sperme dans l'utérus, mais toujours sans résultat.

P. Muller n'a pas réussi davantage dans deux cas d'antéflexion très-accentuée, malgré des circonstances de milieu extrêmement favorables. Il est vrai que dans un seul des cas, on avait examiné préalablement le sperme au microscope.

Fritsch cite un cas où, au lieu de sperme, on injecta du pus blennorrhagique.

On peut considérer la fécondation artificielle comme étant *indiquée* dans les sténoses, surtout dans les sténoses ex flexione du segment supérieur du canal cervical, lorsque les autres moyens ont échoué ou ne peuvent être employés, dans la composition délétère des sécrétions de la muqueuse du col, dans l'hypospadias très prononcé du mari.

Haussmann recommande cette méthode, lorsque les spermatozoïdes, tout en pénétrant dans la partie inférieure du conduit cervical, ne peuvent franchir l'orifice interne.

S'il est facile d'établir théoriquement les circonstances où on devra intervenir au moyen de la fécondation artificielle, il n'en est plus de même en pratique. En effet, dans les cas d'obstacle mécanique au contact du sperme avec l'ovule (seule condition où l'opération est admissible), il est extrêmement difficile d'exclure la possibilité d'entraves à l'ovulation elle-même ou à l'incubation, en un mot, d'affections organiques de l'utérus, des ovaires, des trompes et des parties environnantes, malaisées à diagnostiquer.

Le manuel opératoire lui-même présente des difficultés. Avant tout, il faut soumettre le sperme à un examen microscopique sévère pour se rendre compte de ses qualités fécondantes. Et cet examen ne peut pas être fait avec la liqueur séminale à injecter, mais avec du liquide résultant d'une éjaculation antérieure. Si ce liquide ne renferme que peu de spermatozoïdes, ou des animalcules à vitalité médiocre, et surtout s'il contient des corpuscules de pus ou des gonococcus, il est évident qu'il n'y a pas à songer à s'en servir.

Je ne prônerai pas le procédé employé par Sims, et qui consiste à aspirer avec la seringue, le sperme qui se trouve dans le vagin après le coït. Car de cette façon on recueille en même temps que ce liquide, le mucus vaginal si funeste aux zoospermes, on n'a, en tous cas, pour l'injection dans l'utérus qu'une liqueur séminale impure, ce qui explique les accidents survenus à la suite de certaines de ces fécondations. Il vaut mieux se faire apporter le sperme par le mari dans un condom. De plus, il n'est pas facile de donner et de faire conserver au liquide à injecter la température convenable (température du corps).

La seringue utérine de BRAUN, dont on se sert habituellement, doit être désinfectée et séjourner dans l'eau chaude, de façon à atteindre le degré thermométrique voulu. L'aspiration sera faite très rapidement et la canule introduite promptement jusque vers le fond de l'utérus. Il ne faut qu'une petite quantité de sperme. Après l'injection, qu'on pratiquera au moment le plus favorable à la conception, c'est-à-dire peu de temps avant ou après les règles, la femme restera au lit pendant quelques heures.

Il me semble que l'absence chez la femme de toute sensation voluptueuse, de cette sensation dont l'apparition a une si grande importance, à mon avis, pour la production de la fécondation, que cette absence, dis-je, nuit énormément au succès de l'opération.

La fécondation artificielle, qui est toujours pénible pour les participants, même pour le médecin, a fait naître des scrupules de nature sociale et morale. Un praticien de Bordeaux fut condamné par le Tribunal pour s'être livré à ce genre d'opération. La société de Médecine légale de cette ville établit en principe que le médecin soucieux de sa dignité ne devait jamais proposer spontanément la fécondation artificielle, mais qu'il n'avait pas le droit de refuser à la pratiquer si elle était réclamée par les parties intéressées. Tout récemment à Paris, un candidat au doctorat a présenté une dissertation inaugurale dans laquelle il essaye de prouver que la fécondation artificielle, faite selon l'art et conformément aux convenances sociales, est possible, logique, utile et morale, et qu'elle mérite dans certains cas d'être recommandée. La Faculté après une discussion longue et orageuse, refusa la thèse et ordonna la destruction de tous les exemplaires imprimés, parce qu'elle « craint en sanctionnant ce travail, de fournir à une certaine catégorie de médecins peu scrupuleux, l'occasion de se livrer à des opérations louches, dangereuses pour la famille et pour l'État, et qui seraient bientôt du domaine des charlatans ».

Il ne nous semble pas superflu d'insister, en terminant cette étude, sur les précautions et la circonspection que doit employer le praticien dans la recherche des causes de la stérilité et dans l'établissement du pronostic. Alors même qu'il considère l'infirmité comme incurable, il ne doit pas en donner l'assurance brutale à la femme; l'humanité d'abord, la prudence ensuite, lui commandent de ne pas désespérer ces malheureuses; car bien souvent des obstacles à la fécondation soit disant insurmontables se sont montrés moins invincibles plus tard. En revanche, il ne faut pas non plus être trop affirmatif dans les promesses de guérison, car bien souvent les espérances sont déçues.

C'est dans ces circonstances, où les femmes dési-
reuses de maternité vous assiègent de leurs prières,
qu'il *faut plus que jamais conserver sa gravité et sa
dignité et peser ses moindres paroles*. J'ai vu maintes
fois un bonheur conjugal de plusieurs années être
détruit par une réflexion imprudente ou une plaisante-
rie du médecin sur les motifs ayant amené la stérilité.

BIBLIOGRAPHIE

AHLFELD, Eine neue Behandlungsmethode der durch Cervicalste-
nosen bedingten Sterilitæt. *Arch. f. Gynækologie*. XVIII.

ARTHUR EDIS, *Obstetr. Soc. of. London. Transactions*. XVI. Bd.

AWATER, *Zur mechanischen Behandlung der Versionem und
Flexionen des Uterus*. Erlangen 1874.

BANDL, Artikel « *Uterus* » in *Eulenburg's med. Real-Encyclopædie*.

BENIKE, Neuere Arbeiten über die Versionem und Flexionen des
Uterus. *Zeitschr. für. Geb. u. Gynækologie*. 1. Bd.

BŒRNER E., *Ueber die orthopædische Behandlung der Flexionen
und Versionen des Uterus*. 1880.

BRAUN C., Ueber Flexionen des Uterus. *Wiener med Wochenschrift*. 1873.

BRAUN G., Zur Behandlung der Dysmenorrhœ und Sterilitæt durch
bilaterale Spaltung des Cervix uteri. *Wiener med Wochenschrift*. 1869 und. *Eder's Bericht der Privat-heilanstalt*. 1876.

BREISKY, Ueber Cervicalrisse. *Prager med. Wochenschrift* 1876
u. 1877.

GARDNER, *On the causes and curative treatement of Sterility*.
New-York 1856.

CHARRIER, *Du traitement par les alcalins d'une cause peu connue
de stérilité*. Paris 1880.

DUNCAN, On mechanical dilatation of the cervix uteri. *British medical journal.* 1873.

ELISCHER, Ueber Anwendung des Tupelostiftes. *Centrabl. f. Gynækologie.* 1880.

EMMET A., *Risse des Cervix uteri als eine hæufige und nicht erkannte Krankheitsursache und ihre Behandlung.* Uebersetzt von Dr. Vogel. Berlin 1878.

EUSTACHE, Contribution à l'étude et au traitement de la stérilité chez la femme. *Annales de gynécologie.* T. III. Paris 1875.

FEHLING, Zur Behandlung der Cervicalstenose. *Archiv. f. Gynækologie.* 1879.

GAUTIER J., *De la fécondation artificielle dans le règne animal, de son emploi contre la stérilité.* Paris 1870.

GIGON, LESUEUR, DELAPORTE, Observations de fécondations artificielles. (*Réforme médicale*). 1867.

GIRAULT, *Étude sur la génération artificielle dans l'espèce humaine.* Paris 1869.

GODSON C., The treatement of spasmodic dysmenorrhea and sterility by dilatation of the cervical canal. *Transactions of the obstetrical society of London.* 1881.

HEGAR, Zur Gynækologischen Diagnostik *Volkmann's klin Vortr. Gynækologie.* Nr. 34.

HILDEBRANDT, Ueber die Anwendung der Intrauterinpessarien. *Monatsschr. fur. Geburtsk.* Bd. 26.

HÜTER, *Die Flexionen des Uterus.* Leipzig 1870.

KEHRER, Operationen an der Portio vaginalis. *Archiv. f. Gynækologie.* Bd. X.

KUSTER, Zur operativen Behandlung der Stenosen des ausseren und inneren Muttermundes. *Zeitschr. f. Geburtsh. u. Gynækologie.* Bd. XIX. 1882.

LEBLOND, Note sur la fécondation artificielle. *Annales de Gynécologie.* 1883.

LUMPE, Beitrag zur Lehre von der durch Inflection des Uterus bedingten Sterilitæt. *Oesterr. Zeitschr. f. prakt. Heilkunde.* 10. Jahrg. 1864 und *Wiener med. Wochenschrift.* 1866.

MARGKWALD, Ueber die kegelmantelformige Excision der Vaginalportion. *Archiv. fur Gynækologie*. Bd. VIII. 1875.

MARTIN A., Die Stensoen des ausseren Muttermundes. *Zeitschr. f. Geburtsh. u. Frauenkrankheiten*. 1875 u. 1816.

MARTIN ED., Die Stenose des ausseren Muttermundes. *Zeitschr. f. Geburtsh. u. Fraueukrankheiten*. 1875. I.

MAYER LEOPOLD, *Uterinsygdommene som sterilitaetsarsag*. Kobenhaven 1880.

MÜLLER P., Beitræge zur operativen Gynækologie. *Deutsche Zeitschr. f. Chirurgie*. 1884.

OLSHAUSEN, Blutige Erweiterung des Gebærmutterhalses in *Volkmann's Sammlung klin. Vortræge* 67.

OLSHAUSEN, Zur Therapie der Uterusflexionen. *Monatsschr. f. Geburtsh. Bd.* 30. — Zur Pathologie der Cervicalrisse. *Cen-Gtralbl. f. ynækol.* 1877. — Die blutige Erweiterung des Gebærmutterhalses. *Volkmann's Sammlung klin. Vortræge* 1874.

OPPENHEIMER, Untersuchungen über den Gonococcus. *Arch. für Ginækol.* XXV. Bd.

PAJOT, Des fausses routes vaginales. *Bulletin général de thérap. méd. et chir. Paris* 1874.

PALLEN, Ueber die Incision des Cervix uteri wegen Dysmenorrhoe und Sterilitæt. *Americ. Journ. of Obstetr.* 1878.

PEASLEE. On excision and discision of the cervix uteri. *New-York medical record.* 1876.

PROCOHWNIK L., *Ueber die Auksratzung der Gebærmutter.* Leipzig 1881.

PROCOHWNIK L., Ueber Pessarien, *Volkmann's Sammlung klin. Vortræge.* Nr. 225, 1883.

ROUBAUD, *Traité de l'impuissance et de la stérilité chez l'homme et chez la femme.* Paris 1876.

ROUTH, *London obstetr. transact.* Bd. XV.

SAEXINGER, Krankheiten des Uterus. *Prager Vierteljahrsschr. f. Heilkunde.* 1866.

SCHROEDER C., Ueber Aetiologie und intrauterine Behandlung der

Deviationen des Uterus nach vorn und hinten. *Volkmann's Sammlung klinischer Vortræge.* 1872.

SCHROEDER, Sind die Quellmittel in der gynækologischen Praxis nœthig ? *Centralblatt für. Gynækol.* 1879.

SCHULTZE B. S., Eine neue Methode der Reposition hartnackiger Retroflexionen des Uterus. *Centrabl. f. Gynækologie.* 1879. — Ferner: *Zür Klarstellung der Indicationen für Behandlung der Ante-und Retroflexionen des Uterus.* 1879.

SIMPSON, *Clinic lectures on the diseases of woman.* Edinburgh 1872.

SIMS J. M., *Klinik der Gebærmutterchirurgie.* Deutsch von BEIGEL. Erlangen 1870.

SPENCER WELLS T, *Krankheiten der Ovarien.* Aus. d. Englischen v. KÜCHENMEISTER 1866.

SPIEGELBERG, Ueber Cervicalrisse und ihre operative Beseitigung. *Breslauer arztliche Zeitschr.* 1879.

SPIEGELBERG, Ueber intrauterine Behandlung. *Volkmann's klin. Vortr. Gynækologie.*

STUDLEY, Contribution to the mechanical treatment of Versions and Flexions of the Womb. *American Journaf of Obstetrics.* 1879.

SUSSDORF, Eine neue mechanische Behandlung der Dysmenorrhœ. *Med. Record* 1877.

TAIT L. *The pathology and treatment of diseases of the ovaries.* London 1874.

TILT E. J., *A. Handbook of retrouterine therapeutics.* London 1864.

TSCHUDOWSKI, De la dilatation du canal cervical d'après Hegar. *Gaz. méd. de Strasbourg.* 1879.

VILLENEUVE, *Traitèment chirurgical de la stérilité chez la femme.* 1867.

WATTS R., Gewaltsame Dilatation des Cervix uteri. *New-York Med. Journ.* 1878.

WARKER VAN DE, *Transactions of the American gynecological society.* 1877.

Wilson E., Die radicale Heilung der Dysmenorrhœ und Sterilitæt durch die rasche Erweiterung des Cervicalcanales. *Transact. of the Americ. gyn. society*. 1877.

Wilson E., The radical treatment of dysmenorrhoea and sterility. *Transactions of the American gynecological society*. 1877.

Winckel, *Die Behandlung der Flexionen des Uterus mit intrauterinen Elevatoren*, Berlin 1872.

TABLE DES AUTEURS

TABLE ANALYTIQUE

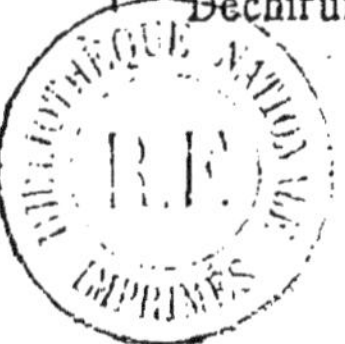

TABLE DES FIGURES

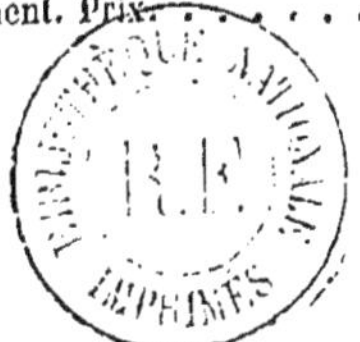

EXTRAIT DU CATALOGUE

DE LA MAISON G. STEINHEIL, ÉDITEUR, 2, RUE CASIMIR-DELAVIGNE, PARIS.

PÉRIODIQUES

Annales de gynécologie et d'obstétrique, publiées sous la direction de MM. PAJOT, prof. de clinique d'accouchement; TILLAUX chirurgien de l'Hôtel-Dieu; rédacteurs en chef : Dr A. LEBLOND, méd. de Saint-Lazare; Dr A. PINARD, professeur agrégé, accoucheur de l'hôpital Lariboisière.

Les *Annales de Gynécologie*, commencées le 15 janvier 1874, paraissent le 15 de chaque mois, par numéros de 80 pages, et forment chaque année 2 volumes in-8° de 400 pages. Des figures sont intercalées dans le texte.
Prix de l'abonnement : 18 francs pour Paris; 20 francs pour les départements; 22 francs pour l'étranger.

Prix du numéro . . . . 2 fr.
Prix du volume. . . . . 9 fr.

Revue mensuelle des maladies de l'enfance. — Hygiène, médecine, chirurgie, orthopédie, publiée sous la direction de MM. les docteurs CADET DE GASSICOURT, méd. de l'hôp. Trousseau; de SAINT-GERMAIN, chirurgien de l'hôpital des Enfants-Malades.

La Revue Mensuelle des *Maladies de l'Enfance*, commencée le 1er janvier 1883, paraît le 1er de chaque mois, par fascicules de 48 pages.
Prix de l'abonnement : 12 francs pour Paris et les départements, 14 francs pour les pays faisant partie de l'Union postale. Prix du numéro.. . . . . . . 1 fr. 25

Archives de Laryngologie, de Rhinologie et des maladies des premières voies respiratoires et digestives, fondées et publiées par le Dr Albert RUAULT, médecin-adjoint de l'institution nationale des Sourds-Muets chargé du service de la Clinique laryngologique, avec la collaboration scientifique de MM. CH. BOUCHARD. A. VERNEUIL. V. CORNIL. U. TRÉLAT, professeurs à la Faculté de Médecine.

Les *Archives de Laryngologie*, commencées le 15 octobre 1887, paraissent tous les deux mois par fascicules de 48 pages.
Prix de l'abonnement : Paris et province 8 francs. Etranger 10 francs.

Bulletins de la Société anatomique de Paris.

Les Bulletins forment environ 4 feuilles, 64 pages par mois. Quand les matières le permettent, le Bulletin est adressé hebdomadairement aux abonnés. Il ne paraît pas pendant les vacances.
Prix de l'abonnement : Paris et province 14 francs. Étranger 17 francs.

Revue pratique d'Obstétrique et d'hygiène de l'enfance, fondée et publiée par les docteurs H. VARNIER et Paul LE GENDRE.

La Revue paraît par fascicules de 52 pages le quatrième dimanche de chaque mois.
Prix de l'abonnement : Paris et province 6 francs. Etranger 8 francs.

Archives d'Ophtalmologie, publiées sous la direction des professeurs PANAS de Paris, GAYET de Lyon, BADAL de Bordeaux et du Dr LANDOLT de Paris.

Les Archives paraissent tous les deux mois par fascicules de 100 pages environ.
Prix de l'abonnement : Paris 20 francs, province 22 francs, Etranger 23 francs.
Prix du numéro. . . . . 3 fr. 50

ABADIE et VALUDE. — **De la restauration des paupières par la greffe cutanée.** Prix. . . . . 0 fr. 75

AHLFELD. — **Contribution à l'étude des jumeaux.** In-8. Prix. . . 2 fr.

ALBARRAN. — **Kyste dentifère, pathogénie de ces kystes.** Prix. 0 fr. 50

ALEXANDRE. — **De la leucocytose dans les cancers** (Application au diagnostic). Prix. . . . . 2 fr.

ANCELET. — **Étude sur la môle hydatoïde.** Prix. . . . . 1 fr.

APOSTOLI. — **Sur une nouvelle application de l'électricité après les accouchements.** Prix. . . . . 1 fr.

ARCHAMBAULT et DAMASCHINO. — **Recherches cliniques et anatomo-pathologiques sur un cas de paralysie spinale de l'enfance, avec** autopsie au vingt-sixième jour de la maladie. In-8. Prix.. . . . 2 fr. 50

AUBERT, médecin-major de 1re classe. — **Hygiène et prophylaxie des maladies de l'intestin chez les enfants du premier âge.** Prix. 1 fr. 50

AUBERT. — **Etiologie et prophylaxie de la scrofule dans la première enfance.** Prix.. . . . . 1 fr.

BACH (J.). — **De la sédentarité scolaire et du surmenage intellectuel.** Petit in-8 de 150 pages. Prix.. . . . . 1 fr. 50

BALLUE, ancien interne des hôpitaux. — **Traitement des fractures de la rotule par la griffe du professeur DUPLAY,** avec figures. Prix. . 3 fr.

BALZER et GRANDHOMME. — **Contribution à l'étude de la broncho-pneumonie syphilitique du fœtus et du nouveau-né.** Prix.. . . 0 fr. 75

BARBE, ancien interne des hôpitaux. — **De l'œdème de la paroi thoracique dans les pleurésies non purulentes.** In-8. Prix. . . . 1 fr. 50

BARBIER. — **Notes sur les déterminations tardives de la rougeole sur le larynx.** Prix.. 0 fr. 60

BARBILLION. — **Emploi de la cocaïne dans la coqueluche.** In-8. Prix . . . . 0 fr. 75

BARETTE, chef de clinique chirurgicale de la Faculté de Paris. — **Des néphrites infectieuses au point de vue chirurgical.** Prix.. . . . . 6 fr.

BARRAL, ancien interne des hôpitaux. — **Des diverses variations de rétrécissement de l'œsophage.** Prix.. . . . . 2 fr. 50

BARRAUD. — **Traitement du bec-de-lièvre congénital.** Prix . . 1 fr.

BATAULT. — **De l'hystérie chez l'homme.** In-8, avec figures. Prix. 3 fr. 50

BEAUREGARD (G.) fils (du Havre). — **Étude sur la syphilis congénitale, de la dactylite syphilitique en particulier,** avec 3 planches en lithographie. In-8. Prix.. . . . . 2 fr.

BERTHELOT (M.), professeur au Collège de France, membre de l'Institut. — **Les origines de l'alchimie.** In-8 cavalier. Prix. . . . . 15 fr.

Il a été tiré 100 exemplaires sur papier de Hollande; eau-forte sur papier du Japon. Prix.. . . . . 20 fr.

BERTHELOT, membre de l'Institut, professeur au Collège de France, et C.-E. RUELLE, bibliothécaire de Sainte-Geneviève. — **Collection des alchimistes grecs.**

150 exemplaires en vente. Prix 80 francs, payables 40 francs contre remise du 1er fascicule, 40 francs contre remise du dernier.

BERTHELOT. — **Introduction à l'histoire de la chimie dans l'antiquité et au moyen âge.** (En préparation.)

BESNIER (Jules). — **Contribution à l'étude des hématocèles péri-utérines et notamment de l'hématocèle par néo-membranes pelviennes. De la pachy-péritonite hémorrhagique.** In-8. Prix.. . . . . 2 fr.

BESNIER (J.). — **De la revaccination des jeunes sujets.** Prix. . 1 fr.

SEURNIER, ancien interne des hôpitaux. — **Ligaments ronds de l'utérus** (Anatomie. — Physiologie. — Médecine opératoire). 3 fig. hist. Prix. . 3 fr.

BLACHE. — **Dilatation de l'estomac chez l'enfant.** Prix.. . . 0 fr. 60

BOBOWICZ. — **Des hydatides du cœur chez l'homme et en particulier des hydatides flottantes.** Prix. . . . . 2 fr.

BOIFFIN, ancien interne des hôpitaux, prosecteur à la Faculté. — **Des hernies adhérentes au sac.** Prix.. . . . . 5 fr.

BOISSARIE. — **Du céphalotribe et de ses abus.** In-8. Prix.. . 1 fr. 50

BONFILS. — **Paludisme et puerpéralité.** Prix.......... 4 fr.

BONNET, ancien interne des hôpitaux. — **De la cure radicale des hernies épigastriques.** Prix..................... 5 fr.

BOUCHARD, professeur à la Faculté de Médecine (voir **Travaux du Laboratoire de Pathologie générale**).

BOURDEL, ancien interne des hôpitaux. — **De la spléno-pneunomie,** avec nombreux tracés de température. Prix.............. 4 fr

BOURDEL. — **Contribution à l'étude de la paralysie pseudo-hypertropique.** Prix..................... 2 fr.

BOURSIER, anc. int. des hôp. — **De la tuberculose de la vessie.** Prix. 4 fr.

BOURSIER (André), professeur agrégé à la Faculté de Bordeaux, chargé du cours de clinique chirurgicale. — **Leçons de clinique chirurgicale professées à l'hospice Saint-André de Bordeaux.** Prix. ...... 6 fr.

BOUTTIER, anc. int. des hôp. — **De la sclérodermie.** Prix...... 5 fr.

BOZEMAN (Nathan). — **Remarques sur l'ovariotomie avec observations et certaines modifications dans le traitement.** Traduction par le Dr J.-F. CHAUVEAU (de New-York). In-8. Prix......... 1 fr.

BRADLEY. — **L'Iodisme.** In-8 de 168 pages. Prix......... 5 fr.

BRAINE, ancien interne des hôpitaux. — **Traitement chirurgical des kystes hydatiques du foie** (Laparotomie. — Hépatotomie). Prix. . 4 fr.

BRÉMOND (F.), professeur à l'Association polytechnique. — **Entretiens familiers sur la santé, hygiène usuelle,** étudiée d'après les actes de la vie normale. 1 vol. in-8, avec 244 figures gravées sur bois. Prix. . 10 fr.
— Le même ouvrage, augmenté d'un Dictionnaire sur les animaux et les plantes nuisibles et d'un Atlas de 12 planches lithographiées et coloriées à la main. Prix......................... 20 fr.

BROCA (A.), ancien interne des hôpitaux. — **Lésions cutanées des membres variqueux** (Eczéma, Syphilis, Ecthyma), 237 pages. Prix.. . 6 fr.

BROCA. — **Sur le siège exact de la fissure alvéolaire dans le bec-de-lièvre complexe de la lèvre supérieure.** Ses relations avec le système dentaire, avec figures. — Prix..................... 1 fr.

BROCA. — **Note sur les anomalies dentaires accompagnant le bec-de-lièvre latéral de la lèvre supérieure,** avec figures. Prix.... 1 fr.

BROCA. — **Le bec-de-lièvre complexe de la lèvre supérieure.** In-8 raisin de 90 pages avec 29 figures. Prix.......... 2 fr. 50

BROSSARD, ancien interne des hôpitaux. — **Forme héréditaire d'atrophie musculaire,** avec figures. Prix................. 5 fr.

BROUSSOLLE, ancien interne des hôpitaux. — **De la claudication chez les enfants.** Prix..................... 3 fr.

BROUSSOLLE. — **Végétations de l'ombilic chez les nouveau-nés.** Prix..................... 0 fr.

BRUN, professeur agrégé à la Faculté de Paris. — **Des accidents imputables à l'emploi des antiseptiques en chirurgie.** Prix........ 5 fr.

BRUNON, ancien interne des hôpitaux. — **Contribution à l'étude de la myosite infectieuse primitive.** Prix.............. 3 fr.

BRUYELLE. — **De la conicité physiologique du moignon,** avec figures. Prix..................... 2 fr.

BURDEL. — **De la névrose cardiaque, tellurique, de forme pernicieuse** pendant la grossesse, traitée par la quinine à haute dose, sans danger pour la mère et l'enfant. Prix................. 2 fr.

BYFORD, médecin et chirurgien de l'hôpital des Femmes, de Chicago. — **De la préservation des membranes durant la deuxième période du travail** Traduction par le Dr LABUSQUIÈRE. Prix......... 1 fr. 50

BYROM-BRAMWELL. — **Maladies de la moelle épinière.** Ouvrage traduit de l'anglais sur la dernière édition, par MM. G. POUPINEL et L.-H. THOI-NOT, anc. internes des hôp. de Paris. 1 vol. in-8, avec 151 gravures sur bois ou chromolithographies intercalées dans le texte. Prix..... 14 fr.

CALLIAS. — **Étude clinique sur la résorcine appliquée localement en médecine et en chirurgie.** Prix................ 2 fr. 50

CANTACUZÈNE. — **Des foyers d'auscultation en obstétrique,** avec un Atlas de 21 planches lithographiées en trois couleurs. Prix..... 4 fr.

CARAVIAS. — **Recherches expérimentales et cliniques sur l'antipyrine.** (Avec nombreux tracés et planches.) Prix............ 4 fr.

Carnet clinique de Gynécologie. *Schéma de l'interrogatoire pour le diagnostic des maladies des femmes.* Extrait du traité des hémorrhagies utérines (voir SNEGUIREFF). Prix 0 fr. 20. — La douzaine.... 1 fr. 80

Carnet clinique des voies urinaires. (*Schéma de l'interrogatoire.*) Établi d'après les instructions du professeur GUYON et du Dr CLADO, ancien interne des hôpitaux. Prix 0 fr. 20. — La douzaine. ... 1 fr. 80

H. CARRIER, sage-femme de l'hôpital Lariboisière. — **Origines de la Maternité de Paris.** Un beau volume in-8 cavalier sur papier teinté, avec en-têtes et lettres ornées, figures et planches lithographiées (sous presse).

CAZEAUX. — **Traité théorique et pratique de l'art des accouchements.** 10e édition, revue, corrigée, avec notes et additions, par M. TARNIER, professeur à la Faculté de Paris, chirurgien en chef de la Maternité. 1 vol. in-8, broché.. .... 16 fr.
— Le même, demi-reliure chagrin. Prix........... 18 fr. 50

CHALOT. — **Ovariotomie, kyste de l'ovaire transplanté, accidents du nouveau pédicule,** avec figures. Prix............ 0 fr. 60

CHARPENTIER. — **Des instruments destinés à remplacer le forceps et les tractions mécaniques.** In-8. Prix........... 1 fr. 50

CHAZEAUD. — **Études cliniques sur le morrhuol.** (Extrait de l'huile de foie de morue brune). Prix.................. 3 fr.

CHOUPPE. — **Sur l'emploi de l'hydrate de chloral comme anesthésique dans l'accouchement naturel.** In-8. Prix. .... 1 fr.

CLADO, ancien interne des hôpitaux. — **Étude sur une bactérie septique de la vessie.** Avec 7 figures. Prix.............. 3 fr. 50

CLERC. — **Traité pratique des maladies vénériennes.** In-8, avec planches (la 1re partie seule est en vente) Prix............. 6 fr.

COMBY. — **Quelques particularités de la varicelle.** Prix. .. 0 fr. 75

COMBY. — **Rachitisme et syphilis.** Prix. .... 2 fr.

CONDOLÉON, ancien interne des hôpitaux. — **Contribution à l'étude pathogénique de l'amyotrophie tabétique.** Prix........... 2 fr.

COPIN. — **Contribution à l'étude des troubles médullaires chez les athéromateux.** Prix. .... 2 fr. 50

COURTADE, ancien interne des hôpitaux. — **Polypes papillomateux du voile du palais.** Prix.................. 1 fr. 50

COURTY, professeur à la Faculté de Montpellier. — **Trousse gynécologique.** In-8, avec 64 figures. Prix. .... 2 fr

CRIVELLI, ancien interne des hôpitaux. — **Nature et traitement de la blennorrhagie.** Prix................... 4 fr.

CURLING, chirurgien de l'hôpital de Londres. — **Traité des maladies du rectum.** Annoté et traduit par le Dr HENRI BERGERON. Préface par le professeur GOSSELIN. In-8. Prix.............. 6 fr.

DALCHÉ (P.), ancien interne des hôpitaux. — **De l'ovarite** (Prix Duparcque, 1885). Prix................... 5 fr.

DANDIEU. — **De la pyridine et de la collidine comme médicaments respiratoires,** étude expérimentale et clinique avec une note physiologique du Dr LABORDE. Prix................. 5 fr.

DECAISNE (E.), lauréat de l'Institut, et **GORECKI** (X.), professeur libre à l'Ecole pratique. — **Dictionnaire élémentaire de médecine.** 2e édition. 1 vol. in-8 de 980 pages à deux colonnes, avec 568 gravures sur bois intercalées dans le texte. Prix broché. . . . . 15 fr.
Relié demi-chagrin. Prix. . . . . 17 fr. 50

DELESTRE. — **Des accidents causés par l'extraction des dents.** In-8. Prix. . . . . 2 fr. 50

DELINEAU. — **Nouvel appareil pour les fractures du col du fémur.** Prix. . . . . 2 fr. 50

DELORE. — **Traitement des fibromes par l'injection d'ergotine dans le tissu de l'utérus.** Prix. . . . . 1 fr.

DELORE. — **Étude de la circulation maternelle dans le placenta.** In-8. Prix, colorié. . . . . 1 fr. 50

DELTHIL (E.). — **D'un traitement spécifique de la diphtérie par la combustion d'un mélange d'essence de térébenthine et de goudron de gaz.** Prix. . . . . 0 fr. 75

DELTHIL. — **Causeries sur le médecin à différentes époques.** Prix. . . . . 3 fr. 50

DENUCÉ (M.), professeur agrégé à la Faculté de Bordeaux. — **Tumeurs et calculs de la vésicule biliaire.** Prix. . . . . 4 fr.

DENUCÉ (M.). — **Pathogénie et anatomie pathologique de l'érysipèle** Prix. . . . . 5 fr.

DERVILLE, anc. int. des hôp. — **De l'infection tuberculeuse par la voie génitale.** Prix. . . . . 3 fr. 50

DESCHAMPS (E.), ancien interne des hôpitaux. — **De la péritonite périhépathique enkystée.** 200 pages. Prix. . . . . 5 fr.

DESCROIZILLES, méd. de l'hôp. des Enf.-Mal. — **De quelques affections fébriles qu'on peut intituler fièvres herpétiques.** In-8. Prix. 0 fr. 75

DESCROIZILLES. — **Eruption confluente d'urticaire après ingestion de moules chez un jeune garçon.** In-8. Prix. . . . . 0 fr. 60

DESCROIZILLES. — **Note sur l'emploi de la terpine dans le traitement des maladies chroniques des organes respiratoires chez les jeunes sujets.** Prix. . . . . 0 fr. 50

D'HEILLY, médecin de l'hôpital Trousseau. — **Du tabes dorsal spasmodique chez les enfants.** . . . . 0 fr. 75

DIDIER, ancien interne des hôpitaux. — **Contribution au traitement des angiomes.** Prix. . . . . 1 fr. 50

DROUET, ancien interne des hôpitaux. — **De l'analgésie chloroformique dans les accouchements naturels.** Prix. . . . . 3 fr. 50

DUBIEF, ancien interne des hôpitaux. — **Essai sur la nature des lésions dans la maladie de Parkinson.** Prix. . . . . 2 fr.

DUBREUILH, professeur agrégé à la Faculté de Bordeaux. — **De la bronchopneunomie cholérique.** Prix. . . . . 2 fr. 50

DUBREUILH. professeur agrégé à la Faculté de Bordeaux. — **Des immunités morbides.** Prix. . . . . 5 fr.

DUGUET, prof. agrégé à la Fac. de méd. de Paris, méd. de l'hôp. Lariboisière. — **Goîtres et médication iodée interstitielle.** Prix. . 3 fr. 50

DUGUET, professeur agrégé à la Faculté de médecine de Paris. — **Leçons cliniques professées à l'hôpital Lariboisière.** (En préparation.)

DUMAS, professeur à la Faculté de Montpellier. — **Infection puerpérale traitée avec succès par les injections intra-utérines de sublimé.** Avec un tableau. Prix. . . . . 1 fr.

DUMAS. — **Nouvelles considérations sur la dilatation præ-fœtale de la vulve,** accompagnées d'une Étude sur la formation et rupture de la **poche des eaux.** Prix. 2 fr.

DURAND, ancien interne, lauréat des hôpitaux de Lille. — **De l'action comparée des médicaments cardiaques. — Etude sur l'adonidine.** — Avec 99 tracés graphiques. Prix. . . . . 4 fr.

FABRE, médecin des mines de Commentry. — **De l'anémie et spécialement de l'anémie chez les mineurs.** 1 vol. in-8. Prix. . . . . 5 fr.

FABRE. — **De l'influence du travail souterrain sur la santé des mineurs.** 1 vol. in-8. Prix. . . . . 1 fr. 50

FABRE. — **Des conditions hygiéniques des houillères.** Brochure in-8. Prix. . . . . 0 fr. 60

FENWICK. — **Manuel de diagnostic médical,** guide de l'étudiant en médecine et du praticien. 1 vol. in-18, avec 101 fig. Prix. . . 5 fr.

FESTAL, ancien interne des hôpitaux. — **Recherches anatomiques sur les veines de l'orbite, leurs anastomoses avec les veines des régions voisines,** avec planches. Prix. . . . . 3 fr.

FEULARD, ancien interne des hôpitaux, chef adjoint de Clinique des maladies de la peau. — **Teignes et teigneux** (Histoire médicale. — Hygiène publique). Prix. . . . . 5 fr.

FLORAND. — **Contribution à l'étude de la sclérose latérale amyotrophique** (*Maladie de Charcot*). Prix. . . . . 4 fr.

FUCHS (E.), de Liège. — **Causes et prévention de la cécité.** Mémoire couronné par la *Society for prevention of Blindness* de Londres. Trad. française par le Dr FIEUZAL, médecin en chef de l'hosp. des Quinze-Vingts. 1 vol. in-8, cartonné, avec planche lithographiée et coloriée. Prix. 5 fr.

GAILLARD-THOMAS. — **Traité des maladies des femmes.** 1 vol. in-8, avec 301 gravures sur bois intercalées dans le texte. Ouvrage traduit de l'anglais, sur la 5e édition, par le Dr LUTAUD. Deuxième édition française avec une préface analytique du professeur PAJOT. Prix. . . . . . . 16 fr.

GALLARD (T.), médecin de l'Hôtel-Dieu. — **Le cuivre et les conserves de légumes.** In-8. Prix. . . . . 1 fr. 50

GALLARD (T.). — **Du traitement du cancer utérin,** avantages de l'amputation du col de la matrice par l'anse galvanique. In-8. Prix. . . 1 fr. 25

GALLARD. — **La gynécologie à l'Hôtel-Dieu de Paris.** Prix. . 0 fr. 75

GEORGE. — **La médecine des campagnes à l'aide des substances usuelles.** 1 vol. in-18. Prix. 4 fr. 50

GILBERT, anc. int. des hôp. — **Cancer massif du foie.** Prix. . . 3 fr.

GILLY, anc. int. des hôp. — **Etude sur la lymphadénie intestinale.** Prix. . . . . 5 fr.

GIRARD, chirurgien de l'hôpital de Draguignan, professeur à la Maternité. — **Manuel des accouchements.** 1 vol. in-8 avec 87 fig. Prix. . . 6 fr.

GODET, anc. intne des hôp. — **Résultat de l'intervention chirurgicale dans quelques carcinomes** (*larynx, tube digestif, utérus*). Prix. . . . 4 fr.

GOMET, anc. int. des hôp. — **De l'hystérectomie vaginale en France.** Prix. . . . . 5 fr.

GRANCHER, professeur à la Faculté de médecine. — **Les adénopathies trachéo-bronchiques.** Leçons cliniques recueillies par le Dr Paul LEGENDRE, chef de clinique adjoint. Prix. . . . . 1 fr.

GRAVERRY, anc. int. des hôp. — **Quelques cas de chirurgie pratique.** Prix. . . . . 2 fr.

GUENEAU DE MUSSY. — **Observations de métrorrhagies arrêtées par l'application de la chaleur sur la région lombaire.** In-8. Prix. 1 fr. 50

GUÉRIN (A.), ancien chirurgien de l'Hôtel-Dieu. — **Eléments de chirurgie opératoire.** 6e édition, 1 vol. in-18 jésus, avec 315 gravures sur bois intercalées dans le texte. Prix. . . . . 7 fr. 50

GUNDELACH. — **De l'ascite symptomatique des tumeurs ovariques.** Prix. . . . . 4 fr.

HABART et **WEISS**. — **Les méthodes antiseptiques de pansement en temps de paix et en temps de guerre**, in-16. Prix.. . . . . . . 2 fr.

HAHN. — **Vocabulaire médical allemand-français**, contenant tous les mots techniques omis dans les dictionnaires allemand-français, même les plus volumineux, et notamment les appellations latines très usitées en Allemagne et tombées en désuétude en France. Prix cartonné.. . . . . 6 fr.

HALLÉ (N.), ancien interne des hôpitaux (médaille d'or 1886). — **Urétérites et pyélites**, 1 vol. in-8, avec 8 planches dessinées par l'auteur. Prix.. . 8 fr.

HARDY (A.), professeur à la Faculté de médecine, et **MONTMÉJA** (le Dr A. de) — **Atlas des maladies de la peau** (Clinique photographique de l'hôpital Saint-Louis). 3e édition.
Magnifique volume in-4°, contenant, avec le texte, 60 planches photographiées et coloriées, relié en demi-chagrin avec coins, doré en tête.. . . . . 78 fr.

HARTMANN, ancien interne des hôpitaux. — **Des cystites douloureuses et de leur traitement**. Prix. . . . . 6 fr.

HEGAR et **KALTENBACH**, prof. de gynécologie à l'Université de Fribourg. — **Traité de gynécologie opératoire**, avec l'exposé des procédés d'exploration en gynécologie. Traduit par le Dr Paul BAR. 1 vol. in-8, avec 250 figures. Préface par le professeur TARNIER. Prix. . . . . 16 fr.

HERBLAND MORIN, ancien interne des hôpitaux. — **Variété d'exanthème observé dans l'embarras gastrique aigu**. Prix. . . . . . 1 fr. 50

HERRGOTT (F.-J.), professeur de clinique obstétricale à la Faculté de Nancy. — **Le spondylizème ou affaissement vertébral**, suite du mal vertébral de Pott, cause nouvelle d'altération pelvienne, etc. Prix.. . . . . 2 fr.

HERRGOTT. — **De l'accouchement dans les cas de fœtus thoracopages**. Prix.. . . . . 1 fr. 50

HERRGOTT. — **Spondylizème et spondylolisthésis**. Nouveaux documents pour l'étude de ces deux espèces de lésions pelviennes, avec une traduction de l'étude de l'étiologie de la spondylolisthésis, par le Dr FRANTZ L. NEUGEBAUER. In-8. Prix.. . . . . 2 fr.

HERRGOTT (F.-J.). — **Traitement des fistules vésico-vaginales** (Méthode de Bozemann). Figures et tableaux. Prix.. . . . . 2 fr.

HERMANN. — **Eléments de physiologie**. Ouvrage traduit de l'allemand sur la 2e édition, revu et augmenté, par le Dr ONIMUS. 1 vol. in-8 de 530 pages avec 70 figures. Prix.. . . . . 9 fr.

A. **HEYDENREICH**, prof. de clin. chirurg. à la Fac. de Nancy. — **Thérapeutique chirurgicale contemporaine**. In-8 raisin de 300 pages. Prix.. . . . . 6 fr.

HITIER. — **De l'amblyopie liée à l'hémianesthésie** (10 fig.). Prix.. . 3 fr.

HUCHARD. — **La pneumonie cérébrale des enfants**. Prix.. . 0 fr. 60

HUE (Jude), de Rouen. — **Contribution à l'étude des compressions pelviennes qui peuvent occasionner les tumeurs fibreuses de l'utérus et des moyens qu'on peut leur opposer**. In-8. Prix. . . . . . 0 fr. 75

HUE (Jude). — **Etude sur la périnéorrhaphie dans les cas de rupture complète**. Prix.. . . . . 1 fr. 50

HUEPPE et **VAN ERMENGEM**. — **Manuel technique de microbiologie**. Edition française.
Cette édition a pour base l'ouvrage du Dr HUEPPE, mais ce n'est pas à proprement parler une traduction, la matière et les figures étant plus que doublées dans l'édition française. 70 figures et 2 planches en chromo. Prix.. . . . . 16 fr.

IMBERT. — **Le col et le segment inférieur de l'utérus à la fin de la grossesse**. (Documents anatomiques), avec 9 figures. Prix.. . . . . . 3 fr.

JACQUET, interne des hôpitaux. — **Des érythèmes papuleux fessiers post-érosifs**. Prix.. . . . . 0 fr. 60

JARDET (P.), ancien interne des hôpitaux. — **Des lésions rénales consécutives à la lithiase urinaire.** Prix................ 3 fr.

JOCQS, ancien interne des hôpitaux. — **Des tumeurs du nerf optique**, avec figures. Prix................... 4 fr.

LABORDE, directeur des travaux physiol. à la Faculté, et A HOUDÉ. — **Le colchique et la colchicine**, dessins et graphiques. Prix. . . 5 fr.

LABR..QUIÈRE (R.). — **Des ruptures utérines pendant le travail à terme.** athégénie et traitement. 1 vol. in-8. Prix........... 2 fr. 50

LAFFITTE. — **Trois cas de guérison de pseudo-paralysie syphilitique.** Prix..................... 0 fr. 60

LAMBLING, professeur agrégé à la Faculté de médecine de Lille, licencié ès sciences physiques. — **Des origines de la chaleur et de la force chez les êtres vivants.** Prix............... 4 fr.

LANCRY, ancien interne des hôpitaux. — **De la contagion de la diphthérie et de la prophylaxie des maladies contagieuses dans les hôpitaux d'enfants de Paris.** Prix............... 5 fr.

LANCRY. — **Etiologie et prophylaxie de la scrofule dans la première enfance.** (Mémoire couronné par l'Académie de médecine). Prix... 4 fr.

LARUE (M.-P.-Emmanuel). — **Des blessures des nerfs par les armes à feu.** In-4. Prix................. 2 fr. 50

LATOUCHE, ancien interne des hôpitaux. — **Des ruptures du périnée et de leur traitement.** Prix............... 2 fr. 50

LAUMET. — **Rapports des éruptions cutanées avec les suppurations.** Prix.................... 2 fr. 50

LAUNOIS, ancien interne des hôpitaux (Prix Civiale). — **De l'appareil urinaire des vieillards.** 1 vol. in-8, avec 4 planches en lithographie. Prix................... 6 fr.

LAURE (Paul), professeur agrégé de la Faculté de Lyon. — **De l'antipyrine dans la thérapeutique infantile.** Prix........... 0 fr. 75

LAURE et HONORAT. — **Etude sur la cirrhose infantile.** Prix... 1 fr.

LAZAREWITCH. — **Déviations latérales congénitales de la matrice.** 10 gravures sur bois. Prix.............. 1 fr.

LEBEL. — **La goutte dévoilée; sa guérison.** 1 vol. in-12. Prix... 3 fr.

LEBLOND, médecin de Saint-Lazare. — **Traité élémentaire de chirurgie gynécologique.** 1 vol. in-8, avec 281 figures. Prix........ 10 fr.

LEBLOND. — **De l'amputation du col de l'utérus.** In-8. Prix. . 1 fr. 50

LEBLOND. — **Sur un nouveau procédé de suture dans la périnéorrhaphie (rupture incomplète).** In-8............. 0 fr. 50

LEBLOND. — **Destruction des rétrécissements du col de l'utérus par l'électrolyse.** In-8. Prix................ 0 fr. 60

LEBLOND. — **De l'emploi du cautère actuel dans les maladies utérines.** In-8. Prix.................. 1 fr.

LEBLOND. — **Du pseudo-hermaphrodisme comme impédiment à la déclaration du sexe dans l'acte de naissance.** In-8. Prix. . . 0 fr. 60

LE GENDRE (Paul), ancien interne des hôpitaux, chef adjoint de la Clinique des Maladies des Enfants. — **Dilatation de l'estomac et fièvre typhoïde** (valeur séméiologique des nodosités de BOUCHARD). In-8, 207 pages et une planche. Prix.................. 4 fr.

LE GENDRE (PAUL). — **Traitements antiseptiques de la diphtérie.** Prix..................... 1 fr. 50

LE GENDRE, BARETTE ET LEPAGE. — **Traité pratique d'antisepsie appliquée à la thérapeutique et à l'hygiène** (médecine, chirurgie, obstétrique). Un fort volume in-8 (sous presse, pour paraître en janvier 1888).

LEMARIGNIER, ancien externe des hôpitaux. — **De l'évolution des hématomes traumatiques** (à l'exclusion de ceux des grandes cavités séreuses). Prix.. . . . . 5 fr.

LIEBERMEISTER. — **Leçons de pathologie interne et de thérapeutique** (**Maladie infectieuses**). Traduction par le Dr Guiraud, ancien interne des hôpitaux. 7 gravures sur bois. Prix.. . . . . 10 fr.

LIEBERMEISTER. — **Diagnostic et traitement de la syphilis**. Traduction par le Dr GUIRAUD (*Extrait des Leçons de Pathologie*). Prix. 1 fr. 50

LIÉGEARD. — **De la phlegmatia alba dolens**. In-8. Prix.. . . . 2 fr.

LOMBE ATTHILL, médecin de l'hôpital de la Rotonde, à Dublin. — **Leçons cliniques sur les maladies des femmes**. Ouvrage traduit sur la 6ᵉ édition anglaise, par le Dr LAVOIE, professeur agrégé à la Faculté de Montréal. 1 vol. in-18, avec gravures sur bois intercalées dans le texte. Prix. . 5 fr.

LOTA. — **Deux ans entre Sénégal et Niger**. Prix. . . . . . 2 fr. 50

LOVIOT (F.), chef de clinique à la Faculté de Paris. — **Instruments d'obstétrique du professeur Pajot**. Avec 9 figures. Prix. . . . . 0 fr. 50

LOVIOT (F.). — **Des applications de forceps dans les variétés postérieures du sommet et de la face**. In-8, avec 6 figures. Prix. 1 fr. 50

LUBET-BARBON, ancien interne des hôpitaux. — **Études sur les paralysies des muscles du larynx**. Prix.. . . . . 5 fr.

LUSK (W.-Th.). — **Science et Art des accouchements**. 1 vol. in-8, avec gravures sur bois. Ouvrage traduit de l'américain, sur la dernière édition, par le Dr DOLÉRIS, ancien chef de la Clinique d'accouchement, accoucheur des hôpitaux. Préface par le professeur PAJOT. Prix.. . . . . . 16 fr.

LUTAUD. — **Manuel de médecine légale**. 4ᵉ édition, 1 vol. in-16, avec gravures intercalées dans le texte. Prix cartonné. . . . . 8 fr. 50

LUTAUD. — **Etude médico-légale sur les assurances sur la vie, assurances contre les accidents, rentes viagères**. In-12. Prix.. . . . 2 fr.

MANRIQUE (J.). — **Opération d'Alexander** (raccourcissement des ligaments ronds). 160 pages. Prix.. . . . . 5 fr.

MARCIGUEY, ancien interne des hôpitaux. — **Régénération des nerfs périphériques** Prix. 2 fr. 50

MARFAN, ancien interne des hôpitaux. — **Troubles et lésions gastriques dans la phthisie pulmonaire**. Avec 8 chromo-lithographies. Prix.. 7 fr.

MARQUIS. — **Petit traité d'hygiène**, à l'usage des habitants des campagnes. Prix. . . . . 0 fr. 80

MARTEL. — **De la phlébite dans le cours du rhumatisme blennorrhagique**. Prix.. . . . . 5 fr.

MARTINEAU (M.-L.). — **Affections des organes génitaux et sexuels de la femme**. Leçons sur la pathogénie professées à l'hôpital de Lourcine. In-8. Prix.. . . . . 2 fr.

MATTEI (A.). — **Fragments d'obstétrique et de gynécologie**. In-8. Prix. . . . . 1 fr. 50

MATWEFF, médecin assistant à la clinique du professeur SLAWJANSKI. — **De l'inflammation de la glande parotide après l'ovariotomie**. Prix. . . . . 0 fr. 75

MÉGEVAND. — **Action de la digitale et de la digitaline**. In-8. Prix. 2 fr. 50

MÉNÉTRIER, ancien interne des hôpitaux. — **Grippe et pneumonie en 1886**. Avec nombreux tracés thermométriques. Prix.. . . . . . 5 fr.

MÉRIGOT DE TREIGNY, ancien interne des hôpitaux. — **Hernies du gros intestin**. Avec 5 figures. Prix.. . . . . 5 fr.

MEUNIER (Victor). — **Les animaux perfectibles**. In-8, cavalier de 370 pages, sur beau papier teinté, avec une planche en phototypie. Prix.. . . . . 6 fr.

MEYER. — **Traité de la réfraction et de l'accommodation.** 1 vol. in-8, avec 57 figures dans le texte. Prix.. . . . . 5 fr.

MILLÉE. — **Étude sur la fièvre typhoïde à début grippal.** In-8. Prix.. . . . . 2 fr.

MOISSAN, professeur agrégé à l'École de pharmacie. — **Série du cyanogène.** 1 vol. in-8. Prix.. . . . . 4 fr.

MOIZARD (P.), médecin des hôpitaux. — **Traitement de la pleurésie purulente.** Prix. . . . . 1 fr. 25

MONCORVO. — **De l'Éléphantiasis des Arabes chez les enfants.** Prix. . . . . 1 fr. 50

MONNIER, ancien interne des hôpitaux. — **Physiologie du membre inférieur. Étude sur la coxalgie.** Avec 6 figures, Prix.. . . . . . 3 fr.

MONTAGNE (A.), ancien interne des hôpitaux du Havre. — **De l'alimentation envisagée au point de vue physiologique.** Avec un grand tableau en cinq couleurs donnant la composition physiologique d'un très grand nombre d'aliments. Prix.. . . . . 4 fr.

MONTEUUIS, ex-interne des hôpitaux — **Étude clinique de la fièvre et des antipyrétiques nouveaux dans les maladies des enfants,** avec tracés de température. Prix.. 4 fr.

MONTEUUIS. — **Nouvel appareil à extension continue pour le traitement des fractures de la cuisse et de la coxalgie.** Prix. . . . 2 fr. 50

MOREAU-WOLF. — **Maladies des organes génito-urinaires de l'homme.** 1 vol in-18, avec 116 gravures intercalées dans le texte. Prix.. . 4 fr.

MOREL-LAVALLÉE, ancien interne des hôpitaux. — **De la symphyse cardiaque.** Prix.. . . . . 4 fr.

MORISSE. — **De la médication intestinale antiseptique par l'eau sulfocarbonée.** 4 tracés de température. Prix. . . . . 2 fr. 50

MOUSSOUS, professeur agrégé à la Faculté de Bordeaux. — **Atrophies musculaires succédant aux affections articulaires.** Prix. . . . 2 fr. 50

MOUSSOUS, professeur agrégé à la Faculté de Bordeaux. — **De la mort chez les phtisiques.** Prix. . . . . 4 fr. 50

MOYNAC. — **Manuel de pathologie et de clinique médicales.** 4° édition. Prix. . . . . 8 fr.

MOYNAC. — **Manuel de pathologie externe.** 4° édition, 2 vol. in-18, avec 221 figures dans le texte. Prix. . . . . 16 fr.

MOYNAC. — **Manuel de pathologie générale et de diagnostic.** 3° édition, 1 vol. in-18 de 760 pages, avec 64 figures intercalées dans le texte. Prix.. . . . . 8 fr.

MOYNAC. — **Manuel d'anatomie descriptive.** 2 vol. in-18, avec 457 gravures sur bois intercalées dans le texte. Prix.. . . . . 18 fr.

MOYNAC. — **Conseils aux personnes qui souffrent des voies génito-urinaires.** Prix.. . . . . 5 fr.

MULETTE. — **Contribution à l'étude de la pneumonie typhoïde.** Prix.. . . . . 3 fr.

NEPVEU. — **Rupture des kystes de l'ovaire,** avec appendice sur les ruptures dans les viscères avoisinants. 1 vol. in-8. Prix. . . . . . 0 fr. 75

NEUGEBAUER (de Varsovie). — **Contribution à la pathogénie et au diagnostic du bassin vicié par le glissement vertébral** (Spondylolisthésis). Prix. . . . . 0 fr. 75

NICOLAS, professeur agrégé à la Faculté de Nancy. — **Organes érectiles.** Avec 13 figures. Prix.. . . . . 5 fr.

NIEMEYER. — **Traité de pathologie interne et de thérapeutique.** Ouvrage traduit sous la direction de l'auteur, sur la huitième et dernière édition allemande. Seule traduction de la dernière édition allemande. 2 vol. in-8. Prix.. . . . . 15 fr.

OGER (A.). — **Étude sur les luxations scapulo-humérales.** 1 vol. in-8. Prix. . . . . 3 fr.

OLLIVIER (A.), professeur agrégé à la Faculté. — **De la propagation de la diphtérie à Paris et des mesures qu'il conviendrait de prendre pour l'enrayer.** In-8. Prix. . . . . 0 fr. 75

OLLIVIER (A.). — **Contagiosité et Contage des oreillons.** Avec une planche. Prix. . . . . 0 fr. 75

OLLIVIER (A.), professeur agrégé à la Faculté de médecine. — **Études d'hygiène publique.** Avec une planche. Prix. . . . . 3 fr. 50

OLLIVIER (A.). — **Étude de pathologie et de clinique médicales.** Prix. . . . . 10 fr.

OLLIVIER. — **La rage chez les enfants.** Prix. . . . . 1 fr.

PAJOT, professeur de clinique d'accouchement à la Faculté de médecine de Paris. — **Travaux d'obstétrique et de gynécologie,** précédés d'éléments de pratique obstétricale. 1 vol. in-8. Prix. . . . . 12 fr.

PAJOT. — **A propos d'un cas de mort par rétention du placenta.** Prix. . . . . 1 fr.

PAJOT. — **De l'étroitesse des orifices utérins dans ses rapports avec la dysménorrhée et la stérilité.** In-8. Prix. . . . . 1 fr.

PAJOT. — **Le chloroforme dans les accouchement naturels,** considéré au point de vue scientifique et pratique. In-8. Prix. . . . 1 fr. 50

PAJOT. — **De l'anesthésie homœopathique ou demi-anesthésie dans les accouchements naturels.** In-8. Prix. . . . . 1 fr.

PAJOT. — **Des obstacles à la fécondation dans l'espèce humaine.** Prix. . . . . 1 fr. 50

PENNEL, ancien interne des hôpitaux. — **Traitement de l'ankylose angulaire du genou par l'ostéotomie linéaire du fémur.** Un vol. in-8. Prix. . . . . 3 fr.

PERRIN et LALLEMAND. — **Traité d'anesthésie chirurgicale.** 1 vol. in-8. Prix. . . . . 10 fr.

PERRIN, LALLEMAND et DUROY. — **Du rôle de l'alcool et des anesthésiques dans l'organisme.** 1 vol. In-8 avec 10 figures intercalées dans le texte. Prix. . . . . 7 fr.

PERRIN (L.), ancien interne des hôpitaux. — **De la sarcomatose cutanée.** 295 pages et planche lithographiée en 4 couleurs. Prix. . . . . . 6 fr.

PERSY. — **Des manifestions cutanées de l'urémie.** Prix. . . 2 fr. 50

PETIT (André). — **De la conception au cours de l'aménorrhée.** In-8. Prix. . . . . 1 fr.

PETITJEAN. — **Étude sur les balano-posthites gangréneuses.** In-8. Prix. . . . . 1 fr. 50

PHELIPPEAUX. — **Considérations sur certains avortements.** Avec gravures, 1 vol. in-8. Prix. . . . . 1 fr.

PHOCAS, ancien interne des hôpitaux. — **Des rapports entre certaines inflammations et tumeurs du sein.** Prix. . . . . 4 fr.

PIGNOL, ancien interne des hôpitaux. — **Recherches sur quelques signes stéthoscopiques.** Prix. . . . . 2 fr. 50

PINARD, professeur agrégé à la Faculté de médecine de Paris. — **Traité du palper abdominal au point de vue obstétrical et de la version par manœuvres externes.** 1 vol. in-8 avec gravures et précédé d'une préface de M. le professeur Pajot (Épuisé. — En réimpression).

PINARD. — **De l'opération césarienne suivie de l'amputation utéro-ovarique, ou opération de Porro.** In-8. Prix. . . . . 2 fr.

PINARD. — **Le basiotribe Tarnier.** In-8, avec 10 figures et 2 chromolithographies. Prix. . . . . 4 fr.

PINARD. — **De la rupture prématurée des membranes,** avec 6 tableaux statistiques. Prix. . . . . 2 fr. 50

PINARD, professeur agrégé à la Faculté, accoucheur de l'hôpital Lariboisière, et **VARNIER,** interne du service. — **De l'irrigation continue comme traitement prophylactique et curatif des infections puerpérales.** Grand in-8, avec 10 tableaux de température en couleur et 2 héliogravures. Prix. . . . . 5 fr.

PINARD. — **Du fonctionnement de la Maternité de Lariboisière et des résultats obtenus depuis 1882 jusqu'en 1887.** Prix. . . 1 fr. 50

PINARD et **VARNIER.** — **De la rétroversion de l'utérus gravide.** Prix. . . . . 4 fr.

PINEL-MAISONNEUVE, anc. interne des hôpitaux. — **Contribution à l'étude des indications de l'iridectomie dans la cataracte.** Prix. . 1 fr. 50

POULLET (Jules). — **Implantation vélamenteuse du cordon considérée comme l'une des causes de la rupture prématurée des membranes,** In-8. Prix. . . . . 1 fr.

POLAILLON. — **Sur certaines malformations de l'utérus, comme cause de la présentation du tronc et de l'insertion vicieuse du placenta.** In-8. Prix. . . . . 0 fr. 75

POUPON (A.), ancien interne des hôpitaux. — **Des pseudo-étranglements par péritonite primitive.** Prix. . . . . 4 fr.

PUECH (Albert), **De la grossesse de l'ovaire.** In-8. Prix. . . . . . 1 fr.

RABUTEAU et **BOURGOIN.** — **Éléments de toxicologie et de médecine légale appliquée à l'empoisonnement.** 1 vol. in-8, avec deux planches lithographiées et des gravures sur bois intercalées dans le texte. 2e édition. Prix . . . . 18 fr.

RABUTEAU. — **Éléments d'urologie, ou analyse des urines, des dépôts et calculs urinaires.** Ouvrage cont. 35 gravures. 1 vol. in-8. Prix. 4 fr.

RAMBAULT et **RENAULT.** — **Origine et développement des os.** 1 vol. in-8 et atlas in-4 de 27 pages.
Prix sur papier blanc. . . . . 20 fr.
Sur papier de Chine. . . . . 30 fr.

RENAULT, ancien interne des hôpitaux. — **De la rougeole consécutive à la diphtérie.** Prix. . . . . 4 fr.

RENAULT. — **Manuel de trachéotomie** (Préface du Dr Jules SIMON). Deuxième édition. Prix cartonné. . . . . 1 fr. 50

RENÉ, professeur agrégé de la Faculté de Nancy. — **Propriétés physiologiques du muscle cardiaque.** Prix. . . . . 5 fr.

REVILLIOD (E.), ancien interne des hôpitaux. — **Notes cliniques sur quelques maladies des enfants,** avec nombreux tracés de température. Prix. . . . . 5 fr.

RIBEMONT-DESSAIGNES — **Des placentas multiples dans les grossesses simples** avec figures. Prix. . . . . 1 fr. 50

RICHARD. — **Contribution à l'étude de la maladie osseuse de Paget** (ostéite déformante, ostéite ossifiante diffuse). Prix. . . . . 3 fr.

RICHARDIÈRE, ancien interne des hôpitaux (médaille d'or). — **Des scléroses encéphaliques primitives chez les enfants.** Un vol. in-8, avec une planche lithographiée en couleur. Prix. . . . . 5 fr.

RICHET, professeur à la Faculté de médecine de Paris. — **Traité pratique d'anatomie médico-chirurgicale.** 5e édition. 1 vol. in-8 orné de 4 planches sur acier et de gravures sur bois intercalées dans le texte. Prix. . . . . 19 fr.

RICHET. — **Mémoire sur les tumeurs blanches.** Couronné par l'Académie de médecine. 1 vol. in-4, avec 4 planches. Prix. . . . . 7 fr.

RICHET. — **Des opérations applicables aux ankyloses.** 1 vol. in-4. Prix. . . . . 5 fr.

RICHET. — **Des luxations traumatiques du rachis**. 1 vol. in-4.
Prix. . . . . 3 fr. 50

RICHET. — **De l'emploi du froid et de la chaleur dans le traitement des
affections chirurgicales**. 1 vol. in-4. Prix. . . . . 2 fr. 50

RIVIÈRE, chef de clinique à la Faculté de Bordeaux. — **Étude clinique sur
l'ophtalmie purulente des nouveau-nés**. Prix. . . . . 2 fr.

RIVIÈRE. — **Étude sur la valeur de la palpation de l'épaule comme
moyen de diagnostic des positions du sommet**. Prix. . . 0 fr. 75

RODET. — **Manuel de thérapeutique et de pharmacologie**. 1 vol. in-8
de 750 pages. Prix. 7 fr. 50

ROGER (H.), ancien interne des hôpitaux. — **Action du foie sur les poi-
sons**. In-8 de 250 pages, avec nombreux tableaux et tracés. Prix. . . 6 fr.

ROGER. — **Note sur un cas de leucocythémie**. Prix. . . . 0 fr. 75

ROGIER. — **Des hyperostoses généralisées primitives**. In-8, avec une
planche photographiée. Prix. . . . . 1 fr. 50

ROLAND, ancien interne des hôpitaux. Traitement de l'urémie. Prix. 2 fr. 50

ROSER. — **Manuel de chirurgie anatomique**. 2e édition. Ouvrage traduit
de l'allemand, sur la 5e édition, par les docteurs CULMANN et SENGEL (de
Forbach). 1 vol. in-8 de 900 pages, avec 91 fig. Prix. . . . . . 12 fr

ROULET. — **De l'asthénopie**. 1 vol. in-8. Prix. . . . . 2 fr. 50

ROULLAND, anc. int. des hôp. — **Paralysies des nouveau-nés**.
Prix. . . . . 4 fr.

ROUVIER. — **Des déviations menstruelles**. In-8. Prix. . . . 1 fr. 50

ROUVIER. — **Étude sur la menstruation en Syrie**. Nombreux tableaux
statistiques. Prix. . . . . 2 fr.

ROUX (F.), ex-chef de service de santé dans l'Inde. — **Le choléra;
comment il prend naissance au Bengale ; comment les Anglais le combattent**.
In-16 colombier, avec 4 tableaux graphiques. Prix. . . . . . . 2 fr. 50

ROUX (F.). — **Traité pratique des maladies des pays chauds**.
1re partie. — **Maladies infectieuses**. In-8 de 520 pages avec 2 planches
coloriées. Prix. . . . . 8 fr.
2e partie. — **Maladies des systèmes digestif et nerveux**. 378 pages.
Prix. . . . . 6 fr.
3e partie. — **Maladies des systèmes lymphatique et cutané**. —
Maladies parasitaires (pour paraître en janvier 1888).

SANNÉ. — **Symptômes de la pachyméningite hémorrhagique dans
l'enfance**. In-8. Prix. 0 fr. 75

SANNÉ. — **De la thrombose cardiaque dans l'enfance**. Prix. 0 fr. 50

SANNÉ. — **De l'anévrysme de l'aorte et de l'athéromasie aortique dans
l'enfance**. Prix. . . . . 0 fr. 60

SASONOFF. — **Thrombus de la vulve et du vagin**. Prix. . . . 1 fr.

SAYRE (L.-A.). — **Leçons cliniques de chirurgie orthopédique**. Traduites
d'après la 2e édition américaine, par le Dr H. THORENS, ancien interne
des hôpitaux. Préface par le Dr POLAILLON. 274 figures. Prix. . . 10 fr.

SCHAFIER (H.), ancien interne de l'hôpital Rothschild. — **Études cliniques
sur les maladies des femmes**. Prix. . . . . 5 fr.

SECHEYRON — **Rupture de l'utérus mal formé**. Prix. . . . . . 2 fr.

SECHEYRON. — **De la perforation des petites lèvres**. Prix. . 0 fr. 60

SÉJOURNET, lauréat de l'Académie de médecine. — **Du rôle de la dentition
dans la pathologie infantile**. Avec 5 tableaux statistiques. Mémoire couronné par l'Académie de médecine. Prix. . . . . 2 fr.

SEVESTRE, médecin des hôpitaux. — **Durée de l'incubation et contagion
de la rougeole**. Prix. 0 fr. 60

SIMON (Jules). — **De la sclérose cérébrale chez les enfants**. In-8.
Prix. . . . . 1 fr.

SIMON (JULES). — **Contribution à l'étude du diabète sucré chez les enfants.** Prix. . . . . 0 fr. 50

SIMS (Marion). — **De l'épithélioma du col utérin et de son traitement.** Traduit en français par le Dr LUTAUD. 1 vol. in-8 avec 16 gravures sur bois intercalées dans le texte. Prix. . . . . 1 fr. 50

SIRUS PIRONDI, professeur de pathologie externe et de médecine opératoire à l'École de Médecine de Marseille. — **Précis théorique et pratique des maladies des voies urinaires**, d'après les leçons du professeur, recueillies par le Dr A. PAUCHON. 1 vol. in-8. Prix. . . . . 5 fr.

SLAVJANSKY. — **Quelques données sur le développement et la maturation des vésicules de Graaf pendant la grossesse.** In-8. Prix. 0 fr. 60

SLAVJANSKY. — **Rupture de la matrice, opération de Porro, guérison.** Prix. . . . . 1 fr.

SNEGUIREFF, professeur à l'Université impériale de Moscou. — **Hémorrhagies utérines, étiologie, diagnostic et thérapeutique.** — Édition française rédigée par M. VARNIER, int. des hôp., sous la direction de M. le Dr PINARD, prof. agrégé à la Fac. de Médecine, accoucheur de l'hôp. Lariboisière. 44 fig. sur bois et tableaux graphiques en couleur. Prix. 8 fr.

STAPFER, ancien chef de Clinique à l'hôpital des Cliniques. — **De l'hydrorrhée pendant la grossesse.** 1 vol. in-8 de 104 pages. Prix. . . . 5 fr.

STAPFER. — **Application de la loi Roussel.** Prix. . . . . 0 fr. 60

SAINT-GERMAIN (de), chirurgien de l'hôpital des Enfants-Malades. — **Traité de chirurgie infantile.** Leçons cliniques professés à l'hôpital des Enfants-Malades. 1 fort volume in-8, avec 100 gravures sur bois intercalées dans le texte. Prix. . . . . 15 fr.

SAINT-GERMAIN (de) et VALUDE, chef de la clinique ophtalmologique de la Faculté. — **Traité pratique des maladies des yeux chez les enfants.** Préface par le professeur PANAS. 615 pages et 116 figures, avec un formulaire thérapeutique. Prix. . . . . 8 fr. 50

SAINT-GERMAIN (de) et VALUDE. — **Vade-mecum de l'ophtalmologiste.** Méthodes d'examen de l'œil. Formulaire thérapeutique. (Extrait du traité pratique des maladies des yeux chez les enfants.) Prix. . . . 1 fr. 50

STOJENESCO. — **Contribution à l'étude du diagnostic différentiel des gommes scrofulo-tuberculeuses et des gommes syphilitiques sous-cutanées.** Prix. . . . . 2 fr. 50

SUCHARD, médecin de l'hôpital de Lavey-les-Bains. — **Du traitement des tumeurs blanches par le pansement de Scott.** Prix. . . . . . . 1 fr.

SUSS. — **De la paralysie diphthérique du pneumo-gastrique.** Prix. . . . . 1 fr. 50

TARNIER, professeur de la Faculté de médecine de Paris, chirurgien en chef de la Maternité, et **CHANTREUIL**, professeur agrégé à la Faculté. — **Traité de l'art des accouchements.**

A la suite du décès de M. Chantreuil, M. Tarnier s'est adjoint comme collaborateur M. Budin, professeur agrégé.

L'ouvrage, qui devait comprendre 2 volumes de 1000 pages, en aura 3 et dépassera 1500 pages.

Les deux volumes parus se vendent séparément.

Le premier volume (960 pages) comprend l'anatomie, la physiologie, la grossesse, l'accouchement, la délivrance, l'état puerpéral physiologique et l'hygiène de la première enfance. Il contient 270 gravures sur bois. Prix. . . . . 15 fr.

Le deuxième volume (560 pages) comprend toute la pathologie de la grossesse, la tératologie, l'avortement et la grossesse extra-utérine. Il contient 60 gravures sur bois. Il paraît sous les noms de MM. Tarnier et Budin. Prix. . . . . 12 fr.

Le troisième volume sera incessamment mis sous presse.

TARNIER, CHANTREUIL et BUDIN. — **Allaitement et hygiène de la première enfance (couveuse et gavage).** 1 vol. in-18 (en préparation). Prix. . . . . 3 fr. 50

TARNIER (S.). — **Description de deux nouveaux forceps.** 1 vol. in-4, avec gravures intercalées dans le texte. Prix. . . . . 4 fr.

TARNIER (S.). — **Discussion relative à son nouveau forceps.** Réponse à M. le professeur Pajot. Prix. . . . . 1 fr.

TERRILLON, professeur agrégé à la Faculté. — **De l'incision exploratrice dans les tumeurs abdominales.** Prix. . . . . 1 fr.

TERRILLON. — **Note sur les kystes para-ovariques et leur traitement.** Prix. . . . . 1 fr.

TERRILLON. — **Faux kystes de l'ovaire.** Prix. . . . . 0 fr. 50

TERRILLON. — **Inflammations de la trompe et de l'ovaire.** 3 fig. Prix. 1 fr.

THÉRÉMIN. — **Notes sur l'involution des voies fœtales.** Prix. 0 fr. 50

THÉVENOT. — **Note sur le diagnostic et le traitement des kystes du corps thyroïde.** In-8. Prix. . . . . 2 fr.

THÉVENOT. — **De l'accouchement artificiel par les voies naturelles** substitué à l'opération césarienne post-mortem. Prix. . . 2 fr. 50

THOMPSON (R.-E.). — **De l'examen de la poitrine dans l'état sain et dans l'état morbide.** Traduit sous la direction de l'auteur, par H. de FONMARTIN, avec figures intercalées dans le texte. 1 vol. in-12. Prix. 5 fr. 50

THORE. — **Considérations sur les déchirures des parties supérieures et latérales de la vulve dans les accouchements.** Prix. . . 2 fr. 50

THUAU. — **Abcès froids tuberculeux.** Prix. . . . . 2 fr.

TISSIER. ancien interne des hôpitaux. — **De la castration des femmes ou opération de Battey.** In-8. Prix. . . . . 4 fr.

Travaux du laboratoire de pathologie générale. Publiés sous la direction de M. le Dr BOUCHARD, prof. à la Faculté de médecine. (En préparation.)

TROISFONTAINES. — **Manuel d'antisepsie chirurgicale.** In-16 de 250 pages 17 figures. Prix. . . . . 5 fr.

UFFELMANN. — **Hygiène de l'enfance.** Trad. par le Dr BOEHLER, secrét. de la rédaction de la *Revue mensuelle des Maladies de l'enfance* (sous presse).

VALLIN, anc. int. des hôp. — **Situation et prolapsus des ovaires,** avec 1 figure et 2 planches hors texte. Prix. . . . . 4 fr.

VALUDE, ancien interne des hôpitaux. — **Du traitement chirurgical des néoplasmes mammaires.** 1 vol. in-8. Prix. . . . . 4 fr.

VALUDE. — **Note sur une forme d'ophtalmie des enfants scrofuleux** simulant la conjonctivite purulente. Prix. . . . . 1 fr. 50

VAN DEN BOSCH (H.). — **Kyste multiloculaire de l'ovaire droit, ovariotomie,** phénomènes thoraciques graves, guérison. In-8. Prix. . . 1 fr.

VARNIER (H.). — **Des cystocèles vaginales compliquées de calculs.** Figures et deux planches lithographiées. Prix. . . . . 2 fr. 50

VARNIER (Voir SNEGUIREFF : Hémorrhagies utérines ; PINARD et VARNIER : Injections intra-utérines ; — de la rétroversion de l'utérus gravide.)

VILLARD (F.). — **Considérations cliniques sur les kystes hydatiques du petit bassin chez la femme.** In-8. Prix. . . . . 0 fr. 60

VOGEL, professeur de clinique de l'Université de Dorpat. — **Traité élémentaire des maladies de l'enfance.** Ouvrage traduit de l'allemand sur la 4e édition, par les Drs CULMANN et SENGEL (de Forbach). 1 vol. in-8, avec 6 planches contenant 44 figures. Prix. . . . . 12 fr.

WEBER (H.). **Traitement de la phthisie par l'hygiène et le climat.** Conférences faites au Collège royal des médecins de Londres, traduites par le Dr BRACHET (d'Aix-les-Bains). Prix. . . . . 1 fr. 50

WEBER, ancien interne des hôpitaux. **Contribution à l'étude anatomopathologique de l'artério-sclérose du cœur.** (Sclérose du myocarde), avec 2 planches en héliogravure. Prix. . . . . 4 fr. 50

WINS (A.), ancien interne des hôpitaux. — **L'allaitement à la Nourricerie des Enfants-Assistés.** Prix. . . . . 2 fr. 50

ZIPFEL. — **De l'ankylose osseuse de l'articulation temporo-maxillaire.** Avec 5 figures. Prix. . . . . 2 fr. 50

www.ingramcontent.com/pod-product-compliance
Ingram Content Group UK Ltd.
Pitfield, Milton Keynes, MK11 3LW, UK
UKHW020724120726
13693UKWH00001B/152